U0350238

公立医院一体推进"三不腐"机制研究

主　编　任　格

副主编　廖冲绪　罗江山　周　冬　巫竹君

中国言实出版社

图书在版编目(CIP)数据

公立医院一体推进"三不腐"机制研究 / 任格主编；
廖冲绪等副主编 . -- 北京：中国言实出版社 , 2022.12
ISBN 978-7-5171-3975-1

Ⅰ.①公… Ⅱ.①任… ②廖… Ⅲ.①医院－反腐倡廉
－研究－中国 Ⅳ.① R197.32

中国版本图书馆 CIP 数据核字（2022）第 231634 号

公立医院一体推进"三不腐"机制研究

责任编辑：宫媛媛
责任校对：张国旗

出版发行：中国言实出版社

　　地　　址：北京市朝阳区北苑路180号加利大厦5号楼105室
　　邮　　编：100101
　　编辑部：北京市海淀区花园路6号院B座6层
　　邮　　编：100088
　　电　　话：010-64924853（总编室）　010-64924716（发行部）
　　网　　址：www.zgyscbs.cn　电子邮箱：zgyscbs@263.net

经　　销：新华书店
印　　刷：徐州绪权印刷有限公司
版　　次：2023年1月第1版　2023年8月第2次印刷
规　　格：710毫米×1000毫米　1/16　20.5印张
字　　数：300千字

定　　价：88.00元
书　　号：ISBN 978-7-5171-3975-1

编 委 会

主 编：任 格

副主编：廖冲绪　罗江山　周　冬　巫竹君

编 委：胡锦梁　李俊涛　赵汗青　许芸嘉

　　　　吴　磊　熊晋谊　薛红嫣　舒　炜

　　　　孙占且　李　超

医院，是人生的起点，也是很多人的终点。在这一来一回之间，它犹如一个时光机，记录着人情冷暖，也铭刻着医者仁心。方寸之地，尽显人生百态，有人喜极而泣，有人淡然处之，有人愁眉不展，有人失声痛哭。人们对医院的感情是复杂、多样的，因为医生的每一次诊断、每一次治疗都关乎一个生命，甚至关乎一个家庭。敬佑生命、风清气正的行业风气是民之所盼，也是医者之责。

医务人员是神圣的。在我国传统文化中，医相道通，良相可济世，良医能救人。一代又一代的医者面对疾病，他们无惧无畏，迎难而上；面对患者，他们和风细雨，妙手回春；面对疫情，他们白衣为甲、逆行出征。

医务人员也是普通的。他们是救死扶伤的"天使"，也是父亲、母亲、儿子和女儿；他们是与死神争分夺秒的战士，也是需要被呵护、被理解的普通人；他们是患者心安的后盾，也要面对生活的琐碎。

在市场经济环境下，他们也面临着各种各样的诱惑，极个别医院管理者和医务人员未能坚守初心，逐渐突破职业道德和法律法规的底线，走向违法犯罪的深渊，其中不乏行业内公认的能人、专家，教训十分惨痛，令人扼腕叹息。

党的十八大以来，以习近平同志为核心的党中央高度重视卫生健康工作，强调要持续深化医药卫生体制改革。从党的十九大报告"实施健康中国战略"到党的二十大报告"推进健康中国建设"，医药卫生体制改革始终是国家重大决策部署之一，因为这关乎老百姓的切身利益。为护航公立医院综合改革和高质量发展，各地纪检监察机关相继查处、通报了一批批医疗领域腐败案例，释放出严厉惩治医疗领域腐败问题的鲜明信号。

然而，仍有个别医院工作人员意志不坚定，此外，机制、制度、管理的不完善也给了不法分子可乘之机，为"围猎"医务人员打开方便之门。如何打好拒腐防变的"预防针"、扎紧制度之笼、用好精准施治的"靶向药"，进而一体推进公立医院"三不腐"机制建设，是摆在我们面前的严肃问题。

带着这样的问题，我们成立课题组，从定量和定性两个方面展开研究工作。一方面，从中国裁判文书网上下载了党的十八大以来发生在全国公立医院的1517个腐败案件判决书，对每一个案例的被告人和发案医院的基本信息、涉案领域、发案环节、作案手段等几十个变量进行大样本数据分析；另一方面，筛选典型案件，赴案发地和办案机关所在地，与上百名纪委监委办案人员、检察官、法官、反商业贿赂行政执法人员、发案单位负责人进行座谈或一对一访谈，整理近20万字访谈资料，进行实证分析。

我们在研究中发现，导致公立医院腐败案件多发频发的原因是多方面的，既有市场经济因素、医疗行业因素，也有制度监管因素、惩戒力度因素和个人主观因素。要治理公立医院腐败问题，既需要加强公立医院党的建设、制度建设，也需要加大对医药生产经营企业、医药代表的监管力度，更需要相关部门推动改革公立医院采购模式、改革医保付费方式、改革医务人员薪酬体系等。

习近平总书记在党的二十大报告中指出："腐败是危害党的生命力和战斗力的最大毒瘤，反腐败是最彻底的自我革命。只要存在腐败问题产生的土壤和条件，反腐败斗争就一刻不能停，必须永远吹冲锋号。"因此，治理公立医院的腐败问题，就必须始终坚持"不敢腐、不能腐、不想腐"一体推进，同时发力、同向发力、综合发力。

　　本书针对公立医院的现状、特点和问题，提出了一体推进公立医院"三不腐"机制建设的建议。希望通过各方共同努力，针对"病根"精准施策，治愈公立医院腐败案件多发频发的顽疾，让人民群众享有更加优质高效的医疗服务，增加看病就医的获得感、幸福感！

2022 年 11 月 25 日

序 一

　　党的十八大以来，以习近平同志为核心的党中央，坚持以人民为中心的发展思想，把人民健康放在优先发展的战略位置，持续深化医药卫生体制改革，不断完善卫生健康体系，卫生健康事业从"以治病为中心"向"以人民健康为中心"转变，努力全方位、全周期保障人民健康。截至2021年底，居民人均预期寿命达到78.2岁，孕产妇死亡率为16.1/10万，婴儿死亡率为5.0‰。居民主要健康指标总体上优于中高收入国家平均水平。作为全面推进健康中国建设的重要力量，公立医院紧跟时代步伐、紧扣百姓需求，切实提高卫生健康服务供给质量和水平，解决人民群众看病就医"急难愁盼"问题。疫情期间，全国数百万医务人员白衣为甲、逆行出征，夜以继日地奋战在抗疫一线，用自己的血肉之躯筑起一道阻击病毒的钢铁长城，用医者仁心的崇高精神驱赶弥漫在人们心头的阴霾，是最美的天使，是新时代最可爱的人！

　　在全社会尊医重卫氛围日益浓厚的今天，仍有极个别医院工作人员未能抵制诱惑，"大处方、泛耗材"等行业乱象仍不同程度存在，不仅破坏了行业风气，而且加重了患者负担。

　　坚决查处医疗领域严重违纪违法行为，成为整治群众身边腐败问题的重点，而肩负着救死扶伤光荣任务的公立医院作为我们党联系人民群众的重要纽带，是为人民服务的重要窗口，其反腐败斗争的成功与否更是直接关系到党和政府的形象。

　　"夫医者，非仁爱之士，不可托也；非聪明理达，不可任也；非廉洁淳良，不可信也。"弘扬"大医精诚"传统医德医风，强化廉洁医院建设，既需要建章立制加强医院内部管理；更需要强基固本，聚焦精医厚德的思想文化阵地建设，引导医务人员坚守初心信仰，身怀救济之志，保持仁爱之心，以"敬佑生命，救死扶伤，甘于奉献，大爱无疆"的新时代职业精神为引领，做重品行、讲操守、守廉洁的新时代医务工作者。

本书以丰富的医疗领域腐败案例资料为基础，从理论与实践、历史与现实、国内与国外、定性与定量的分析中，做出较为全面准确的阐述和论证，积极探索医疗领域反腐倡廉建设的新思路、新方法、新举措。本书从多个层面广泛征引资料、爬梳洗剔、撷英采华、扎实调研、深度剖析、精准建议。做到了观点鲜明、论据充分、资料翔实、数据准确、逻辑严密、方法科学，实现了思想性、理论性、学术性、知识性、创新性和操作性的统一。

"前车之覆，后车可鉴。"本书以大量的资料和数据给我们警示，其目的在于深刻汲取腐败案件教训，增强拒腐防变能力；让形形色色的反面事例变为活生生的教材；通过分析成因、研究对策，建立健全相关医院管理制度；最终使每一位医者以"性存温雅，志必谦恭，动须礼节，举乃和柔，无自妄尊，不可矫饰"为范，明廉洁之理，修廉洁之德，强廉洁之信，持续书写"医路清风，践廉于行"的廉医篇章。

是为序。

中国医学科学院北京协和医学院卫生健康管理政策学院
医院领导力与管理学系创始主任、特聘教授、博士生导师
IAQS(国际医疗质量与安全科学院)终身院士
2022 年 11 月 18 日

  健康是幸福的基石，医疗是基本的民生。中国共产党始终把人民群众的健康福祉摆在重要日程，推动医疗卫生领域发生了翻天覆地的历史性巨变，书写了一幅坚持人民至上、生命至上的时代画卷。中国的人均预期寿命从 1949 年的 35 岁提高到 2021 年的 78.2 岁，这是中国医疗卫生事业取得彪炳史册的历史性成就的硬指标。任何事业的成果都离不开廉洁治理的有效推进。党风廉政建设和反腐败斗争为党和国家各项事业发展发挥了保驾护航的作用。

  腐败问题治理成功并不等于腐败彻底消除或者消灭。腐败具有顽固性、反复性的特征，在各个国家和地区都长期存在，是世界性的治理难题。腐败在不同时代和地域有着不同的表现和特征，在不同行业和领域具有不同的呈现方式和规律特征。医疗卫生领域是腐败容易滋生蔓延的领域，因为这个领域资金多、权力密集，权力与权利之间不对等，腐败隐蔽专业性强，监督和查处的难度非常大。看病吃药打针与每个人的健康紧密关联，与每个家庭的幸福息息相关，因而医疗卫生领域中的腐败受到社会高度关注。如果说高级官员中的"老虎"被查处会刺激人们的眼球，"白衣天使"中的"苍蝇"则会刺伤人们的神经。医疗卫生工作是一份良心职业，对于这个领域中的腐败和不正之风，严重玷污了白色中的纯洁。所有人眼中，对"白衣天使"中的腐败都容不得半粒微尘，这是医院反腐败所具有的特殊性。

  腐败治理必须要用科学的方法。经验在科学知识形成中发挥着重要的作用，但固有成见和刻板思维也是阻碍科学发展的重要因素。几乎所有的创新都是同自己的经验与常识进行斗争而获胜的结果。为有效应对腐败手段隐形变异、翻新升级的新趋势新动向，肃清系统性腐败、化解风险隐患，我们需要运用多学科的知识和方法对不同领域发生的腐败问题进行深入的研究，不断提高科学预判、及时发现、有效处理腐败问题的能力和水平。《公立医院一体推进"三不腐"机制研究》一书在这方面做了很好的尝试。这是一本理论研究者与实务工作者长期合作碰撞形成的著作，其中不仅仅有丰富的实践经验，同时也有运用科学研究方法进行的理性分析，是探索公立医院腐败问题治理的比较有深度的专业性著作。

本书以公立医院为研究对象，基于系列腐败案例全景式呈现公立医院廉洁风险隐患，围绕医疗行业特性提出构建新时代背景下公立医院预防和治理腐败的长效机制，对医疗领域治理腐败问题进行多角度研究：一是通过梳理现有较为分散的研究成果，从权力制约的现实需求出发，对公立医院反腐败思维和反腐败机制进行探讨，在研究范式和分析框架上实现突破，找到了之前尚未发现的症结和问题，为公立医院腐败问题理论研究注入新内容；二是通过对裁判文书网数据和调研样本的实证分析与评估，运用科学方法进行必要的定量分析和定性分析，总结规律性行为、应对经验和存在问题，为公立医院腐败问题治理的创新和反腐败机制的建立与完善提供实践依据，为公立医院反腐败机制的完善提供具有典型意义的实证分析样本；三是以建立公立医院一体推进"三不腐"机制为切入点和主要目标，通过对反腐败思维和反腐败机制的创新性研究，发现目前防治机制运行中存在的问题，从事前预防、事中调查、事后惩处方面为党委政府和医疗系统相关部门提供针对性强、符合客观实际并切实可行的对策建议。

全书结构严谨、条理清新、图文并茂，具有较强的理论性、逻辑性和可读性，特别是书中一些独到见解、大胆设想，对治理公立医院腐败问题乃至整个医疗行业腐败问题都具有很好的参考价值。它既是一本深度解读公立医院腐败案例的警示录，又是一本治理公立医院腐败问题的工具书，比较适合医疗卫生系统广大干部群众阅读，也适合纪检监察理论和实务工作者研究使用。

蒋来用

中国社会科学院中国廉政研究中心秘书长、研究员

2022 年 11 月 18 日

目 录

第一章 公立医院腐败问题概述

腐败是世界各国着力解决的历史性、全球性社会问题，也是社会科学领域的研究热点，涉及历史国情、社会文化、组织治理和人性等众多层面。公立医院作为具有特定功能的社会组织，剖析发生在其中的腐败问题时，两类背景知识不可或缺：一类是公立医院行业特点，需回答医院是怎样的社会组织；如何判断一家医院是公立还是私立；新中国的公立医院体系是如何演进的，其组织功能与特点如何等问题。另一类是关于腐败问题的社会科学研究理论与方法。将两者有机结合，我们才能更好地理解和分析发生在公立医院中的腐败问题，并有针对性地提出综合治理的策略。

第一节 公立医院概念及行业特点

一、公立医院的内涵定义

医院（hospital）一词直到 12 世纪才出现，但具有医院功能的医疗机构在公元前 5 世纪以前的印度和斯里兰卡就曾经存在[①]。西方医院的起源与发展和宗教联系密切，战争也对其产生过重要影响。我国古代医院的雏形出现在公元前 7 世纪，管仲辅助齐桓公执政，在临淄建立了残废院，

---

① 方崇亮，刘丕岩，姜桂英.西方医院发展简史［J］.中华医史杂志，2002（2）：38-43.

收容残疾人，供给食宿、给予治疗。

纵观中西方医学史与医院演进历程，医院发展变迁与社会经济、政治、文化发展变化紧密联系，特别是医学科学技术的发展对它具有决定性的意义：1889 年临床实验室在医院设立，1896 年第一次在医院使用 X 光片诊断疾病，1901 年血型的发现为病人输血提供了安全保障，1903 年心电图开始用于诊断心血管疾病，1929 年脑电图开始用于神经疾病诊断；临床治疗手段不断丰富并完善，包括外科麻醉剂、消毒法、青霉素的发现、磺胺药的发现以及抗生素等的临床应用；19 世纪中叶，英国的南丁格尔创建了护理学，使医院的医疗服务与生活服务结合起来，发展成为护理体系。此外，1919 年美国弗莱克斯纳（Flexner）向联邦政府提出改革医学教育、建立医学教学体系的建议，推动形成各国广泛采用和延继的医学教育基本模式，拓展了医院的功能。进入 20 世纪，伴随医学在医疗技术方面所创造的重大成就，医院技术建设已经渐趋成熟，而经济运营问题又成为亟须解决的重要课题。

时至今日，医院①是以诊疗疾病为主要任务并设有病房的医疗机构。一般设有门诊部、急诊部、住院部、各种诊疗辅助部门和行政管理部门。其任务是施行医疗预防工作，并进行医学科学研究和医务人员的培训。在我国，医院按业务范围分为综合医院和专科医院；按性质分为西医院、中医院、中西医结合医院、民族医医院；施行一、二、三级，甲、乙、丙三等管理，其中三级医院增设特等，故按等级医院共分三级十等（具体实施中，一级医院不分等，还存在未定级或未定等的医院）。

2015 年 3 月，国务院办公厅发布的《全国医疗卫生服务体系规划纲要》中作出规定："医院分为公立医院和社会办医院。""公立医院是我国医疗服务体系的主体，应当坚持维护公益性"，而"社会办医院是医疗卫生服务体系不可或缺的重要组成部分，是满足人民群众多层次、多元化医疗服务需求的有效途径。"同年 12 月，财政部、国家卫生和计划生育

---

① 陈至立. 辞海（第七版）[M]. 上海辞书出版社，2019.12.

委员会（现为国家卫生健康委员会）、国家中医药管理局发布《关于加强公立医院财务和预算管理的指导意见》作出规定："公立医院作为预算单位，所有收支应当全部纳入部门预算统一管理。"此外，《中华人民共和国基本医疗卫生与健康促进法》明确规定："政府举办的医疗卫生机构应当坚持公益性质，所有收支均纳入预算管理。"因此，医院收支是否纳入政府部门预算，是判断公立医院和社会办医院的根本标准。据此，公立医院包括政府办医院（根据主办主体主要划分为县办医院、市办医院、省办医院、部门办医院）和其他公立医院（主要包括军队医院、国有和集体企事业单位等举办的医院）。

二、新中国成立后公立医院的发展历程[①]

（一）公立医院建立期（1949—1965 年）

新中国成立之初，医疗机构、设施、设备与医疗技术人员极度匮乏，1949 年全国医院仅 2600 家。在此背景下，我国政府将部分解放军野战医院转为地方医院，同时接收了一批国民政府、外国教会和慈善机构遗留下来的医院。1952 年底，全国 90% 的地区建立了县级卫生机构。1953 年我国实施第一个"五年计划"，大批公立医院陆续建立，除卫生部门所属医院以外，还有工业及其他部门所属医院，呈现多部门办医格局。1956 年开始，在社会主义改造背景下，部分民营医疗机构转为公立医院。到 1965 年，我国县及县以上医院数量达到 5445 家，城市公立医院体系基本构建完成。

（二）公立医院建设期（1965—1978 年）

1965 年 6 月 26 日，时任卫生部部长钱信忠在工作汇报中讲道："全国现有 140 多万名卫生技术人员，高级医务人员 90% 在城市，其中 70% 在大城市，20% 在县城，只有 10% 在农村；医疗经费的使用农村只占

---

① 医学界智库. 新中国 70 年公立医院发展史 | 一图读懂 [EB/OL]. （2020-06-23）[2022-08-14]. https://mp.pdnews.cn/Pc/ArtInfoApi/article?id=14162399.

25%，城市则占去了75%。"毛泽东主席随即提出"把卫生工作重点放到农村去"的指示，农村合作医疗和"赤脚医生"涌现，农村县、乡、村三级医疗卫生服务网快速发展，其速度快于城市省、市、县三级公立医院网络建设，覆盖城乡的医疗体系初步形成。对医院施行单纯的福利性事业和计划经济管理模式，即对全国医院"包起来、养下去"。1978年初，全国医院数量达到9293个。

（三）公立医院调整期（1978—1992年）

这一时期在国企"放权让利"和双轨制（行政轨和市场轨）改革的宏观背景下，探索按经济规律开办和管理公立医院。①

新中国成立以后，片面强调医疗服务的群众承受能力，医疗服务补偿以政府财政补助为主，20世纪60年代至改革开放初，我国卫生事业经费投入不足。加之医疗服务价格一直处于较低水平，叠加1958年、1960年和1972年三次大幅降低医疗服务价格标准，降低后的1979年医疗服务价格水平较1950年下降了82%②。此外，计划经济体制下公立医院相关政策限制过严，导致吃"大锅饭"现象严重、公立医院亏损严重。

1979年1月，时任卫生部部长钱信忠接受新华社记者采访时提出："要运用经济手段管理卫生事业。"当年4月，卫生部、财政部、国家劳动总局下发《关于加强医院经济管理试点工作的意见》，提出给医院"较大的自主权和机动权"，对医院实行"五定"，即定任务、定床位、定编制、定业务技术指标、定经费补助，医院内部结合"五定"建立各种岗位责任制。财政对医院补助实行"全额管理、定额补助、结余留用"的办法，结余"主要用于改善医疗条件，也可以拿出一部分用于集体福利和个人奖励"。随着市场经济的发展和医疗机构营业额的扩大，财政投入占公立医院收入的比重逐渐下降，医疗机构的收入更多靠服务收入，逐

---

① 昝馨.历史的往复：1978—1992年公立医院改革［EB/OL］.（2021-01-11）［2022-08-14］.http//www.chinareform.net/index.php?m=content&c=index&a=show&catid=59&id=39159.

② 于保荣，梁志强，高静，等.医疗服务成本及价格体系研究［M］.济南：山东大学出版社，2012.

步形成了"劳务价格低、医疗业务亏损""药品结余留归医院，以补偿医疗业务的亏损""大型设备检查价格高，盈利水平高"的局面①。

（四）公立医院发展期（1992—2009年）

我国公立医院开始尝试现代企业制度的改革模式，在市场"无形的手"指挥下进行运作。政府对公立医院发展总体态度是"给政策不给钱"，主导思想是"建设靠国家，吃饭靠自己"。1992年9月，卫生部下发《关于深化卫生改革的几点意见》②，对改革卫生管理体制、拓宽卫生筹资渠道、转换运行机制、加强经营开发、改革医疗保健制度和扩大对外开放等方面作出部署，要求医院在"以工助医、以副补主"等方面取得新成绩。在这一阶段，医院点名手术、特殊护理、特殊病房等新事物涌现，公立医院经济状态得到极大改善，综合实力加强，诊疗准确率极大提高。与此同时，医疗服务的群众满意度、公平性、公益性出现下降。③

（五）公立医院改革期（2009年至今）

2009年，国务院发布《关于深化医药卫生体制改革的意见》，新医改拉开序幕，"推进公立医院改革"是新医改方案中五项重点内容之一。公立医院作为医疗、医药、医保"三医联动"的汇聚点，先后建立和完善现代医院管理制度，落实药品零加成，推动两票制落地，完善医生多点执业制度，推行药品价格谈判、集中采购，探索医疗服务价格调整和付费制度改革等，推动公立医院健康持续发展。

2021年5月14日，《国务院办公厅关于推动公立医院高质量发展的意见》印发，明确了公立医院发展方向与目标：力争通过5年努力，公立医院发展方式从规模扩张转向提质增效，运行模式从粗放管理转向精细化管理，资源配置从注重物质要素转向更加注重人才技术要素，为更好提供优质高效医疗卫生服务、防范化解重大疫情和突发公共卫生风险、建

---

① 于保荣，梁志强，高静，等.医疗服务成本及价格体系研究［M］.济南：山东大学出版社，2012.

② 卫生部.关于深化卫生改革的几点意见［J］.中国农村医学，1993（12）：2-3.

③ 葛延风.对我国医疗卫生体制改革的几点看法［J］.中国卫生经济，2004，23（8）：5-6.

设健康中国提供有力支撑。我国公立医院进入控本提质增效的精细化管理阶段。

三、公立医院的行业特征

（一）公益性

公益性是在政府主导之下，以实现公平正义为价值目标，医疗机构向社会成员提供满足其健康需求、医疗价格适宜的基本公共服务的属性[1]。其核心要义在于让有需求的群众公平接受基本医疗服务。政府以公立医院为载体，努力满足人民群众日益增长的医疗卫生服务需求，提供尽可能好的、公平的卫生服务，承担起保障人民群众健康权利的责任。公立医院切实履行职责，提供基本医疗卫生服务，完成医学科研、人才培养、突发公共事件紧急医疗救治、预防保健、支农、支边、援外、支援社区等任务。按照公共服务最大化的方式组织提供服务，着力提高运行效率，为群众提供安全、有效、方便、价廉的医疗卫生服务。坚持公益性是我国医疗卫生事业的基本价值取向。

公益性不能简单等同于均等化、不趋利，也不意味着在市场经济条件下承担公益性服务的机构不计成本不求回报，不能有盈余。2015 年 5 月，国务院办公厅印发《关于城市公立医院综合改革试点的指导意见》明确指出"落实政府投入责任"，具体落实对公立医院基本建设和设备购置、重点学科发展、人才培养、符合国家规定的离退休人员费用和政策性亏损补贴等投入。除此之外的费用，医院需要医务人员通过提供服务获取合理报酬以保证自身良性运转。目前，医疗服务市场服务价格不能覆盖成本的状况正在逐步好转，公立医院已步入高质量发展阶段，通过创新体制机制，加强内部管理，努力以比较低廉的费用提供比较优质的服务，正是公益性的重要体现。

---

[1] 韩克庆，魏达.我国医疗卫生公益性的基本内涵和理论维度［J］.中共中央党校（国家行政学院）学报，2022，26（3）：73-80.

（二）不完全竞争性

市场机制在医疗服务领域常常是失灵或部分失灵的，由于医疗技术的专业性与卫生服务资源的稀缺性，医疗服务市场带有一定的垄断性质，不是完全竞争的市场[①]。市场中的完全竞争是基于无穷多个相同的消费者和相同的生产者前提。一方面，医学及公立医院分科越发细化，患者个体差异大，所需求的医疗服务具有异质性，不具备完全竞争的条件；另一方面，医疗服务具有很强的地域性，大部分城市只有少数几家大型医院，不可能形成充分竞争。

此外，公立医院提供的服务绝大多数是公共与准公共服务，具有明显的外部性，加之前述公益性赋予了政府干预和管制职权，人力资源、创新技术、经营管理、市场营销、医院文化以及品牌号召力等要素的自由流动受到普遍限制，无法达到资源配置的"帕累托最优状态"[②]。

（三）信息不对称性

在市场经济活动中，各类人员对有关信息的了解是有差异的；掌握信息比较充分的人员往往处于比较有利的地位，而信息贫乏的人员则处于比较不利的地位。这也是医疗服务业共性特征之一。医生在医疗服务的提供中，对于疾病知识、患者状况、可能治疗方案、预期结果、医疗服务质量与价格等方面信息的掌握，相对来说是优势方。

医生在诚信基础上与病人建立委托代理关系，即医生以病人利益代理方的身份向病人推荐治疗方案；同时也形成了以利益为基础的交易关系，即医生以医疗服务供给方的身份从提供服务中取得相应的经济利益。这就为"供给诱导需求"的产生提供了空间，也就容易产生"诱导医疗""过度医疗"等问题。

（四）服务的不确定性

1963 年，肯尼斯·阿罗发表《不确定性与医疗保健的福利经济学》

[①] 张秋生，戈文鲁，张德书.我国医疗服务市场不完全竞争性分析［J］.中国农村卫生事业管理，2015，35（5）：545-547.

[②] 李森.资源的总体配置效率与"帕累托标准"［J］.贵州财经学院学报，1997（4）：47-49.

阐明了医疗服务的不确定性，包括个体疾病发生的不可预测性、患者医疗服务需求的不可预测性、医疗服务费用的不确定性、医生判断与治疗方案最优化选择的不确定性、服务质量的不确定性，以及医患对治疗效果预期的不确定性等。同时，与其他商品服务比较，医疗服务往往具有不可更改性、不可重复性，甚至不可逆转性，人类对生命、医学、健康的认识是有限的，需要理性对待医疗技术局限性所带来的不确定性。

（五）知识密集性

医疗行业工作人员专业性强，2010年我国第六次人口普查结果显示，医院从业人员平均受教育年限达14.1年[①]，而同期全国就业人员平均受教育年限为9.1年[②]。并且，医学知识不断迭代更新，要求医务人员终生处于学习状态，与时俱进更新知识、熟悉产品、掌握技术，将基于个体的诊疗服务（第三级预防）与早期一、二级预防和治疗后的康复延伸服务有机衔接、融合发展，对个人的知识储备与知识更新要求高。

此外，按现行《医疗机构诊疗科目名录》共有预防保健科、全科医学科、内科、外科、妇产科、儿科等34个一级诊疗科目[③]，公立医院尤其是综合性公立医院一般科室设置齐全，提供的是全年无休的多学科协作、流水化作业服务。一位患者就诊就有挂号员、导诊护士、医生、技师、药师等不同角色的工作人员为其服务，还有大量行政工勤人员保障服务提供，可见其工作人员涵盖专业广、门类多。截至2021年底，全国公立医院人员数达646.1万人，占医院人员数的76.21%[④]。医院的卫生技

---

① 张爽. 我国卫生行业人力资源状况及医学教育发展对策研究［J］. 复旦教育论坛，2013，11（6）：86-92.
② 张车伟，高文书. 中国产业结构升级与人力资本提升［J］.China Economist, 2016, 11（4）：22-45.
③ 国家卫生健康委员会. 医疗机构诊疗科目名录［EB/OL］.（2018-08-31）［2022-08-30］. http：//www.nhc.gov.cn/fzs/s3576/201808/345269bd570b47e7aef9a60f5d17db97.shtml.
④ 国家卫生健康委员会. 2021年我国卫生健康事业发展统计公报［EB/OL］.（2022-07-12）［2022-08-30］.http：//www.nhc.gov.cn/guihuaxxs/s3586s/202207/51b55216c2154332a660157abf28b09d.shtml.

术人员研究生学历占比及高级职称占比分别为8.2%、10.6%，均高于各类医疗卫生机构的平均水平（5.9%、8.9%）。在我国优质医疗资源主要集中在公立医院的背景下[①]，公立医院的卫生技术人员中具有研究生学历和高级职称的占比更高。

（六）组织体系复杂性

有人称医院是人类创造的最复杂的组织机构[②]。其资源要素多，除了上述知识和劳动力密集，资金、设备、技术、信息同样密集，要诊疗好疾病、解决好群众卫生健康问题，医院需关注生物、心理和社会多层次因素，研究并运用生命健康领域的基因、分子、细胞、组织、器官、机体等不同水平的科学技术，近年来越来越关注医学与其他学科的融合发展，如医学＋信息、制造、材料、物理等，专业化水平高。对管理者提出了战略管理、经营管理、资源管理以及交叉学科管理等诸多挑战。各方及资源要素出现偏差，将会影响整体服务绩效，甚至危及人民群众生命安全。

第二节　公立医院腐败问题与社会影响

一、腐败及腐败问题研究相关理论[③]

（一）腐败的定义

腐败最初含义为腐烂，指动植物蛋白质因化学或生物反应而分解，如《汉书·食货志上》的描述"太仓之粟，陈陈相因，充溢露积于外，腐败不可食"[④]。后被用于政治领域，指利用公共权力或职务之便牟取

① 李霞.资源整合视角下公立医院运营管理的探索与实践［J］.临床医药实践，2020，29（7）：559-560.
② 彼得·德鲁克.下一个社会的管理［M］.机械工业出版社，2018.12.
③ 南旭光.腐败问题研究的理论回顾及展望［J］.华东经济管理，2011，25（05）：133-140.
④ 陈至立.辞海（第七版）［M］.上海辞书出版社，2019.12.

职权以外的利益，或做出某些违反社会道德的行为。现在可泛指败坏与堕落。

世界银行①将腐败定义为"滥用公职权利谋取私利"，涉及公职人员违反公职职责，以作为或不作为为由，寻求或获取承诺，接受礼物或任何其他好处。而《联合国反腐败公约》②中没有对腐败进行界定，而是列举了一些腐败的行为，如受贿、贪污、挪用公款等。国内有学者将腐败界定为"当事人用一种不被其他人所预期的方式违反规则并能从中获取不合理收益的行为"。邵景均指出"我们党和政府认定的腐败有三个基本要件：其一，主体必须是国家公职人员或是受委托行使公共权力的人；其二，行使方式的特点是以公共权力谋取私利；其三，以公共权力谋取私利，达到了严重程度，被移送司法机关，受到法律制裁，要判刑。若以权谋私达不到严重程度就是不廉洁。"③根据腐败参与人数，划分为个人腐败与集体腐败。如果某一个人可以完成腐败链条上的所有活动，就被视为个人腐败；而由多个成员参与，每个人完成腐败链条上的某一个或几个环节的活动，就被定义为集体腐败。

国内外解释腐败的主流观点为"过程模型"，认为当事人基于成本—收益计算或价值一致性评价，对腐败活动形成肯定态度，随后实施了腐败行为。针对集体腐败，三位美国学者对传统"过程模型"的两个假设（一是当事人在初涉集体腐败活动之前，就是否参与腐败行为事先进行了独立自主的决策；二是当事人在初涉集体腐败活动前，已经事先形成了对腐败行为的肯定态度）提出质疑。集体腐败的过程被许多学者看作是一个逐渐滑入的过程，当事人有可能是在无意而为、不知不觉的情况下参与到集体腐败过程的。因此要形成腐败行为应具有四个条件：腐败的机会、腐败的动机、腐败的收益和腐败行为受到惩罚的危险性。

---

①Gaitonde R，Oxman A D，Okebukola P O，etal.Interventions to reduce corruption in the health sector［J］.Cochrane database of systematic reviews，2016（8）：D8856.

② 外交部条约法律司.联合国反腐败公约及相关法律文件：中英文对照［M］.法律出版社，2004.

③ 邵景均.关于腐败与腐败分子的界定［J］.冶金企业文化，2015（3）：54.

（二）腐败问题研究相关理论

1. 寻租理论

该理论认为，腐败实质上是设租与寻租行为的产物，即"权钱交易"。

设租是权力个体在政府对经济活动的干预和行政管理过程中阻止供给增加，形成某种生产要素的人为供给弹性（elasticity of supply，衡量当其他所有影响销售计划的因素保持不变时，一种产品供给量对其价格变动的反应程度，即供给的价格弹性系数 = 供给量变动的百分比 / 价格变动的百分比）不足，造成权力个体获取非生产性利润的环境和条件。寻租是个体利用合法、非法手段获得特权以占有租金的活动。

然而寻租理论探讨的仅仅是供租者与寻租者之间的交易行为，没有考虑权力个体的权力来源——委托人这一重要因素的制约。

2. 委托—代理理论

苏珊·罗斯·艾克曼（Susan Rose Ackeman）以"委托—代理"框架将"腐败"纳入经济学研究，并首次对腐败进行定量研究。该理论认为腐败是代理人接受的非法第三方支付的行为。"委托—代理"关系是一个或多个行为主体根据一种明示或隐含的契约，指定、雇佣另一些行为主体为其服务，同时授予后者一定的决策权，并根据后者提供的服务数量和质量对其支付相应的报酬。[①]

在防范腐败问题研究中，委托者一般为人民群众或代表人民群众意志的政府；代理人是公职人员，即有权行使公共权力的人员。在"委托—代理"关系中突出的问题就是监督问题，因这种关系建立在非对称信息博弈论的基础上，即代理人具有信息优势，委托人对代理人信息的了解程度可以由委托人决定，但信息获取是有成本的，因而委托人面临着选择最优监督力度的问题，根据观测到的变量来奖惩代理人。这也是防范腐败问题研究的一个重要方面：监督机制设计。

---

①Susan Rose Ackerman.Trust，Honesty and Corruption：Reflections on the State.Building Process［J］.Archives of European Sociology，2001，42（3）：526-570.

3. 合谋理论

合谋是指除委托人外的其他角色之间缔约，一方面指代理人之间的合谋。即当委托人面临着效率与信息租金的权衡时，高效率的代理人和低效率的代理人可能会结成联盟，呈现效率有高有低，都是正常状态的混同均衡。另一方面是指代理人与监管者的合谋。不受监督的权力会诱发腐败，但是监督权力的权力也有可能会发生腐败。委托人为了处罚一些低效率的代理人，常常会使用具有信息优势的监管者。但监管者却并非总是忠诚地为委托人服务，他们有可能被低效率的代理人收买，与代理人合谋攫取委托人的利益。

尽管合谋并不等于合谋腐败，但是合谋理论为研究合谋腐败提供了重要的分析工具和框架。

4. 法经济学理论

法经济学的研究起源于20世纪60年代，在此后得到了长足的发展。它主要研究法律规范与经济活动及其绩效之间的关系，把法律制度等非市场领域的问题纳入经济研究视野。

腐败往往是在法律允许范围以外进行的，因腐败者所订立的经济合同等无法得到法律层面的执行保障，企业等市场主体不得不寻找私人的方法。皮斯托和许成钢（Pistor & Xu）认为法律不完备大大削弱了法律效力，很多情况下立法权和执法权没有分离，导致立法者有意设计模糊和不完备的法律；而社会和经济的变化使法律即使高度精确，仍会遗漏一些影响未来案件裁决的问题。他们认为，如果法律完备则只需要保证惩罚程度及拘捕效率足够高而无须监管者，监管者在不完备法律条件下具有无可替代的作用。法律发展的过程以及新法律与原有环境（包括已有的立法和法律机构）的相容性才更加重要。[①]

5. 制度经济理论

制度是约束个人和组织的行为规则，即划定行为的可行范围或可行

---

① Pistor Katharina，Chenggang Xu.Governing Stock Markets in Transition，Economies Lessons from China［R］.SSRN Working Paper，2004.

空间。一项具体制度安排包括角色规定、行为规定、度量标准和奖惩措施四方面的要素。制度具有强制性、外部性、公共性、有界性、利益性等特征。制度经济学研究制度对于经济行为和经济发展的影响，同时研究经济发展如何影响制度的演变。

制度组织的有效运作需以组织内部结构的影响力不均匀分布为前提条件，这样也就出现了权力，而且制度组织的运作总是以权力来贯彻执行，而权力操作的空间为腐败提供了寄生的场所。现实中个人或组织行为都是在具体制度约束下的最大化选择。制度和经济治理机制的目的就是促使人们采取合作或者诚实的行动，以获得或维持经济交往中互惠互利的结果，抵制为获得个人利益而牺牲总体利益的机会主义行为或者欺骗行为，从而防治腐败。

二、公立医院腐败类型

公立医院腐败问题是指公立医院从业人员用一种不被其他人所预期的方式违反规则，并从中获取不合理收益的行为。公立医院从业人员作为代理人，被赋予与职位挂钩的权力，腐败滋生时存在职权的滥用与无为，按照职权行使效果可将公立医院腐败问题划分为以下四类[①]。

1.贪污型腐败

贪污型腐败，指不存在第三方非法支付，利用职权直接侵占公共财物，包括侵吞、窃取、骗取，或者以其他手段非法占用公共财物，挪用公款，集体私分国有资产，接受礼物资金不交公等。

2.渎职型腐败

渎职型腐败，指从业人员故意失职或不作为，不履行应尽的职责。一是徇私枉法或舞弊，当知晓或发现腐败苗头与行为时，不但不制止，还放任自流，以致国家和人民深受其害；二是非主动积极地作为，被动推诿或拖延履行职责，以坐收渔翁之利。

---

① 李基联.医疗腐败的危害及对策研究［D］.国防科学技术大学，2006.

3.互惠型腐败

互惠型腐败，指为医患外的第三方提供非法便利，为他人谋取利益，同时收受第三方给予的"好处"，如开单提成、药械回扣或收受各种贿赂等。这类腐败的发生，正是由于公立医院作为服务终端，选择资源与提供服务时掌握市场中企业或个人业绩，导致公立医院从业人员常常被"围猎"，与市场企业或个人、医院内部相关人员等形成互利共惠联盟。

4.勒索型腐败

勒索型腐败，指公立医院从业人员主动有意地利用职权，进行敲诈勒索、索取贿赂。一方面是针对患者，如"不见红包不排手术"现象；另一方面是针对药械供应商，不给贿赂就不使用供应商相关诊疗技术或产品等。

三、公立医院腐败问题的社会影响

腐败问题影响分析需要结合具体的经济社会背景①。更多学者倾向"有害论"。在我国，公立医院既是事业单位，也是医药卫生行业市场主体之一，在医疗服务供给体系中占据主导地位。其中发生的腐败案件是妨碍社会进步、经济发展和政治稳定的公害，不仅破坏医药卫生行业市场规则，更是对群众、单位、行业和社会造成了诸多负面影响，教训发人深省。

（一）患者层面

1.生命健康权被侵犯

医疗是维护健康的干预措施与手段，但腐败会带来医疗风险，医疗质量与安全无法保障，由此产生的无效或过度医疗可能造成患者躯体和心理的伤害、部分或者全部丧失劳动能力、生命质量下降，甚至死亡。

---

① 牛朝辉，黄慧腾.党的十八大以来中国腐败与反腐败定量研究综述［J］.北京航空航天大学学报（社会科学版），2022，35（3）：91-99.

患者身体权、健康权、生命权被侵犯。

2. 个人经济负担加重

正如前述腐败是非生产性活动，其腐败链条形成是有成本的，俗话说"羊毛出在羊身上"，各种负担最终会转嫁到患者及其家庭身上，会造成经济能力差的患者不堪重负。

（二）医院层面

1. 重创医院口碑与业务

公开新闻报道显示，公立医院腐败案例特点之一，以"窝案、串案"为多，涉及院级领导、科室管理层和普通员工，腐败事实一旦被揭发，不光医院某个科室或业务遭遇崩塌式打击，整个医院的业内外口碑也会因此损毁。①

2. 损害医院其他工作人员利益

腐败者个人获取了不合理利益，这些利益很可能影响到医院的正常合理营收与发展壮大，同一医院的其他工作人员也很可能被蒙在鼓里，个人工作成效有被埋没的可能，福利与发展间接受损。而且腐败在先，其负面和深远影响更多是医院其他人员在承受。

（三）行业层面

1. 有损行业形象

公立医院腐败问题是社会问题在行业内的体现之一，破坏了卫生健康行业风气，颠覆"医者，悬壶济世、救死扶伤，为世人所敬仰"的固有形象，违背"敬佑生命、救死扶伤、甘于奉献、大爱无疆"的职业精神。

2. 形成医药行业内恶性竞争

腐败对市场的扭曲影响大，会降低医药市场主体的投资积极性和投资规模，从而导致医药企业和医疗机构的低水平重复建设，在行业内形成恶性价格、资源、病源以及服务竞争，影响医药行业的健康可

---

① 医微客.中纪委｜一起医疗腐败案，竟牵出419名医务人员［EB/OL］.（2021-01-11）［2022-08-14］.https://baijiahao.baidu.com/s?id=1735603697274355630&wfr=spider&for=pc./.

持续发展。①

3.阻碍医疗科技创新发展

医学发展离不开创新，医学创新的过程就是将卫生健康理念变为产品，并将产品应用于有需求群体的过程。医疗科技创新周期长、风险大、成本高②，腐败会增加医疗服务供给侧相关机构、个人的运营成本，形成的利益格局也很难打破，使得企业等市场主体安于现状，创新效率损失拖累行业创新发展的步伐，并最终反作用于患者生命健康。

（四）社会层面

1.导致医疗费用持续增长

2009—2019 年的 10 年间，我国国内生产总值（Gross Domestic Product，GDP）增长率达 181.63%，卫生总费用（Total Health Expenditure，THE）由 17541.9 亿元增长到 65195.9 亿元，增长率达 271.66%，但 THE 占 GDP 的比重仅由 5.15% 提升到 6%，个人卫生支出占比由 37.5% 下降至 28.4%。公立医院次均门诊费用由 2009 年的 152.5 元上升到 2019 年的 287.6 元，人均住院费用由 2009 年的 5856.2 元上升到 2019 年的 10484.3 元，费用增长明显但增速低于同期 GDP 增长③。有报道称"腐败是医疗费用增长的因素之一"④，实际上因红包等隐性腐败因素，民众的使用要比账面上统计数据严重得多，有的患者所支付的红包费用甚至超过了医疗费用。公立医院的腐败问题，涉及其医教研功能实现的各资源、服务要素与环节，牵涉医院往来人员，对医疗费用增长起到了推波助澜的作用。

---

① 牛朝辉，黄慧腾.党的十八大以来中国腐败与反腐败定量研究综述［J］.北京航空航天大学学报（社会科学版），2022，35（3）：91-99.DOI：10.13766/j.bhsk.1008-2204.2021.1098.
② 李基联.医疗腐败的危害及对策研究［D］.国防科学技术大学，2006.
③ 国家卫生健康委员会规划发展与信息化司.2019 年我国卫生健康事业发展统计公报［EB/OL］.（2020-06-06）［2022-08-23］.http://www.nhc.gov.cn/guihuaxxs/s10748/202006/ebfe31f24cc145b198dd730603ec4442.shtmll.
④ 珑铭.医疗费用六年增长　腐败是一大原因［EB/OL］.（2007-05-10）［2022-08-23］.http://finance.sina.com.cn/review/20070510/10203578104.shtml.

2. 威胁医保基金使用安全

医保基金是"救命钱",管好基金"大池子"关乎人民群众切身利益。2019年我国有关医疗保险欺诈骗保的金额涉及115.56亿元[①]。医保基金使用主体多、链条长,涉及医学、法律、审计等领域,贯穿定点医疗机构、定点药店、参保人员、经办人员等环节。公立医院的腐败问题直接或间接造成医保基金流失,导致基金共济风险能力和使用效率降低。

3. 破坏和谐的医患关系

有人指出"腐败是造成医患纠纷的罪魁祸首"。医学作为生命科学,其真谛是"偶尔治愈、常常安慰、总是帮助",正因为医学有自身的局限性,故需要加强医患沟通,让患者及家属理解并享有合理的知情权、选择权,同时消除医生的后顾之忧,使其集中精力钻研医术,以构建起健康、良性循环的医患关系。但是腐败问题的出现亵渎了医学的人文精神,使得医患双方从维护健康的同行人变为异道者,和谐医患关系被破坏、医患矛盾被激化,甚至出现暴力冲突。

4. 影响医学人才培养

据不完全统计[②],仅2022年前8个月,各地累计已经有近50位公立医院院长、书记被查,这些人或是行业翘楚,或是管理精英,还有的是医学生眼中的"好老师"。由于行业的特殊性,医科学校的老师们大多具有医生、教师、科学家等多重身份,因腐败问题被惩治,不仅断送了个人职业生涯,还对学生进行了错误的示范,无疑是对医学教育的沉重打击。社会培养一名公立医院从业人员,需要投入大量时间、资金和配套资源,培养后不能有效发挥个人作用同样是社会资源的浪费,让人痛心疾首。

---

① 李佳芮,杨风,李文芬,柏慧,吕朋朋,朱俊敏.关于国内外医疗机构腐败问题的研究综述［J］.中国卫生事业管理,2022,39（4）:271-274.

② 赛柏兰.医疗反腐风暴又起,多位院长落马［EB/OL］.（2022-08-23）［2022-08-23］. https://www.cn-healthcare.com/articlewm/20220823/content-1423072.html.

第二章　公立医院腐败问题治理回顾

习近平总书记强调，要加强对党中央惠民利民、安民富民各项政策落实情况的监督，集中纠治教育医疗、养老社保、生态环保、安全生产、食品药品安全等领域群众反映强烈的突出问题。医疗卫生领域关系国计民生，公立医院承担着提供基本医疗卫生服务的社会职责，其腐败问题直接侵蚀人民群众切身利益。对此，党和政府高度重视、态度鲜明，先后采取系列举措着力纠治行业不正之风，查处医疗腐败案件，建立健全医疗反腐长效机制，努力增强人民群众的获得感、幸福感和安全感。回顾公立医院腐败问题治理，梳理总结实践做法，对进一步加强公立医院反腐败工作有着重要意义。本章主要从医德医风及行业作风建设、医药购销领域不正之风纠治、公立医院腐败治理长效机制建设三个方面对改革开放以来公立医院腐败问题的治理进行梳理和回顾。

第一节　医德医风及行业作风建设

医疗卫生行业不正之风是滋生公立医院腐败问题的温床，从不正之风演变成微小腐败，从微小腐败再演变为大腐败酿成"大祸害"，由小变大，由风及腐，损害的是行业形象，啃食的是群众利益，影响的是医疗卫生事业发展，挥霍的是人民群众的信任。按照党中央关于加强党风廉政建设和反腐败工作部署，国务院关于医疗卫生行业纠风工作要求，多年来，各级卫生行政部门、医疗卫生机构不断加强医德医风和行业作风建设，着力提升医务人员廉洁从业水平，切实创新行风监管治理举措，持续净化行业风气，维护风清气正的良好就医环境。

一、医德医风建设

医德医风，即医务人员应该具有的职业道德和风尚。古人云："无德不成医。"医乃仁术，医德医风建设至关重要，党和政府一直高度重视，特别是改革开放以来，结合医疗卫生事业发展的时代特征，切实从医德医风教育、医德规范建立、医德医风考核等方面不断加强，努力使其向善向好。

（一）强化医德医风教育

医德医风教育自古延续至今，贯穿于医务人员执业的整个生命过程。改革开放后，国家及行业层面将职业道德教育纳入了精神文明建设的重要内容，医德医风教育也随之加强并不断改进创新。系列要求如表 2-1 所示。

表 2-1　涉及医德医风教育的法规文件及相关要求

序号	发文时间	发文（制定）机关	文件名称	相关内容
1	1982.01	卫生部	《全国医院工作条例》	医院必须教育全体职工学习马列主义、毛泽东思想，坚持四项基本原则，加强政治思想工作和医德教育，树立全心全意为人民服务的思想。思想政治工作一定要和建设社会主义精神文明，"五讲""四美"，医德教育结合起来。
2	1988.12	卫生部	《中华人民共和国医德规范及实施办法》	医德教育应以正面教育为主，理论联系实际，注重实效，长期坚持不懈。要实行医院新成员的上岗前教育，使之形成制度。未经上岗前培训不得上岗。
3	1994.02	国务院	《医疗机构管理条例》	医疗机构应当加强对医务人员的医德教育。
4	1997.01	中共中央、国务院	《关于卫生改革与发展的决定》	加强职业道德教育，开展创建文明行业活动。教育广大卫生人员弘扬白求恩精神，树立"救死扶伤、忠于职守、爱岗敬业、满腔热忱、开拓进取、精益求精、乐于奉献、文明行医"的行业风尚，自觉抵制拜金主义、个人主义及一切有损于群众利益的行为。

续表

序号	发文时间	发文（制定）机关	文件名称	相关内容
5	1997.02	卫生部	《关于进一步加强和改进医学院校德育工作的意见》	从当前和今后一个时期卫生事业发展和卫生改革的需要出发，要根据《中共中央 国务院关于卫生改革与发展的决定》精神，特别注意加强对医学生的卫生国情和职业道德教育。这些教育必须坚持从卫生行业特点和医学生特点出发，重点进行医德医风教育。
6	2000.08	卫生部	《关于加强卫生行业作风建设促进城镇医药卫生体制改革的通知》	各医疗卫生单位要在广大医务人员中大力开展救死扶伤和全心全意为人民服务的宗旨教育，要针对行业特点强化以人为本的职业责任、职业道德、职业纪律教育。
7	2010.01	卫生部、国家发展改革委等六部委	《关于加强卫生人才队伍建设的意见》	要深化医学教育改革，加强医德和职业素质教育，促进学生全面发展。
8	2012.05	教育部、卫生部	《关于实施临床医学教育综合改革的若干意见》	把加强医学生职业道德教育纳入了改革目标和主要任务，并明确提出要将医德教育贯穿医学教育全过程。
9	2019.12	全国人民代表大会常务委员会	《中华人民共和国基本医疗卫生与健康促进法》	第五十一条：医疗卫生人员应当弘扬敬佑生命、救死扶伤、甘于奉献、大爱无疆的崇高职业精神，遵守行业规范，恪守医德，努力提高专业水平和服务质量。医疗卫生行业组织、医疗卫生机构、医学院校应当加强对医疗卫生人员的医德医风教育。
10	2020.09	国务院办公厅	《关于加快医学教育创新发展的指导意见》	医学院校、医院要在以新内涵强化医学生培养方面，加强救死扶伤的道术、心中有爱的仁术、知识扎实的学术、本领过硬的技术、方法科学的艺术教育，培养医德高尚、医术精湛的人民健康守护者；在健全住院医师规范化培训制度方面，将医德医风相关课程作为必修课程；在推进继续医学教育创新发展方面，将医德医风、法律法规、健康教育等知识和技能作为医务人员必修课。
11	2021.08	全国人民代表大会常务委员会	《中华人民共和国医师法》	第三十六条：有关行业组织、医疗卫生机构、医学院校加强医师的医德医风教育。

序号	发文时间	发文（制定）机关	文件名称	相关内容
12	2021.08	国家卫生健康委、国家中医药管理局	《全国医疗机构及其工作人员廉洁从业行动计划（2021—2024）》	对医疗卫生机构及其工作人员有的放矢地进行职业道德教育提出了要求。

改革开放以来，《全国医院工作条例》《中华人民共和国医德规范及实施办法》《关于实施临床医学教育综合改革的若干意见》《中华人民共和国基本医疗卫生与健康促进法》《关于加快医学教育创新发展的指导意见》等法律法规及文件中的部分内容，分别对医德医风教育提出了具体要求，包括强调医德医风教育要与思想政治工作相结合，与文明行业创建相结合，突出正面教育，牢固服务宗旨，树立行业新风，强化以人为本的职业责任、职业道德、职业纪律；医疗卫生行业组织、医疗卫生机构、医学院校要对医德医风教育齐抓共管；将医德教育和职业素质教育贯穿于医学教育的全过程；要求医德医风教育纳入继续医学教育创新性发展，要有的放矢地开展。

（二）建立医务人员医德规范

医德规范是对医务人员在医疗实践中所形成的一定医德关系的反映和概括，是指导医务人员进行医疗活动的思想和行为准则。古有《大医精诚》《医家五戒十要》等传统医德规范，今有"敬佑生命、救死扶伤、甘于奉献、大爱无疆"的新时代医疗卫生人员职业精神。改革开放以来，我国在医疗卫生实践工作中不断总结、提炼，先后建立并不断更新、完善了医德规范和医疗机构从业人员行为规范，体现出不同时期的医德要求，也指引和规范着一代又一代的医疗机构从业人员行为，如表2-2所示。

表2-2　医德规范和医疗机构从业人员行为规范

序号	发文时间	发文机关（组织）	文件名称	主要内容
1	1981.10	卫生部	《中华人民共和国医院工作人员守则和医德规范》	提出"遵守公德、热爱医学、救死扶伤、高度同情、尊重病人、讲究卫生、廉洁奉公、团结互助"八条医德规范。
2	1988.12	卫生部	《中华人民共和国医德规范及实施办法》	主要包括：1.救死扶伤，实行社会主义的人道主义，时刻为病人着想，千方百计为病人解除病痛；2.尊重病人的人格与权利，对待病人不分民族、性别、职业、地位、财产状况，都一视同仁；3.文明礼貌服务，举止端庄，语言文明，态度和蔼，同情、关心和体贴病人；4.廉洁奉公，自觉遵纪守法，不以医谋私；5.为病人保守医密，实行保护性医疗，不泄露病人隐私与秘密；6.互学互尊，团结协作，正确处理同行同事间的关系；7.严谨求实，奋发进取，钻研医术，精益求精，不断更新知识，提高技术水平。
3	2012.06	卫生部、国家食品药品监督管理局、国家中医药管理局	《医疗机构从业人员行为规范》	共10章60条，分别明确了医疗机构从业人员基本行为以及管理人员、医师、护士和药学、医技、其他人员的行为规范。既包括基本行为规范，又涵盖分类行为规范，适用于各级各类医疗机构内所有从业人员。
4	2013.12	国家卫生计生委、国家中医药管理局	《加强医疗卫生行风建设"九不准"》	主要包括：不准将医疗卫生人员个人收入与药品和医学检查收入挂钩；不准开单提成；不准违规收费；不准违规接受社会捐赠资助；不准参与推销活动和违规发布医疗广告；不准为商业目的统方；不准违规私自采购使用医药产品；不准收受回扣；不准收受患者"红包"。
5	2014.06	中国医师协会	《中国医师道德准则》	共40条，分别从基本准则、医师与患者、医师与同行、医师与社会、医师与企业五个方面对医师的行为道德作出了规定。从行业自律的角度，划出了医师的道德底线。

续表

序号	发文时间	发文机关（组织）	文件名称	主要内容
6	2021.11	国家卫生健康委、国家医疗保障局、国家中医药管理局	《医疗机构工作人员廉洁从业九项准则》	主要包括：合法按劳取酬，不接受商业提成；严守诚信原则，不参与欺诈骗保；依据规范行医，不实施过度诊疗；遵守工作规程，不违规接受捐赠；恪守保密准则，不泄露患者隐私；服从诊疗需要，不牟利转介患者；维护诊疗秩序，不破坏就医公平；共建和谐关系，不收受患方"红包"；恪守交往底线，不收受企业回扣。形成了面向医疗机构内全体工作人员的廉洁从业基础性规范文件。坚持正面倡导、反面警示并行，是"九不准"的升级完善，涵盖了"九不准"全部要求并补充扩展了相应内容，明确了相应惩处措施，规定了具体实施途径，是对行业道德、执业规范、群众诉求的具体化呈现，为广大医务人员划清了基本行为底线。

（三）实行医德医风考核

考核是对教育落实、行为规范的直接检验和督促。1988年，卫生部出台的《中华人民共和国医务人员医德规范及实施办法》对医疗单位医德医风考核提出了具体要求。为此，各级医疗卫生机构开始逐步建立医德医风考核与评价制度，制定考核标准和办法，开展定期考核，并建立考核档案。

为进一步建立和完善医德医风考核机制，2007年12月，卫生部、国家中医药管理局印发了《关于建立医务人员医德考评制度的指导意见（试行）》，对医德考评范围、考评内容、考评方法、考评结果及其应用、工作要求作出了更加详细的规定。在此基础上，部分省（区、市）还结合实际制定了本省（区、市）的考核办法或实施细则等，比如四川省就制定了《关于建立医务人员医德考评实施意见（试行）》，对原有的医德医风考核制度进行了完善。

2010年，国务院纠风办在当年纠风工作实施意见中明确提出全面推行医德医风考评制度。同年3月，卫生部等五部委联合制定的《关于公立医院改革试点的指导意见》要求，要以专业技术能力、工作业绩和医德医风为主要评价标准，完善卫生专业技术人员职称评定制度等。

30余年来，医德医风考评制度逐步完善、考评机制逐步健全，先后纳入单位目标管理、党风廉政建设责任制、个人晋职晋升、评先评优等考核指标，并进行结果运用。

二、行业作风建设

行业作风是指一个行业的风气，是某一行业形成的较为普遍的做法和倾向，是责任意识、价值意识、行业精神追求的外在体现，具有整体性特征。纠治行业不正之风是深化党风廉政建设和反腐败工作的重要内容。多年来，面对医疗卫生行业暴露出的不正之风问题，卫生行政部门和医疗卫生机构坚决落实行风建设主体责任，整顿和改善医疗服务秩序，规范诊疗行为，开展专项治理，取得了明显成效。

（一）落实行风建设主体责任

按照党中央、国务院对纠风工作的部署要求，各级卫生行政部门坚决贯彻落实"谁主管、谁负责"和"管行业必管行风"的行业主管要求，各级医疗卫生机构认真落实行风建设责任制，健全领导组织机构，明确职责任务分工，做到工作有部署、有落实、有检查、有考核、有反馈、有整改。

2004年4月，卫生部印发《关于加强卫生行业作风建设的意见》，重点强调各级卫生行政部门建立健全党组（党委）统一领导，行政领导主抓，医政、监督、规财等相关职能部门各负其责，纪检监察纠风机构组织协调和督促检查的纠风工作领导体制和工作机制，严格实行纠风工作责任制。对领导不力、监督不严、疏于管理，发生严重不正之风问题的地方和医疗机构严肃追责。

2010年7月，卫生部印发《关于进一步加强和完善卫生纠风工作责任制的意见》，进一步明确了各级卫生行政部门和医疗卫生单位的纠风工作责任。即各级卫生行政部门和医疗卫生单位的行政领导班子对职责范围内的纠风工作负全面领导责任；行政领导班子主要负责人是第一责任人，对职责范围内的纠风工作负总责；行政领导班子其他成员根据分工，对分管职责范围内的纠风工作负直接领导责任；各业务职能部门（科室）主要负责人负责抓好本部门（科室）业务管辖范围内的纠风工作，对职责范围内的纠风工作负直接责任；卫生纠风工作机构（或承担卫生纠风工作职责的卫生纪检监察机构）负责卫生纠风工作的组织协调和监督检查，协助行政领导班子抓好纠风工作任务的落实。

2015年5月，国家卫生计生委、国家中医药管理局印发《关于进一步加强卫生计生系统行风建设的意见》，对卫生计生系统行风建设工作的目标、任务、职责和要求再明确、再要求，有力有效地指导各级卫生行政部门、医疗卫生机构行风建设工作的开展。

2017年2月，国家卫生计生委、国家中医药管理局印发《关于加强卫生计生系统行风建设的意见》指出，要建立健全卫生计生系统行风建设工作组织体系，明确工作职责，配置专职人员。成立行风建设领导小组，建好行风建设工作机制，做到既各司其职、各负其责又加强协作配合，形成工作合力，将行风建设工作纳入当地卫生计生行政部门年度工作目标责任，加快推进行风建设步伐。

（二）整顿医疗服务秩序

规范的医疗服务行为、良好的医疗环境和医疗秩序是保障人民群众健康权益的重要基础。在市场经济条件下，一些违法违规执业、医疗欺诈、虚假宣传等行业乱象，在不同时期，以不同方式、不同程度发生，损害了患者利益，加重了国家和群众的医药费用负担，腐蚀了一些干部和医务人员，也影响了医疗卫生事业的健康发展。

针对这些行业乱象，国家行业主管部门高度重视，持续将整治医疗卫生领域损害群众利益的突出问题作为工作重点，相继制定、修改的《医疗机构管理条例》《中华人民共和国执业医师法》《护士管理办法》

《中华人民共和国基本医疗卫生与健康促进法》等法律法规,对医疗卫生机构和医疗卫生人员依法执业作出了规定,系列医疗服务秩序专项整治同步开展,主要内容见表2-3。

表2-3　系列医疗服务秩序专项整治

序号	时间	发文机关	文件名称	整治内容
1	2001.04	卫生部、国家中医药管理局、公安部、国家工商总局	《关于开展严厉打击非法行医整顿医疗服务市场秩序专项治理工作的通知》	在全国范围内开展"严厉打击非法行医、整顿医疗市场秩序"专项治理工作。聚焦三个重点:一是打击、取缔非法行医;二是依法治理违法医疗广告;三是规范医疗机构执业行为,包括公立医院科室对外承包等违法违规行为。
2	2004.04	卫生部	《关于开展严厉打击非法行医专项整治工作的通知》	重点对非法行医和医疗机构聘用非医务人员行医、出租和外包科室等进行治理整顿。
3	2009.03	卫生部、公安部	《关于在严厉打击非法行医和非法采供血工作中加强衔接配合的暂行规定》	联合开展打击非法行医专项行动和非法采供血专项整治。
4	2005.04	卫生部、科技部、公安部等七部门	《打击非法行医专项行动方案》	连续三年重点打击无证行医行为,严肃查处医疗机构超出登记范围开展诊疗活动、聘用非卫生技术人员行医、对外出租和承包科室、非法从事性病诊疗和医疗美容诊疗活动、利用B超非法鉴定胎儿性别和选择性终止妊娠手术、违法发布医疗广告等行为。
	2006.04		《关于进一步加强全国打击非法行医专项行动的通知》	
	2007.04		《关于继续深入开展打击非法行医专项行动的通知》	
5	2005.10	卫生部、公安部、国家工商总局、国家中医药管理局	《关于开展严厉打击"号贩子""医托"专项执法行动的通知》	联合开展严厉打击"号贩子""医托"专项执法行动,进一步整顿和规范医疗服务市场秩序。
6	2013.02	国家工商总局等部门	《2013年虚假违法广告专项整治工作实施意见》	开展为期三个月的虚假违法医药广告专项整治。

续表

序号	时间	发文机关	文件名称	整治内容
7	2013.09	国家卫生计生委、公安部等六部委	《进一步整顿医疗秩序打击非法行医专项行动方案》	开展为期三个月的集中整治活动，严厉打击损害人民群众切身利益的"黑诊所""医托"等违法犯罪行为，查处医疗机构、计划生育技术服务机构的违法违规行为，促进医疗机构、计划生育技术服务机构依法执业，整顿和规范医疗秩序。
8	2015.10	国家卫生计生委、公安部、工商总局、中医药管理局	《关于开展整顿医疗服务市场秩序依法查处打击"医托"诈骗活动的通知》	重点查处打击"医托"诈骗活动，大力整治医疗机构周边和火车站、长途客车站等"医托"经常出没区域的治安秩序，严肃查处医疗机构、医务人员违法违规执业行为等。
9	2019.03	国家卫生健康委、中央网信办、国家发展改革委等八部委	《关于开展医疗乱象专项整治行动的通知》	重点整治四个方面：一是严厉打击各类违法违规执业行为。特别是出租、出借、买卖、转让《医疗机构执业许可证》或《医师执业证书》，无证行医，违规开展免疫细胞治疗，利用"医托"、虚假诊断等方式欺骗、诱使、强迫患者接受诊疗和消费，以及非法获取和买卖器官、角膜等人体组织器官等行为。二是严厉打击医疗骗保行为。三是严肃查处发布违法医疗广告和虚假信息的行为。四是坚决查处不规范收费、乱收费、诱导消费和过度诊疗行为。特别是拆分手术或检验检查项目，未按照要求公示药品、医用材料及医疗服务价格，未按照项目和计价依据收费等行为。

2000 年以来，卫生部、公安部、国家工商总局等部门先后聚焦非法行医、非法采供血、违法医疗广告、科室出租或对外承包、"号贩子""医托"诈骗等问题加大联合打击力度，多举措系统整治和规范医疗服务秩序。2019 年，国家卫生健康委等八部委针对近年医疗行业中一些"持刀加价"、"执业医师证书挂证"、强迫诊疗、违规开展免疫细胞治疗、骗取医疗保险基金等违法违规行为再次启动医疗乱象专项整治，对医疗行业存在的危害人民群众健康权益的违法违规行为进行打击，切实整顿和规范医疗秩序，营造良好的就医环境。

（三）规范诊疗服务行为

医疗服务过程中的不正之风与诊疗服务行为有着密切联系，必须不断规范医护人员诊疗行为，坚持合理治疗、合理用药、合理检查、合理收费。

1.关于合理治疗、合理用药、合理检查的要求

针对20世纪90年代各种形式的"回扣"扰乱医疗秩序、腐蚀医务人员、损坏行业形象、侵害患者利益的问题，1998年9月，卫生部印发了《关于在医疗活动中严禁临床促销费开单费等回扣行为的通知》，明确了七条管控举措，重点对医务人员提出"五个严禁"，对医疗单位、临床科室提出"六个严禁"。

一段时期，个别医疗单位连续发生的医德医风和医疗质量问题受到社会关注，造成了极为恶劣的社会影响，如安徽、广西等地个别医院开单提成，哈尔滨某医院擅自改动患者化验结果，乌鲁木齐四家医院推诿病人等。2000年8月，卫生部印发了《关于加强卫生行业作风建设促进城镇医药卫生体制改革的通知》，着重要求各地在加强思想政治和职业道德教育、纪律和法制教育、正反典型教育的同时，还要认真开展自查自纠并对问题严重的医疗单位进行重点整顿。

为进一步加强医用耗材监管，2017年7月，国家卫生计生委、国家发展改革委等九部委联合制定《医用耗材专项整治活动方案》，重点围绕医用耗材生产、流通和使用环节突出问题开展专项整治。其中，针对医疗卫生机构主要整治诊疗行为不规范、过度检查和治疗、耗材及其配套使用设备违规采购等问题。2019年6月，国家卫生健康委、国家中医药管理局制定《医疗机构医用耗材管理办法（试行）》，对管理对象与内容、供应目录建立、遴选采购、验收储存、申领发放使用、监测评价、信息化建设、监督管理等作出了规定。同年7月，国务院办公厅印发《治理高值医用耗材改革方案》，针对完善价格形成机制降低高值医用耗材虚高价格、规范医疗服务行为严控高值医用耗材不合理使用、健全监督管理机制严肃查处违法违规行为、完善配套政策促进行业健康发展等方面提出

改革措施。

为进一步加强医疗机构合理用药考核，提高医疗机构药事管理水平和医疗质量，2019年12月，国家卫生健康委印发《关于做好医疗机构合理用药考核工作的通知》，加大了对各医疗机构合理用药的考核力度，考核结果纳入医疗机构绩效考核，并与医疗机构校验、医院评审评价相结合。2020年2月，国家卫生健康委、财政部等六部委联合印发《关于加强医疗机构药事管理促进合理用药意见》，对合理使用药品提出了具体要求，对参加涉及药品耗材推广的学术活动管理作出了明确规定。

为进一步规范医疗行为，促进合理检查，提高医疗资源利用效率，降低医疗费用，2020年12月，国家卫生健康委、国家发展改革委、财政部等八部委联合印发《关于进一步规范医疗行为促进合理医疗检查的指导意见》，从规范医疗行为、促进资源共享、加强监督管理、优化政策环境四个方面提出要求，强调了医疗机构要建立大型医用设备检查适宜性点评制度，加强处方审核和点评，强化医疗技术准入、临床路径管理和卫生技术评估。2021年4月，国家卫生健康委、国家市场监督管理总局等六部委联合制定《不合理医疗检查专项治理行动方案》，在各级各类医疗机构开展为期一年的不合理医疗检查专项治理行动。重点整治违法违规开展医疗检查等五类行为，严肃查处医疗机构和科室实施"开单提成"、设置业务收入指标与医务人员收入直接挂钩等可能诱导过度检查的行为等。

2. 关于合理收费的举措

为了规范医疗服务收费行为，纠治医疗机构分解收费、重复收费、将药品及检查与经济效益挂钩等问题，国家多部委针对不同时期的医疗服务收费问题采取系列举措，既有对行为规范的要求，又有制度机制的建立健全。一是实行医药分开核算、分别管理，切断医疗机构和药品营销之间的直接经济利益联系，解决以药养医问题。二是严格控制药品销售增长，杜绝开大处方和各种不合理用药，坚决制止医生按处方提成药品销售收入的行为。三是要求医疗机构加强价格管理，规范收费行为，建立健全自我约束机制，增加价格透明度。四是要求各级卫生行政部门、价格主管部门等加强行业监管。五是完善药品和医用耗材价格治理机制，建立公立医疗机构药品和医用耗材采购价格信息监测机制、交易价格信息共享机制，强化信息公开。如表2-4所示。

表2-4 关于合理收费的文件要求

序号	时间	发文机关	文件名称	相关内容
1	1996.10	国家计委、卫生部、财政部	《关于加强和改进医疗服务收费管理的通知》	目的是规范医疗服务收费管理，抑制药品销售过快增长，制止各种乱收费行为，减轻社会不合理负担。主要明确了医疗服务收费的基本原则、合理调整医疗服务收费的原则，严格控制药品销售增长，杜绝开大处方和各种不合理用药，坚决制止医生按处方提成药品销售收入的行为。
2	2002.02	国务院办公厅	《关于城镇医药卫生体制改革的指导意见》	提出实行医药分开核算、分别管理，切断医疗机构和药品营销之间的直接经济利益联系，解决以药养医问题。
3	2002.07	国家计委、卫生部	《关于改革医疗服务价格管理的意见》	要求医疗机构加强价格管理，建立健全自我约束机制，增加价格透明度。按照有关规定在提供服务场所的显著位置公布主要服务项目名称和价格。结算医药费用时，有义务以多种形式向患者提供医疗服务价格情况的查询服务，自觉接受社会监督。
4	2004.05	卫生部、国家中医药管理局	《关于进一步加强医疗机构医疗服务和药品价格管理的通知》	要求各地卫生行政部门及医疗机构针对医疗服务收费中存在的问题，认真开展价格监督检查，建立健全各项价格管理制度，并明确规定切断医疗收费与临床科室的直接经济利益联系。
5	2006.05	国家发展改革委、财政部、卫生部等八部委	《关于进一步整顿药品和医疗服务市场价格秩序的意见》	就进一步整顿药品和医疗服务市场价格提出八条意见。明确规定取消医院科室医药收入和个人收入挂钩的做法，规范医疗机构和医生行为，促使医务人员合理用药、合理施治。
6	2016.08	国家发展改革委	《关于贯彻落实推进医疗服务价格改革意见的通知》	要求价格主管部门协调有关部门加强医疗机构内部管理和行业监管，规范医疗服务行为，控制医疗费用不合理增长，推进医疗服务收费信息公开。

序号	时间	发文机关	文件名称	相关内容
7	2021.08	国家医疗保障局等八部委	《深化医疗服务价格改革试点方案》	明确提出严禁下达创收指标，不得将医务人员薪酬与科室、个人业务收入直接挂钩。
8	2021.09	国务院办公厅	《"十四五"全民医疗保障规划的通知》	要求完善药品和医用耗材价格治理机制。全面建立公立医疗机构药品和医用耗材采购价格信息监测机制、交易价格信息共享机制，提升对药品和医用耗材价格异常变动的分析预警应对能力。强化药品和医用耗材价格常态化监管，实施全国医药价格监测工程，全面落实医药价格和招采信用评价制度。
9	2022.05	国务院办公厅	《关于深化医药卫生体制改革2022年重点工作任务的通知》	要求规范医疗机构收费和服务，把合理用药、规范诊疗情况作为医疗机构信息公开的重要内容，定期向社会公布。
10	2022.07	国家医疗保障局	《关于进一步做好医疗服务价格管理工作的通知》	强调要加强医疗机构医疗服务价格执行情况监管，对不规范执行政府指导价等行为，及时进行指导纠正，必要时采取函询约谈、成本调查、信息披露等措施。

（四）开展系列专项治理活动

为不断加强医德医风和行业作风建设，强化行业自律，树立行业新风，国家行业主管部门先后通过开展"病人选择医生"、向社会服务承诺、"三好一满意"等专项活动进行系统治理。同时，还将医德医风和行业作风建设纳入医院等级评审、大型医院巡查、三级公立医院绩效考核等指标体系。

1. "病人选择医生"活动

为将竞争机制引入医疗机构，不断促进其内部运行机制改革，2000年7月，卫生部、国家中医药管理局在各级各类医疗机构开展"病人选择医生"活动，并将其结果作为医务人员职业道德、工作业绩、技术水平的考核内容，努力为病人提供优质服务，满足人民群众医疗需求。

2. 社会服务承诺活动

为贯彻落实十六届中央纪委三次全会和国务院廉政工作会议精神，纠正医疗服务领域收受药品回扣、"红包"、"开单提成"等不正之风，2004 年，卫生部组织开展行业不正之风专项整治，在全国医疗机构中开展社会服务承诺活动。承诺内容包括"拒绝接受患者及其亲友馈赠的红包、物品；拒绝接受医疗设备、医疗器械、一次性卫材、药品、试剂等生产、销售企业或代理推销人员以各种名义、形式给予的回扣、提成和其他不正当利益"等八个方面。2005 年 1 月 10 日，十六届中央纪委五次全会工作报告指出，2004 年，医疗服务中"开单提成"、收受"红包"、乱收费等现象有所减少。①

3. 医院管理年活动

为贯彻落实十六届中央纪委五次全会精神，继续纠正医疗服务中的不正之风，同时针对医院在建设和发展中存在的问题，2005 年，卫生部在全国启动了"以病人为中心、以提高医疗服务质量"为主题的医院管理年活动，着力规范医疗行为，改善服务态度，提高医疗质量，降低医疗费用。2006 年，该项活动继续开展，并将公立医院列为重点，其工作目标及重点任务包括 6 个方面 45 条，将"严禁医务人员收入分配与医疗服务收入直接挂钩；严禁医务人员索要患者及其家属的财物，接受医疗设备、医疗器械、药品、试剂等生产、销售企业或个人给予的回扣、提成和其他不正当利益"等列入其中。2006 年 1 月 5 日，十六届中央纪委六次全会工作报告指出，2005 年，医务人员退还和上交回扣、"红包"以及各地查处医药购销和医疗服务中不正之风问题涉及金额 1.12 亿元。②

---

① 中国共产党第十六届中央纪律检查委员会第五次全体会议工作报告［EB/OL］. 中国共产党纪律检查委员会　中华人民共和国监察委员会网站.（2005-01-10）./https：//www.ccdi. gov.cn/.

② 中国共产党第十六届中央纪律检查委员会第六次全体会议工作报告 [EB/OL]. 中国共产党纪律检查委员会　中华人民共和国监察委员会网站.（2006-01-05）./https：//www.ccdi.gov.cn/.

4."三好一满意"活动

为进一步解决医疗卫生服务和行业作风中存在的突出问题，保障人民群众健康权益，顺利推进医药卫生体制改革，2011 年，卫生部在全国医疗卫生系统开展以"服务好、质量好、医德好、群众满意"为目标的"三好一满意"活动。活动以"一年初见成效、两年发展提高、三年跨一大步"为目标，持续改进医疗质量、树立高尚医德、纠正行业不正之风，不断提升服务水平。

5.改善医疗服务行动

针对医疗服务领域群众感受最强烈的就诊环境、医院标识、服务态度等前十位突出问题，国家卫生健康委、国家中医药管理局先后制订《进一步改善医疗服务行动计划（2015—2017 年）》《进一步改善医疗服务行动计划（2018—2020 年）》，在全国医疗卫生系统推行包括"规范诊疗行为、清晰合理收费"等多项医疗服务改进措施，进一步改善群众就医体验，提高社会满意度。

6.行风建设专项行动

为进一步规范医疗机构及其从业人员廉洁行医行为，国家卫生健康委印发《2020 年医疗行业作风建设工作专项行动方案》，重点通过树立医务人员正面形象、加强医疗机构及其从业人员执业行为监管、严厉打击医疗机构从业人员收取回扣违规违法行为、坚决查处诱导消费和不合理诊疗行为、严肃查处医药产品生产及经营企业经销人员在医疗机构违规营销行为五项举措纠治行业不正之风。

7.廉洁从业行动

在进一步改善医疗服务行动计划取得积极成效的基础上，2021 年 8 月，国家卫生健康委、国家中医药管理局印发《全国医疗机构及其工作人员廉洁从业行动计划（2021—2024 年）》，将短期集中整治与中长期工作体系建设相结合，从"标本兼治"两个维度构建打击"红包"、回扣等行风问题的长效机制，进一步提升医疗机构及其工作人员的廉洁从业水平。

良好的医德医风和清正廉洁的行业作风是守护人民健康、维护医疗行业公平正义的保障。40余年来，在党和政府的坚强领导下，卫生行政部门始终坚持标本兼治、源头治理，系统施策、综合监管，切实解决群众身边的"烦心事"，持续纠治医疗领域的不正之风，推动新时代卫生行业作风建设不断取得新成效。

第二节　医药购销领域不正之风的纠治

医药购销领域不正之风会直接蔓延到医疗机构使用端，是"大处方、泛耗材"的始作俑者，为此，党和政府将医药购销领域纳入商业贿赂治理工作重点，行业主管部门每年专题研究、部署，不断建立健全制度机制规范药械流通行为，坚决打击"产销用"各环节违法违规行为，坚持共同发力、多方纠治。本节将从采购端廉洁风险防控、销售端廉洁风险防控、多部门联动监管三个方面对医药购销领域不正之风纠治工作进行梳理和回顾。

一、多举措防控采购端风险

（一）推行药品耗材集中招标采购

药品集中招标采购制度是我国医药卫生体制改革的一项重要制度设计，旨在纠正医药购销领域不正之风，治理"药品回扣"等商业贿赂顽疾。

1993年之前，公立医院实行独立采购药品，这种分散采购模式极易滋生不规范行为和腐败问题。1993年，河南开始探索以定点采购方式开展药品集中采购。此后，上海、辽宁、四川、福建等地相继进行药品集中采购或联合采购的探索。

2000年2月，国务院办公厅转发国务院体改办等部门《关于城镇医药卫生体制改革的指导意见》，提出了药品集中招标采购的基本框架。随后，国家相关部门根据党中央、国务院、中央纪委的部署、要求，相继出台一系列政策，对药品耗材集中招标采购进行规范管理。如表2-5所示。

表2-5　药品耗材集中招标采购相关文件和主要内容

序号	时间	发文机关	文件名称	主要内容
1	2000.07	卫生部	《医疗机构药品集中招标采购试点工作若干规定》	启动药品集中招标采购试点工作。对招标采购行为主体、药品招标代理机构设立、药品集中采购工作程序、中标企业、采购监管等作出详细规定。强调医疗机构和药品生产经营企业要教育药品购销、管理和医务人员遵纪守法、廉洁奉公，自觉抵制不正之风。严禁医疗机构等相关人员利用职务之便营私舞弊，谋取私利。严禁药品销售人员使用不法手段推销药品。对违法乱纪者，依法给予惩处。
2	2001.03	国务院体改办、国家计委、国家经贸委等六部委	《关于整顿和规范药品市场的意见》	对药品集中招标采购政策进行补充和完善。强调严肃查处药品购销活动中给予、收受回扣以及其他商业贿赂行为。
3	2001.07	卫生部、国家计委、国家经贸委等六部委	《关于进一步做好医疗机构药品集中招标采购工作的通知》	对药品集中招标采购主体进一步明确，对招标采购的组织形式、品种范围、评标标准、购销合同、价格管理、收费管理、监督等作出具体规定。强调纪检、监察机关和纠风机构要会同有关部门，及时受理并依法查处药品集中招标采购过程中的违法违纪行为，特别要严肃查处乱收费、串标、不公正招标、假招标、欺诈及谋取部门、单位和个人不正当利益等行为。构成犯罪的，依法追究刑事责任。
4	2001.11	卫生部、国家计委、国家经贸委等六部委	《关于医疗机构药品集中招标采购工作规范(试行)》《医疗机构药品集中招标采购和集中议价采购文件范本(试行)》	基本形成国内药品集中招标采购政策框架、工作规范和评标体系。药品集中招标采购在全国县级以上公立医疗机构正式全面推开。

序号	时间	发文机关	文件名称	主要内容
5	2004.09	卫生部、国家发展改革委等六部委	《关于进一步规范医疗机构药品集中招标采购的若干规定》	明确药品集中招标采购必须坚持下去,对药品集中采购中的合同执行、招标过程监管、中标价格、中介收费等提出了更为细化的要求和安排。同时,还要求各地要按照该规定尽快制定具体实施办法,切实抓好药品集中招标采购工作。
6	2007.06	卫生部	《关于进一步加强医疗器械集中采购管理的通知》	对医疗器械采购制度进一步完善。重点从组织原则、品目与范围、采购方式等七个方面对医疗器械集中采购提出具体要求,并强调监督管理。
7	2009.01	卫生部、国务院纠风办等六部委	《关于进一步规范医疗机构药品集中采购工作的意见》	一是全面实行政府主导、以省(自治区、直辖市)为单位的网上集中采购工作;二是规范集中采购药品目录和采购方式;三是建立科学的药品采购评价办法;四是减少药品流通环节;五是认真履行药品购销合同;六是规范医疗机构合理用药;七是落实部门责任,严格监督管理。
8	2010.07	卫生部、国务院纠风办、国家发展改革委等七部委	《关于医疗机构药品集中采购工作规范的通知》	在2001年的《医疗机构药品集中招标采购工作规范(试行)》基础上进行修订完善。对县及县以上医疗机构非基本药物集中采购提出了规范要求。
9	2010.11	国务院办公厅	《关于印发建立和规范政府办基层医疗卫生机构基本药物采购机制指导意见的通知》	对建立和规范政府办基层医疗卫生机构基本药物采购机制提出指导意见。
10	2015.02	国务院办公厅	《关于完善公立医院药品集中采购工作的指导意见》	汲取了10余年来各省市药品集中采购的实践经验和创新模式,提出"分类采购、分步实施"的集中采购新思路。同时,专款强调廉政风险防控。
11	2015.06	国家卫生计生委	《关于落实完善公立医院药品集中采购工作指导意见的通知》	对国务院《关于完善公立医院药品集中采购工作的指导意见》进行了细化。

序号	时间	发文机关	文件名称	主要内容
12	2016.12	国家发展改革委、卫计委等八部委	《关于在公立医疗机构药品采购中推行"两票制"的实施意见（试行）》	在公立医疗机构药品采购中推行"两票制"。
13	2017.01	国务院办公厅	《关于进一步改革完善药品生产流通使用政策的若干意见》	对提高药品质量疗效、促进医药产业结构调整，整顿药品流通秩序、推进药品流通体制改革，规范医疗和用药行为、改革调整利益驱动机制等提出了新要求。

此外，为保障群众基本用药，减轻医药费用负担，2009年8月，卫生部、国家发展和改革委员会等九部委联合制定《关于建立国家基本药物制度的实施意见》《国家基本药物目录管理办法（暂行）》《国家基本药物目录（基层医疗卫生机构配备使用部分）》（2009版），加强对基本药物目录制定、生产供应、采购配送、合理使用、价格管理等多个环节的有效管理。2013年3月，卫生部等三部门印发《关于做好2012年版〈国家基本药物目录〉实施工作的通知》，要求认真做好新一轮基本药物集中采购工作，遵循质量优先、价格合理的原则，落实招采合一、量价挂钩、双信封制等制度。2018年9月，国务院办公厅印发《关于完善国家基本药物制度的意见》，对基本药物的遴选、生产、流通、使用、支付、监测等环节进行完善，积极保障药品安全有效、价格合理、供应充分。

（二）实施药品耗材集中带量采购

经过近20年的探索，药品集中招标采购制度历经探索、建立、发展并不断完善，药品集中招标采购层级从最初的地市级逐步上升至省级再到跨区域联合采购，招标采购范围从县级以上医疗机构逐步扩大到基层医疗机构，招标采购形式从最初的招采分离到招采合一、量价挂钩。在此基础上，2018年12月，在国家医疗保障局的牵头下，"4+7"带量采购试点出炉。2019年1月，国务院办公厅印发《关于印发国家组织药品集中采购和使用试点方案的通知》，启动北京、天津、上海等11个城市试点；同年9月，国家医疗保障局等九部门印发《关于国家组织药品集中采购和使用试点扩大区域范围实施意见》，进一步扩大试点并完善国家集采规则。2021年1月，国务院办公厅印发《关于推动药品集中带量采购工作常态化制度化开展的意见》，推动药品集中带量采购工作常态化制度化开展，健全"政府组织、联盟采购、平台操作"的工作机制，引导药品价格回归合理水平，更好保障人民群众病有所医。

在药品集中带量采购顺利推进的基础上，医用耗材集中带量采购紧跟其后。2019年7月，国务院办公厅印发《治理高值医用耗材改革方案》，明确高值医用耗材分类集采办法及跨省联盟带量采购。2020年10月，启动了首批耗材国家带量采购。2021年9月，国家药品监督管理局出台了《加强集中带量采购中选医疗器械质量监管工作方案》，确保其质优价廉目标的实现。

从试点推行到常态化、制度化开展，集中带量采购在全国形成了国家、省级、跨省联盟采购协同推进的工作格局。2021年9月，国务院办公厅印发的《"十四五"全民医疗保障规划》提出，"十四五"时期要继续深化药品和医用耗材集中带量采购制度改革，同时完善与集中带量采购相配套的激励约束机制，推动集中带量采购成为公立医疗机构医药采购的主导模式。从而努力从体制机制上根治医药购销领域"带金销售"顽疾，净化行业生态。

（三）严格招标代理机构管理

为建立公开、公正、公平的药品招标采购竞争机制，2000年7月，国家药品监督管理局出台《药品招标代理机构资格认定及监督管理办法》，对药品招标代理机构的申报认定、监督管理进行了明确，并规定若利用不正当手段使医疗机构参加由其举办的药品招标采购活动将视情况进行责任追究。

2002年3月和4月，国家药品监督管理局、卫生部和国家发展计划委员会、财政部分别出台《关于药品招标代理机构认定工作的通知》和《关于整顿和规范招标投标收费的通知》，进一步规范招标代理机构管理。

2004 年 9 月，卫生部、国家发展改革委、国家工商总局等六部门联合印发《关于进一步规范医疗机构药品集中招标采购的若干规定》对规范药品集中招标采购代理机构行为再次作出规定。

二、多路径规范销售端行为

（一）促进企业合规销售

促进企业合规销售，是从源头上治理医药购销领域商业贿赂的重要抓手。为此，行业主管部门坚持多措并举，先后整顿和查处企业违法违规行为，不断规范医疗机构接受社会捐赠和统方管理，切实加强对企业的监管。

1. 整顿企业经营行为

针对药品销售活动中回扣普遍的问题，1996 年 4 月，国务院办公厅印发《关于继续整顿和规范药品生产经营秩序加强药品管理工作的通知》，将严肃查处药品购销活动中的回扣问题纳入工作重点；同年 8 月，国家计委出台的《药品价格管理暂行办法》明确要求，各级价格管理部门要对药品生产和销售企业加价倒卖药品、高抬虚定价格收取回扣等行为依法进行查处。1996—1997 年，国家工商行政管理局、卫生部等六部门联合开展全国整治药品回扣等违法行为行动，重点狠刹药品回扣歪风，规范药品市场秩序。2017 年 1 月，针对药品行业"多小散乱差"局面以及药品质量参差不齐、流通秩序混乱、价格虚高、药物滥用等问题，国务院办公厅印发《关于进一步改革完善药品生产流通使用政策的若干意见》，从提高药品质量疗效、整顿药品流通秩序、规范医疗和用药行为三大方面提出了 17 条措施。2021 年 5 月，国家市场监督管理总局印发《关于加强反不正当竞争执法推动高质量发展的通知》，要求各级市场监管部门提升综合监管能力，开展重点领域反不正当竞争执法专项行动，各省（区、市）发布了本地本年度专项行动方案以及重点领域反不正当竞争执法专项行动统计，医药购销领域商业贿赂行为被纳入其中。在强化企业监管方面，最高人民检察院于 2021 年 3 月印发了《关于开展企业合规改革试点工作方案》，正式启动第二期企业合规改革试点工作，探索建立企业合规第三方监管机制，监督、促进企业践行合规承诺。

2. 防止商业目的统方

为避免以不正当商业目的统计医师个人和临床科室有关药品、高值耗材用量的信息，2007 年 9 月，卫生部印发《关于加强医院信息系统药品、高值耗材统计功能管理的通知》；2014 年 11 月，国家卫生计生委、国家中医药管理局印发《加强医疗卫生机构统方管理的规定》，均明确严禁医疗卫生人员为医药营销人员提供统方便利，或充当医药营销人员代理人违规统方。违反规定者将依法依纪严肃处理，纳入医师不良执业行为记录管理，涉嫌犯罪的，移送司法处理。

3. 规范社会捐赠

2007 年 4 月，卫生部、国家中医药管理局印发《医疗卫生机构接受社会捐赠资助管理暂行办法》，明确要求医疗卫生机构"不得接受附有影响公平竞争条件的捐赠资助，不得将接受捐赠资助与采购商品（服务）挂钩"。2015 年 8 月，国家卫生计生委、国家中医药管理局印发《卫生计生单位接受公益事业捐赠管理办法（试行）》，明确规定卫生计生单位不得接受涉及商业营利性活动、涉嫌不正当竞争和商业贿赂、与本单位采购物品（服务）挂钩的捐赠。

（二）建立信用评价体系

为规范医疗机构采购药品、医用设备和医用耗材行为，制止非法交易活动，打击商业贿赂行为，2007 年 1 月，卫生部制定《关于建立医药购销领域商业贿赂不良记录的规定》，要求各省级卫生行政部门建立本行政区域医药购销领域商业贿赂不良记录，并在卫生行政部门网站上公布。同时，明确了列入商业贿赂不良记录的四类情形和处理措施。2013 年 12

月，国家卫生计生委结合当时医药购销领域商业贿赂的特点及有关法律法规，对该规定进行了修订完善，内容由原来的 10 条增至 15 条。其中，增加了廉洁购销合同的签订要求，也更加细化了对不良记录的处理。

为推进完善以市场为主导的医药价格形成机制，促进医药企业按照公平、合理和诚实信用、质价相符的原则制定价格，2020 年 8 月，国家医疗保障局发布的《关于建立医药价格和招采信用评价制度的指导意见》，明确将医药购销中给予回扣或其他不正当利益、不正当价格行为、扰乱集中采购秩序等行为列入失信事项清单，同时要求医药企业实行主动承诺制，省级集中采购机构要做好失信行为信息记录，建立失信信息库，开展医药企业信用评级，分级处置失信违约行为等。同年 11 月，国家医疗保障局配套出台《医药价格和招采信用评级的裁量基准（2020版）》和《医药价格和招采信用评价的操作规范（2020 版）》，统一了信用评级的尺度，划分了医药商业贿赂行为的失信等级评定标准，明确了对失信责任的分级处置原则。涉事企业一旦被列入失信等级"严重"或"特别严重"，企业涉案或全部产品将被取消挂网、投标和配送资格，同时，省级集中采购机构还将定期向社会公开披露该企业评级结果和相关信息，接受社会监督。

（三）规范医药代表管理

为加强医药代表管理，规范医药代表行为，建立健全医药购销领域商业贿赂长效机制，国家相关主管部门采取了多项举措。2006 年 12 月，卫生部、国家中医药管理局印发的《关于建立健全防控医药购销领域商业贿赂长效机制的工作方案》要求，相关部门要研究制订医药代表行业管理规范、加强监督管理。2011 年，商务部印发《全国药品流通行业发展规范纲要（2011—2015 年）》《关于做好 2011 年全国药品流通行业管理工作的通知》，对研究制定医药代表资质管理和行为规范、实行持证上岗和公示制度等提出了具体要求。2015 年 4 月修订的《职业分类大典》正式将医药代表纳入职业类别，职业定义为代表药品生产企业从事药品信息传递、沟通、反馈的专业人员。2017 年 1 月，国务院办公厅印发的

《关于进一步改革完善药品生产流通使用政策的若干意见》，首次提出建立医药代表登记备案制度，要求医药代表只能从事学术推广、技术咨询等活动，不得承担药品销售任务，其失信行为记入个人信用记录。2020年9月，国家药品监督管理局出台《医药代表备案管理办法（试行）》，明确规定药品上市许可持有人不得鼓励、暗示医药代表从事违法违规行为，医药代表不得参与统计医生个人开具的药品处方数量，承担销售任务并实施收款和处理购销票据等销售行为，对医疗机构内设部门和个人直接提供捐赠、资助、赞助等；同年10月，国家级医药代表备案平台开启试用。2021年，《廉洁从业行动计划（2021—2024年）》对医药代表院内拜访医务人员提出了遵守"三定""三有"的要求，即定时、定点、定人，有预约、有流程、有记录，进一步规范医药代表学术推广行为，促进其廉洁从业。

三、多部门联动监管

（一）构建纠正医药购销和医疗服务中不正之风联席会议机制

20世纪80年代是我国卫生健康领域纠风工作的起始，各地卫生行政部门陆续启动了有计划、有规模的纠风工作。1999年，国务院纠风办设立了纠正医药购销领域和医疗服务中不正之风联合工作机制，通过不定期召开联席会议，审定年度工作安排，研究重大问题，协调各部门行动，推动纠风治理工作。

2005年，经国务院批准，卫生部和国务院纠风办作为"双牵头"部门，会同有关部门继续承担纠正医药购销领域和医疗服务中不正之风部际联席工作机制的有关工作。

2013年，为适应卫生领域纠风工作的需要，根据国务院组成部门的调整，由国家卫生计生委作为唯一牵头单位，会同有关部门负责联席机制的有关工作。

根据机构设置和工作需要，2018年8月，纠正医药购销和医疗服务中不正之风部际联席会议机制成员单位进行了调整和职责分工，新的成员单位有国家卫生健康委、工业和信息化部、财政部、公安部、商务部、税务总局、市场监管总局、国家医保局、国家中医药管理局共九个部门，由国家卫生健康委作为牵头单位，并在国家卫生健康委设立办公室，负责日常工作。联席会议原则上每年召开一次例会，主要传达贯彻党中央、国务院关于纠正医药购销领域和医疗服务中不正之风工作的重要指示批示精神，根据纠风工作新情况、新问题、新趋势及时协调研究制订有关政策，督促、检查、指导并通报部分医药购销领域和医疗服务中不正之风的典型案例，就有关重大问题进行协调并提出解决办法，部署、督导、检查年度重点纠风工作。

各省（区、市）参照建立了省级纠正医药购销和医疗服务中不正之风联席会议机制，这为扎实抓好纠正医药购销和医疗服务中不正之风工作打下了坚实的组织领导基础。[①]

（二）构建多部门联合监管机制

医药购销领域涉及产、销、用等多环节，存在的廉洁风险点多面广，为此，相关行业主管部门坚持各司其职、齐抓共管，形成联合监管的合力。2001年11月，国务院纠风办印发《医疗机构药品集中招标采购监督管理暂行办法》，要求实行监察机关和纠风机构与价格、经贸、卫生、工商、药监、中医药等部门联合监督工作机制，并建立相应的监督组织。2010年6月，国务院纠风办、卫生部、监察部等七部门联合印发《药品集中采购监督管理办法》，对监督管理机构及职责，监督管理的对象、内容和方式，违法违规问题处理等作出了详细规定。2018年8月，国务院办公厅印发《关于改革完善医疗卫生行业综合监管制度的指导意见》，着力从重点监管公立医疗卫生机构转向全行业监管，从注重事前审批转向注重事中、事后全流程监管，从单项监管转向综合协同监管，从主要运用行政手段转向统筹运用行政、法律、经济和信息等多种手段，

---

①《关于印发纠正医药购销领域和医疗服务中不正之风部际联席会议机制成员单位及职责分工的通知》解读 [EB/OL]. 中华人民共和国国家卫生健康委网站. （2018-08-23）./http://www.nhc.gov.cn/.

提高监管能力和水平。2022 年 5 月，国务院办公厅印发《深化医药卫生体制改革 2022 年重点工作任务的通知》指出，进一步推进医疗卫生行业综合监管制度建设，严格落实行业主管部门监管职责和相关部门职责范围内的监管责任，推动地方政府全面落实属地监管责任，实现事前、事中、事后全链条监管，堵塞监管漏洞。

（三）构建多部门联合查处机制

国务院纠风办分别在 2005 年至 2007 年的年度《纠正医药购销和医疗服务中不正之风专项治理工作实施意见》中对联合查处职责和重点作出了部署。一是要求各级价格、卫生、工商、药监、发改等部门各司其职，认真履行本部门监管职责，严肃查处商业贿赂等医药购销和医疗服务中的各类违纪违法问题。各级纪检监察机关和纠风机构，要积极做好组织协调工作，加强对各地和有关部门履行职责情况的监督检查，支持配合各相关部门做好工作。二是每年均突出了查处重点。2005 年，严肃查处商业贿赂等医药购销和医疗服务中的各类违纪违法问题。对屡禁不止、顶风违纪、后果严重的，不仅要查处直接责任人，还要追究有关领导的责任，对与违法分子相勾结，直接参与或包庇、纵容违法活动的政府机关工作人员要依法严肃惩处。2006 年，严肃查处医药购销中的商业贿赂行为，突出查办大案要案，对性质恶劣、情节严重、涉案范围广、影响面大的商业贿赂案件以及国家公务员利用行政审批权、执法权收受贿赂的案件，依法从严惩处，促进有关部门和行业建立抵制商业贿赂行为的长效机制。加大对医疗服务中收受回扣、"红包"和开单提成等行为的查处力度，严肃查处医疗机构乱检查、乱加价、乱收费等问题。严肃查办药品集中招标采购过程中商业贿赂、串通投标、不履行合同、不使用中标药品等行为。当年，查处 4681 起医药购销和医疗服务中的违纪违法案件，涉案总金额约 2.02 亿元。[①]2007 年，加强对医疗机构执行国家价格政

---

① 中国共产党第十六届中央纪律检查委员会第七次全体会议工作报告 [EB/OL]. 中国共产党纪律检查委员会　中华人民共和国监察委员会网站.（2007-01-08）.https://www.ccdi.gov.cn/.

策的监管，严肃查处自立项目收费、分解项目收费、重复计费、提高标准收费等乱收费问题。严肃查处集中采购中的违规行为，追究直接责任人和有关领导的责任。

针对医药购销领域商业贿赂问题反弹和形式手段变化翻新，卫生部于2010年印发了《关于进一步深化治理医药购销领域商业贿赂工作的通知》，要求进一步加强案件查办力度，拓宽案件信息与举报渠道，认真分析医药购销领域商业贿赂行为变化的规律、特点，对典型案件发现一起查办一起，决不姑息，决不手软。加强与纪检监察、检察、公安、工商、食品药品监管等执法部门的协调配合，坚决惩治医药购销领域商业贿赂行为。

2013—2017年，国家卫生计生委、国家发展改革委、财政部、税务总局、工商总局等九部委均联合印发《纠正医药购销和医疗服务中不正之风专项治理工作要点的通知》，明确年度联合查处工作重点。2013年和2014年，保持查办案件高压态势，深入治理医药购销领域商业贿赂。严肃查处医疗机构自立项目、提高收费标准、重复收费等价格违法问题；加大对医疗机构违反药品集中采购相关规定和医务人员大处方、滥检查、乱收费以及索要、收受"红包"等行为查处力度；严肃查处商业贿赂案件，在坚决查处受贿行为的同时加大对行贿行为的打击力度，有效规范药械生产经营企业及其工作人员的从业行为。2015年，推动各地卫生计生部门和医疗机构加强与检察、公安、工商、食品药品监管等执纪执法机关的协调配合，建立纠正医药购销和医疗服务中违法行为联防联控机制，有效规范药械生产经营企业及其工作人员的从业行为。2016年，加强医疗卫生行业"九不准"贯彻落实，严肃查处利用医疗卫生服务谋取不正当利益的违法违纪行为。重点对医药价格、医用耗材管理等开展检查，建立责任追究制度。2017年，加强对医疗机构耗材及配套使用设备采购行为的监督检查，严肃查处假借租赁、捐赠、投放设备等形式，捆绑耗材和配套设备销售等涉嫌商业贿赂不正当竞争行为。加大对医务人员违反"九不准"规定等行为的查处力度。

2018 年至 2022 年，国家卫生健康委员会、财政部、国家税务总局、国家市场监督管理总局、国家医疗保障局等九部委均联合印发《纠正医药购销和医疗服务中不正之风专项治理工作要点的通知》，明确年度联合查处工作重点。2018 年，严肃查处假借租赁、捐赠等形式捆绑销售药品和医用耗材，或指定患者从第三方购买药品和医用耗材而不纳入公立医疗机构财务监管等不正当竞争行为。探索建立行业禁入制度，对存在商业贿赂行为的企业、代理和医务人员应当按照有关法律规定从严从重处理。2019 年，严惩供销链条违法犯罪，加大对药品、耗材生产经营单位、医疗机构发票开具、使用等情况的检查处理，严查虚开发票、偷逃税等违法行为，严厉打击商业贿赂、洗钱等违法犯罪行为，维护行业秩序。2020 年，加大对商业贿赂行为的查处力度，严肃查处收取医药耗材企业回扣行为。2021 年，加大不正之风案件联合惩戒力度，对纠风工作中发现的医商勾结、利益输送、商业贿赂、虚开发票、偷逃税款等违法行为及问题线索严查快结。2022 年，从严从重打击伪劣防护产品、假劣药等违法犯罪行为；严厉打击生产及流通环节套取资金用于"带金销售"、商业贿赂的违法违规行为；严惩使用环节违反"九项准则"、突破医疗质量安全底线，滥用药品耗材设备牟取个人利益行为。加大典型案件惩治力度，推进行贿受贿一起查。

第三节　公立医院腐败治理长效机制建设

公立医院腐败治理是一项长期性任务、系统性工程，需要持续不断地坚持，更需要持续不断地建立健全长效机制。多年来，国家层面在推进公立医院腐败治理长效机制建设中，不断强化法律法规的刚性约束，坚持以完善管理体系为重点，以推进薪酬制度改革为支撑，逐步规范公立医院权力运行，不断提高反腐科学化、制度化和精细化水平。

一、强化法律法规的刚性约束

坚持依法治理是提升治理水平和治理能力的重要途径。公立医院腐败问题必须坚持依法治理，坚持用法律法规去刚性约束和管控不当行为。近年来，先后颁布实施的相关法律法规不断向医疗卫生领域释放出"越往后越严"的鲜明信号。

2002年2月，国务院颁布的《医疗事故处理条例》第五十七条，对参加医疗事故技术鉴定工作的人员利用职务便利牟取不正当利益的行为处罚作出了规定。

2005年4月，卫生部令第42号《医师外出会诊管理暂行规定》第十七条，对医师外出会诊利用职务便利牟取不正当利益的行为处罚作出了规定。

2007年2月，卫生部颁布的《医师定期考核管理办法》第二十七条，对医师在医疗卫生服务活动中利用职务便利索要患方、医疗器械及药品试剂供应方等财物、回扣、提成或其他不正当利益的行为处罚作出了规定。

2008年11月，最高人民法院、最高人民检察院印发的《关于办理商业贿赂刑事案件适用法律若干问题的意见》明确规定了医疗机构中的国家工作人员、非国家工作人员、医务人员在医药产品采购或使用活动中，利用职务上的便利，索取或非法收受销售方财物的各类情形的适用法条。

2017年11月修订的《中华人民共和国反不正当竞争法》对经营者不得采用财物或者其他手段贿赂相关单位或者个人以谋取交易机会或竞争优势的违法行为作出明确规定，为治理医药领域商业贿赂行为提供了法律依据。

2018年3月颁布的《中华人民共和国监察法》将"公办的教育、科研、文化、医疗卫生、体育等单位中从事管理的人员"纳入了监察范围，首次实现对医疗卫生领域行使公权力的公职人员实行监察全覆盖，对公立医院反腐败斗争具有重大意义。

2019 年 8 月颁布的《中华人民共和国药品管理法》第一百四十一条和第一百四十二条分别对药品上市许可持有人、药品生产企业、药品经营企业或者代理人等与医疗机构的负责人、药品采购人员、医师、药师等有关人员不同情形的不正当利益行为处罚作出了明确规定。

2020 年 6 月 1 日正式实施的《中华人民共和国基本医疗卫生与健康促进法》第五十四条规定:"医疗卫生人员不得利用职务之便索要、非法收受财物或者牟取其他不正当利益。"

2021 年 3 月 1 日起实施的《中华人民共和国刑法修正案(十一)》第一百六十三条,对公司、企业或者其他单位的工作人员,利用职务上的便利,索取他人财物或者非法收受他人财物,为他人谋取利益的犯罪行为适用情形作出了规定,这其中包括医疗单位。

2021 年 8 月新颁布的《中华人民共和国医师法》第三十一条、第五十八条,分别对医师利用职务便利牟取不正当利益和严重违反医师职业道德、医学伦理规范造成恶劣社会影响的行为处罚作出了规定。

二、完善公立医院管理体系

高质量、精细化的管理能有效预防公立医院腐败。在改革发展中,公立医院坚持既治标又治本,不断探索规范化管理路径,建立健全管理体系,防控廉洁风险,提升现代化管理水平和治理能力,在促进医院高质量发展的同时,努力铲除腐败滋生的土壤。

(一)加强医疗机构管理

1982 年 1 月,卫生部在《全国医院工作条例试行草案》基础上,修订颁发了《全国医院工作条例》。该条例是我国首个统一的医院管理法令,明确规定了医院的性质和任务,对领导体制、医疗预防、教学科研、技术及经济管理、总务工作等方面作出具体规定,提出医院实行党委集体领导下的院长负责制和科室的科主任负责制,具有重要的历史意义和现实指导意义。

1982 年 4 月，卫生部在总结试行《医院工作制度试行草案》的基础上，重新修订了《医院工作制度》，包括行政后勤、医疗业务等 64 项管理制度，旨在加强对医院的科学管理，建立正常工作秩序，改善服务态度，提高医疗护理质量，防止医疗差错事故，使医院工作适应社会主义建设的要求。同月，卫生部制定《医院工作人员职责》，包括党务、行政、后勤、临床、医技等 97 项岗位职责，旨在加强医院各级人员责任心，实行岗位责任制，提高医疗质量，全心全意为人民服务。

1994 年 2 月，国务院发布了《医疗机构管理条例》，2016 年国务院令第 666 号、2022 年国务院令第 752 号先后对其进行了修改和完善。

2017 年 7 月，国务院办公厅印发的《关于建立现代医院管理制度的指导意见》要求，坚持以人民健康为中心，坚持公立医院的公益性，坚持政事分开、管办分开，坚持分类指导，鼓励探索创新，把社会效益放在首位，实行所有权与经营权分离，实现医院治理体系和管理能力现代化。要从完善医院管理制度、建立健全医院治理体系、加强医院党的建设三个方面推进现代医院管理制度建设。到 2020 年，基本形成维护公益性、调动积极性、保障可持续的公立医院运行新机制和决策、执行、监督相互协调、相互制衡、相互促进的治理机制，基本建立权责清晰、管理科学、治理完善、运行高效、监督有力的现代医院管理制度。

2018 年 5 月，国家卫生健康委、国家中医药管理局联合发布《关于开展制定医院章程试点工作的指导意见》，对试点开展医院章程制定工作提出了具体要求，通过章程探索形成科学合理的运行和治理机制，提高医院管理规范化、精细化、科学化水平。

2019 年 12 月，国家卫生健康委发布《关于印发公立医院章程范本的通知》。其中的《公立医院章程范本》，详细界定了医院基本情况、外部治理体系、内部治理体系、医院员工、运行管理等各方面内容，供各级各类医院制定自己的章程参考，同时提出"未来所有公立医院设立纪律检查委员会""设立党风监督员、特邀监察员和社会监督员，建立健全党风行风监督体系"等建设性意见。

2020年6月，国务院办公厅发布《关于推进医疗保障基金监管制度体系改革的指导意见》，重点推进监管制度体系改革。其中，要求定点医药机构要切实落实自我管理主体责任，建立健全医保服务、人力资源、财务、系统安全等内部管理机制，履行行业自律公约，自觉接受医保监管和社会监督；卫生健康部门负责加强医疗机构和医疗服务行业监管，规范医疗机构及其医务人员医疗服务行为。

2020年12月，国家医疗保障局发布《医疗机构医疗保障定点管理暂行办法》，进一步加强和规范医疗机构医疗保障定点管理，更好地保障广大参保人员权益。

2021年5月，国务院印发《关于推动公立医院高质量发展的意见》；同年10月，国家卫生健康委和国家中医药管理局制定《公立医院高质量发展促进行动（2021—2025年）》，着力通过四个重点建设（高水平公立医院网络、临床重点专科群、高质量人才队伍、"三位一体"智慧医院建设）和四个重点提升（医疗质量、患者体验、医院管理、临床科研提升）推进"十四五"时期公立医院高质量发展，进一步强化公立医院公益性。

（二）完善医院领导体制

医院领导体制是医院管理的核心，是加强重点权力运行制约的关键。改革开放以来，公立医院不断完善领导体制建设，不断健全民主管理制度，职责任务越来越清晰，权力运行越来越规范，对其腐败治理起到了积极作用。

1978年12月，卫生部颁布的《综合医院组织编制条例》规定："医院实行党委领导下的院长分工负责制，重大问题经党委讨论作出决定后，由院长负责执行。"

1982年1月，卫生部颁布的《全国医院工作条例》第五条规定："医院实行党委领导下的院长负责制，党的领导主要是政治思想领导。"

1985年4月，国务院批转卫生部《关于卫生工作改革若干政策问题的报告》提出："各级卫生机构要积极创造条件实行院、所、站长负责制，院、所、站长由上一级任命，或民主推荐上级批准，并实行任期制。"

1997年1月，为扩大医疗机构经营管理自主权，《中共中央、国务院关于卫生改革与发展的决定》提出："卫生机构实行院（所、站）长负责制。"

2000年3月，中组部、人事部、卫生部联合印发的《关于深化卫生事业单位人事制度改革的实施意见》提出，卫生事业单位实行并完善院（站、所）长负责制。要建立和完善任期目标责任制，明确院（站、所）长的责、权、利。要充分发挥党组织的政治核心和监督保证作用，依靠职代会实行民主管理和民主监督，建立有效的监督保障机制。实行产权制度改革的试点单位，经批准可探索试行理事会（董事会）决策制、监事会监管制等新型管理制度。要严格执行离任审计制度。

2010年3月，卫生部、中央编办等五部门制定的《关于公立医院改革试点的指导意见》提出："完善院长负责制。按照法人治理结构的规定履行管理职责，重大决策、重要干部任免、重大项目投资、大额资金使用等事项须经医院领导班子集体讨论并按管理权限和规定程序报批、执行。实施院务公开，推进民主管理。完善医院组织结构、规章制度和岗位职责，推进医院管理的制度化、规范化和现代化。"

2017年7月，国务院办公厅印发《关于建立现代医院管理制度的指导意见》要求："院长全面负责医疗、教学、科研、行政管理工作。""把党的领导融入公立医院治理结构，医院党组织领导班子成员应当按章程进入医院管理层或通过法定程序进入理事会，医院管理层或理事会内部理事中的党员成员一般应当进入医院党组织领导班子。"其中专章提出加强医院党的建设，充分发挥公立医院党委的领导核心作用、全面加强公立医院基层党建工作。在决策程序上，公立医院发展规划、"三重一大"等重大事项，以及涉及医务人员切身利益的重要问题，要经医院党组织会议研究讨论同意，保证党组织意图在决策中得到充分体现。

2018 年 6 月，中共中央办公厅印发的《关于加强公立医院党的建设工作的意见》指出，要充分发挥公立医院党委的领导作用，公立医院实行党委领导下的院长负责制。党委等院级党组织发挥把方向、管大局、作决策、促改革、保落实的领导作用。实行集体领导和个人分工负责相结合的制度，凡属重大问题都要按照集体领导、民主集中、个别酝酿、会议决定的原则，由党委集体讨论，作出决定，并按照分工抓好组织实施，支持院长依法依规独立负责地行使职权。院长在医院党委领导下，全面负责医院医疗、教学、科研、行政管理工作。明确公立医院党委职责，把党建工作要求写入医院章程，健全医院党委与行政领导班子议事决策制度。

（三）构建廉洁风险防控体系

为认真贯彻落实十七届中央纪委七次全会精神，进一步加强公立医院反腐倡廉建设，2012 年，卫生部制定了《关于加强公立医院反腐倡廉建设的指导意见》，明确要求各级公立医院要构建反腐倡廉体系、完善各项监督制度和加强廉政文化建设。同年 9 月，卫生部、国家中医药管理局又印发了《关于加强公立医疗机构廉洁风险防控的指导意见》，要求公立医疗机构要在全面防控的基础上，重点加强对医疗机构管理中腐败问题易发多发的重点岗位和医疗服务中社会关注度高、容易发生损害群众利益问题的关键环节廉洁风险的防控，对权力运行的"关节点"、内部管理的"薄弱点"、问题易发的"风险点"，强化防控措施、落实防控责任，实行重点监督、重点管理、重点防控，同时细化了公立医疗机构管理权力和医疗服务两个廉洁风险防控规则。该意见为各级各类公立医院廉洁风险防控体系建设提供了指导和遵循，公立医院廉洁风险防控体系建设也纳入了医院等级评审、复审的标准体系。

（四）建立医院内控管理体系

为加强医疗机构财务管理，促进各医疗机构财务会计内部控制制度建设，2006年6月，卫生部制定了《医疗机构财务会计内部控制规定（试行）》，具体对医院预算、收入、支出、货币资金、药品及库存物资、固定资产、工程项目、对外投资、债权和债务、财务电子信息化等十方面内控工作作出了规定。

为全面推进公立医院内部控制建设，规范公立医院内部经济及相关业务活动，建立健全科学高效的内部权力运行制约和监督体系，2020年12月，国家卫生健康委、国家中医药管理局出台了《公立医院内部控制管理办法》。该办法主要明确了公立医院内部控制管理职责、风险评估管理、单位层面内控建设、业务层面内控建设（包括预算、收支、采购、资产、基建、合同、医疗、科研、教学、互联网医疗、医联体、信息化建设十二方面）、内部控制报告、评价与监督等内容，突出了规范重点领域、重要事项、关键岗位的流程管控和制约机制，建立与公立医院治理体系和治理能力相适应的，权责一致、制衡有效、运行顺畅、执行有力的内部控制体系，达到规范内部权力运行，促进依法依规办事，推进廉政建设。

三、深化公立医院薪酬制度改革

公立医院薪酬制度是医疗卫生领域的一项核心制度安排，关系到医务人员的切身利益，其设计是否合理，直接影响到公立医院人才队伍的稳定性和干部职工工作的积极性、效率性和创造性。[1]合理的薪酬制度能在调动医务人员积极优质高效工作的同时，充分体现其劳动价值，并可在一定程度上减少腐败念头的萌芽与滋生。为此，党和政府将公立医院薪酬制度改革作为深化医药卫生体制改革的重要内容不断推进，努力使其趋于合理。相关政策如表2-6所示。

---

① 王思佳.我国公立医院薪酬制度的困与破［J］.农村经济与科技，2017，28（15）：157-159.

表2-6 公立医院薪酬制度改革的相关文件及主要内容

序号	时间	发文机关	文件名称	相关内容
1	1986.09	卫生部	《关于业余医疗卫生服务收入提成的暂行规定》	第四条：用于个人奖励的部分，可按业余医疗卫生服务收入（不含药品收入）的5%—10%提取，作为奖励基金。参加业余医疗卫生服务的个人每月所得最多不超过60元。
2	1997.01	中共中央、国务院	《关于卫生改革与发展的决定》	进一步扩大卫生机构的经营管理自主权。继续深化人事制度与分配制度改革，运用正确的政策导向、思想教育和经济手段，打破平均主义，调动广大卫生人员的积极性。
3	2000.03	中组部、人事部、卫生部	《关于深化卫生事业单位人事制度改革的实施意见》	探索新的分配机制，积极开展按生产要素参与分配的改革试点，研究探索技术、管理等生产要素参与分配的方法和途径。根据不同岗位的责任、技术劳动的复杂和承担风险的程度、工作量的大小等不同情况，将管理要素、技术要素、责任要素一并纳入分配因素确定岗位工资，按岗定酬。拉开分配档次，向关键岗位和优秀人才倾斜，对于少数能力、水平、贡献均十分突出的技术和管理骨干，可通过一定形式的评议，确定较高的内部分配标准。
4	2009.03	中共中央、国务院	《关于深化医药卫生体制改革的意见》	公立医院要遵循公益性质和社会效益原则，规范用药、检查和医疗行为。推进医药分开，积极探索多种有效方式逐步改革以药补医机制。通过实行药品购销差别加价、设立药事服务费等多种方式逐步改革或取消药品加成政策，同时采取适当调整医疗服务价格、增加政府投入、改革支付方式等措施完善公立医院补偿机制。地方可结合本地实际，对有条件的医院开展"核定收支、以收抵支、超收上缴、差额补助、奖惩分明"等多种管理办法的试点。完善分配激励机制，严格工资总额管理，实行以服务质量及岗位工作量为主的综合绩效考核和岗位绩效工资制度，有效调动医务人员的积极性。
5	2009.12	卫生部、国家发展改革委等六部委	《关于加强卫生人才队伍建设的意见》	卫生事业单位工作人员实行岗位绩效工资制度。基本工资执行国家统一工资政策和标准；绩效工资以综合绩效考核为依据，突出服务质量、数量，注重向优秀人才和关键岗位倾斜，合理拉开收入差距。
6	2010.03	卫生部、中央编办等五部委	《关于公立医院改革试点的指导意见》	合理确定医务人员待遇水平，完善人员绩效考核制度，实行岗位绩效工资制度，体现医务人员的工作特点，充分调动医务人员的积极性。

续表

序号	时间	发文机关	文件名称	相关内容
7	2011.02	卫生部	《医药卫生中长期人才发展规划（2011—2020年）》	建立以服务质量、服务数量和服务对象满意度为核心、以岗位职责和绩效为基础的考核和激励机制。卫生事业单位人员收入分配坚持多劳多得、优绩优酬，重点向关键岗位、业务骨干和做出突出成绩的医药卫生人才倾斜。公共卫生与基层医疗卫生事业单位绩效工资水平按照与当地事业单位平均工资水平相衔接的原则核定。合理调整公立医院医疗服务价格，体现医务人员劳务价值。探索高层次人才协议工资、项目工资制等多种分配形式。健全以政府奖励为导向、用人单位和社会力量奖励为主体的人才奖励体系，建立多层次医药卫生人才激励制度。
8	2016.09	人力资源和社会保障部	《关于深入学习贯彻全国卫生与健康大会精神的通知》	充分考虑医疗行业人才培养周期长、职业风险高、技术难度大、责任担当重等特点，尊重医务人员劳动成果和辛苦付出，合理提高医务人员薪酬水平，体现多劳多得、优绩优酬。允许医疗卫生机构突破现行事业单位工资调控水平，对医疗卫生机构单独制定绩效工资总量核定办法。允许医疗服务收入扣除成本并按规定提取各项基金后主要用于人员奖励，在核定的绩效工资总量内合理提高人员奖励水平。医疗卫生机构合理确定编外人员工资待遇，逐步实现同岗同薪同待遇。以知识价值为导向，加快建立符合医疗卫生行业特点的公立医院薪酬制度。
9	2016.12	国务院	《关于印发"十三五"深化医药卫生体制改革规范的通知》	实行"两个允许"。合理确定医疗卫生机构编外人员待遇，逐步实现同岗同薪同待遇。地方可按国家有关规定，结合实际合理确定公立医院薪酬水平，逐步提高人员经费支出占业务支出的比例，并建立动态调整机制。对工作时间之外劳动较多、高层次医疗人才集聚、公益目标任务繁重、开展家庭医生签约服务的公立医疗机构在核定绩效工资总量时予以倾斜。在绩效工资分配上，重点向临床一线、业务骨干、关键岗位以及支援基层和有突出贡献的人员倾斜，做到多劳多得、优绩优酬。按照有关规定，公立医院可以探索实行目标年薪制和协议薪酬。公立医院主管部门对院长年度工作情况进行考核评价，确定院长薪酬水平，院长薪酬与医院工作人员绩效工资水平保持合理比例关系。基层医疗卫生机构内部绩效分配可采取设立全科医生津贴等方式，向承担签约服务等临床一线任务的人员倾斜。落实艰苦边远地区津贴、乡镇工作补贴政策，绩效工资分配向基层倾斜。

续表

序号	时间	发文机关	文件名称	相关内容
10	2017.01	人力资源和社会保障部等部门	《关于开展公立医院薪酬制度改革试点工作的指导意见》	一是优化公立医院薪酬结构。二是合理确定公立医院薪酬水平。三是推进公立医院主要负责人薪酬改革。四是落实公立医院分配自主权。五是健全以公益性为导向的考核评价机制。六是通过原渠道解决经费来源。
11	2017.07	国务院办公厅	《关于建立现代医院管理制度的指导意见》	健全绩效考核制度。将政府、举办主体对医院的绩效考核落实到科室和医务人员，对不同岗位、不同职级医务人员实行分类考核。建立健全绩效考核指标体系，围绕办院方向、社会效益、医疗服务、经济管理、人才培养培训、可持续发展等方面，突出岗位职责履行、工作量、服务质量、行为规范、医疗质量安全、医疗费用控制、医德医风和患者满意度等指标。严禁给医务人员设定创收指标。将考核结果与医务人员岗位聘用、职称晋升、个人薪酬挂钩。
12	2017.12	人力资源和社会保障部等四部门	《关于扩大公立医院薪酬制度改革试点的通知》	进一步扩大公立医院薪酬制度改革试点范围，鼓励试点医院积极探索，推进医疗、医保、医药联动改革，推动建立多劳多得、优绩优酬的激励机制，进一步调动医务人员积极性。
13	2018.08	国家卫生健康委、国家中医药管理局	《关于坚持以人民健康为中心推动医疗服务高质量发展的意见》	切实改善医务人员薪酬待遇。严格落实"两个允许"的要求，推动公立医院薪酬制度改革试点扩面提升深化，以增加知识价值为导向进行分配，着力体现医务人员技术劳务价值，统筹考虑编制内外人员薪酬待遇，推动公立医院编制内外人员实现同岗同薪同待遇。建立动态调整机制，稳步提高医务人员薪酬水平，调动医务人员积极性。落实风险较高、工作强度较大的特殊岗位薪酬待遇并给予适当倾斜。
14	2021.07	人力资源和社会保障部等五部门	《关于深化公立医院薪酬制度改革的指导意见》	一是合理确定公立医院薪酬水平。二是充分落实医院内部分配自主权。三是建立健全公立医院负责人薪酬激励约束机制。四是健全以公益性为导向的考核评价机制。五是提出拓宽深化薪酬制度改革经费渠道。
15	2022.05	国务院办公厅	《关于深化医药卫生体制改革2022年重点工作任务的通知》	深化公立医院人事薪酬制度改革。落实"两个允许"要求，实施以增加知识价值为导向的分配政策，强化公益属性，健全考核机制，指导各地深化公立医院薪酬制度改革。

改革开放以来，公立医院薪酬制度改革大致可以分为结构工资制度、以专业技术职务等级为主的工资制度、岗位绩效工资制度三个阶段。

第一阶段：结构工资制度（1985—1992 年）。此阶段，公立医院执行国家机关和事业单位工作人员结构工资制度，由基础工资、职务工资、工龄工资和奖励工资组成。其中，奖励工资的出现，使医务人员可根据工作情况等进行奖励性分配，在一定程度上提高了医务人员的积极性。

第二阶段：以专业技术职务等级为主的工资制度（1993—2005 年）。公立医院作为事业单位，在此阶段，积极开展按生产要素参与分配的改革试点，研究探索技术、管理等生产要素参与分配的方法和路径。实行了专业技术职务等级工资制、管理人员职务等级工资制，技术工人和普通工人分别实行技术等级工资制、等级工资制。本阶段改革通过按劳分配、按贡献大小分配奖金，在一定程度上激发了医务人员的工作热情。

第三阶段：岗位绩效工资制度（2006 年至今）。本阶段医务人员薪酬由岗位工资、薪级工资、绩效工资和津补贴四部分组成。其中绩效工资的分配形式和方法相对灵活多样，由公立医院按要求自主分配。逐步建立多劳多得、优绩优酬的激励机制，逐步实现编内编外同岗同酬。[1]

在此期间，2009 年印发的《关于深化医药卫生体制改革的意见》明确提出，推进医药分开，完善分配激励机制，严格工资总额管理，实行以服务质量及岗位工作量为主的综合绩效考核和岗位绩效工资制度。2016 年，全国卫生与健康大会首次提出"允许医疗卫生机构突破现行事业单位工资调控水平，允许医疗服务收入扣除成本并按规定提取各项基金后主要用于人员奖励"，为公立医院薪酬制度改革指明了方向。2017 年，

---

[1] 郝志梅，魏霞霞，冯宏杰，郭宁．公立医院薪酬制度改革的 5 个阶段［J］．中国卫生，2021（10）：24-25.

《关于开展公立医院薪酬制度改革试点工作的指导意见》的印发，标志着全国公立医院薪酬制度改革试点的启动；同年12月，进一步扩大了公立医院薪酬制度改革试点范围。试点中，各地认真贯彻落实"两个允许"的要求，积极推进改革，在薪酬水平、薪酬结构、资金来源、考核评价等方面进行探索，取得了积极成效。2021年7月，《关于深化公立医院薪酬制度改革的指导意见》印发，旨在进一步巩固和推广试点成果，全面深化公立医院薪酬制度改革，将其与医疗、医保、医药联动改革相衔接，更好地落实"两个允许"，实施以增加知识价值为导向的分配政策，建立适应我国医疗行业特点的公立医院薪酬制度，强化公立医院公益属性，调动医院和医务人员积极性，不断提高医疗服务质量和水平，更好地满足人民群众的医疗服务需要。

第三章 公立医院腐败问题质性研究

本章引入质性研究方法分析当前公立医院的腐败问题，围绕近年来公立医院发生的腐败案例，采用扎根理论研究方法，同参与办案的纪检监察干部、检察官、法官、卫生行政部门相关人员及涉案医院工作人员进行调研座谈访谈，通过对座谈访谈资料及关于涉案人员的媒体公开报道资料进行挑选和整理，实施开放性、主轴性和选择性三级编码，实现公立医院腐败问题及其治理构成要素的提取。本章所完成的探索性分析，构建起从发案原因到涉案领域、涉案环节、作案手段、腐败影响，再到对策建议的研究路径，为后续基于裁判文书数据的问题分析、原因查找及提出优化腐败治理绩效的应对之策提供了理论基础和分析框架。

第一节 研究方法及案例说明

一、扎根理论

扎根理论是一种分析定性数据并通过逐级分析从研究数据中构建理论系统的通用方法[①]。许多学者几乎将扎根理论等同于归纳性质的研究[②]。基于基础理论的归纳法意味着"你从个别案例、事件或经验开始，

---

①Glaser B G . The Discovery of Grounded Theory[J]. strategies for qualitiative research，1967.

②Cohen L，Manion L，Morrison K . Research Method in Education [M]. Stamford: Cengage Learning，2007.

逐步发展更抽象的概念类别来综合、解释和理解你的数据,并识别其中的模式关系"[1]。

扎根理论始于开放式的归纳探究,但它的鲜明特点还包括比较、互动和迭代方法。扎根理论的鼻祖巴尼·格拉泽(Barney G. Glaser)和安瑟姆·施特劳斯(Anselm L. Strauss,1967)为扎根理论注入了检验、分析个人和集体行动并将其概念化的策略。扎根理论这个术语通常指的是方法及其策略,也指这种研究过程的产物,对所研究的现象产生出理论。从一开始,格拉泽和施特劳斯就打算让研究人员使用扎根理论方法来构建新理论。尽管如此,有根据的理论策略帮助不同的研究人员澄清和明确他们的想法,尽管他们可能并不旨在构建理论。经典版本强调研究人员的公正立场,拒绝认识论和先入为主的观念,并通过使用扎根理论方法来发现概念和理论。施特劳斯版本有一个更技术化的过程,使用一种特定的编码范式将数据和编码分类成因果、干预和上下文条件以及行动(互动)和后果的矩阵[2][3]。建构主义的版本植根于实用主义和相对主义认识论,在现实主义和后现代主义立场之间采取中间立场。它假设数据和理论都不是被发现的,而是由研究人员通过与该领域及其参与者的互动而构建的。因此,数据被视为共同构建的,并总是受到研究者视角的影响[4]。

扎根理论不局限于收集数据的任何特定方法,而是使用最适合实际研究问题和正在进行数据分析的收集方法。它指定了分析的策略和方法,并对一系列的数据收集方法保持开放,如定性访谈、实地观察、非正式对话、焦点小组、文件、问卷和日记。代码和概念是在分析过程中从数

①Smith J A, Langenhove L V, Harre R. Rethinking methods in psychology[J]. Rethinking Methods in Psychology, 1995.

②Strauss A, Corbin J. Basics of qualitative research[M]. London:Sage, 1990.

③Strauss, A., & Corbin, J. Basics of qualitative research(2nd ed.)[M]. London:Sage, 1998.

④Charmaz K. Grounded Theory:Objectivist and Constructivist Methods[J]. Strategies of Qualitative Inquiry, 2000.

据中构建和发展的，这反过来又指导其进一步收集数据。当有理论基础的研究者定义了试探性的理论范畴后，研究者会进行理论抽样，这涉及寻找数据，使他们能够填补所定义的范畴的分析属性。有了这种分析的重点，理论抽样就有助于研究人员开发稳健的理论类别。因此，理论抽样出现在分析过程的后期，也有助于研究者定义类别的差异和类别之间的关系。由于理论抽样是从分析过程中产生的，并且是在概念上驱动的，因此它与初始抽样有很大的不同，尽管这些差异往往没有被认识到。根据格拉泽和施特劳斯对理论抽样的原始定义，研究人员可以决定"下一步收集什么数据以及在哪里找到它们，以便在理论出现时发展"。因此，正如柯尔宾和施特劳斯（2008）所说，"研究者跟随概念的引导，虽然不十分确定它们将导致什么，但总是对可能被发现的东西报以开放的态度"。[1]

　　研究人员从一种或一组数据收集方法开始，这些方法适合最初的问题研究。而数据分析将引发新的问题、见解和直觉，这可能会导致研究人员改变或增加一种新的数据收集方法。一旦有基础的研究者开始建构试探性的范畴，他们就会集中精力获取数据来阐明这些范畴，填充它们的性质，并定义它们的含义。这一迭代过程使研究人员专注于检查和完善他们构建的代码和类别。理论抽样一直持续到研究达到理论饱和，即"研究中所有概念都被很好地定义和解释[2]，而新收集的数据不再激发新理论见解，也不再揭示核心理论类别的新属性"[3]。

　　扎根研究方法坚持以系统化的程序发展理论，常被用来探究某种现象的成因。基于该研究技术，本研究通过对所收集资料进行开放性编码、主轴性编码和选择性编码来构建公立医院腐败问题及其治理的模型。整

①Corbin，J.，& Strauss，A. Basics of qualitative research：Techniques and procedures for developing grounded theory（3rd ed.）[M]. London：Sage，2008.

②Corbin，J.，& Strauss，A. . Basics of qualitative research：Techniques and procedures for developing grounded theory（3rd ed.）[M]. London：Sage，2008.

③Charmaz K C . Constructing Grounded Theory[M].London：Sage，2006.

体而言，选取该方法主要基于三点考量：一是深度访谈是扎根理论惯用的资料收集手段，它不仅可以对一手资料进行分析，对二手数据构建理论同样有效。二是扎根理论技术运用归纳法从现象中提炼问题并构建理论，舍弃了传统的假设和演绎的思路，因而能够根植于公立医院腐败现象探讨腐败问题。三是扎根理论的研究程序较为严谨，从而弥补了一般定性研究缺乏系统化方法论支撑的不足，而且该方法能够更好地把握腐败中的人物、情境等因素。对此，本章主要采用扎根理论方法，通过对材料进行开放性、主轴性和选择性三级编码，从复杂的社会现象中挖掘其本质，并基于社会现象建构出一个具有共识性的理论模型。按照扎根理论方法的一般研究流程，首先对公立医院腐败案例进行充分的收集、挑选和资料整理，然后对所获取的案例进行开放性编码、主轴性编码和选择性编码，通过自下而上的方式将其概念化和范畴化，通过饱和度检验，力图挖掘"公立医院中腐败医务人员涉案领域、涉案环节、作案手段、发案原因和腐败影响"这一核心问题，以期提炼公立医院腐败发生过程的关键因素与内在机理，探索腐败治理的应对之策。

二、案例选择

扎根理论研究方法对案例的选择要求较高，只有充分收集相关资料并展开研究，才能全面而有效地建构理论。选取案例应当具有一定的代表性。因此本章采取多案例研究，以期提炼公立医院腐败发生过程中的共识性理论。同时，基于腐败行为具有隐蔽性强、信息获取难度大等因素，本研究选择通过与纪检监察机关、检察院、法院办案人员座谈，访谈卫生行政部门相关人员及涉案医院工作人员，收集媒体公开报道资料等方式获取文本材料，整理后获得可进行分析的资料为62份。考虑到扎根理论对资料丰富度的要求，我们选取其中大部分资料进行编码和理论建构，剩余资料留做理论饱和度检验。

三、理论性抽样

访谈样本描述与传统量化研究关注样本数量多寡相比，扎根理论更注重样本信息的丰富程度。根据质性研究"目的性"抽样的原则，应尽量抽取可以为研究主题提供最高信息密度与强度的人或事。因此，本研究在确定访谈对象时，选取在有典型案例发生的公立医院，对受访者的选择具体遵循以下要求：一是有效性，要求访谈对象为办理公立医院腐败案件的相关人员和医疗卫生系统的工作人员；二是代表性，要求访谈对象为涉案人员、办案人员和知情人员；三是可行性，需要综合考虑研究条件和受访者时间等限制，保证访谈能够顺利完成。最终，将访谈对象确定为三类：一是纪委监委、检察院及法院办案人员；二是涉案人员（以整理媒体相关公开报道资料代替）；三是卫生行政部门和涉案医院相关人员。

本研究围绕公立医院的腐败案例，通过访谈或座谈的方式展开，受访者包括纪检监察干部14名、检察官和法官12名，卫生行政部门相关人员2名、涉案医院工作人员22名，共获取50份案例资料。同时整理媒体关于涉案人员公开报道资料12份。基于对受访者意愿的尊重以及研究的伦理道德，本研究隐去了受访者及所在单位的名称。

在访谈开始前，本研究设计了书面访谈提纲，包括问题、提问次序及可能提出的附加问题。对数据的收集主要集中于一个核心问题，即"根据您的工作经验或研究结果，您认为公立医院腐败问题存在哪些要素，其腐败问题治理的对策是什么"并以此为核心，按照半结构化访谈的普遍要求，从访谈问题、访谈程序、访谈技巧等方面设计方案。其中，访谈问题为访谈方案设计的焦点，主要问题见表3-1。

表 3-1　公立医院腐败案例质性分析访谈问题

访谈对象	访谈问题
涉案医院工作人员、卫生行政部门相关人员	1.（介绍访谈目的，与被访谈者建立信任、融洽关系）请问你是否愿意接受访谈？
	2.请你谈一下腐败案件涉事人员平时的工作表现以及廉洁自律情况。
	3.请你谈一下腐败案件涉事人员手中权力受制度约束情况，是否受到监督。
	4.请你谈一下腐败案件涉事人员利用了哪些制度空白或漏洞实施犯罪行为。
	5.请你谈一下腐败案件发生背后的原因。
	6.请你谈一下腐败案件背后的制度机制哪些方面需要完善。
	7.请你谈一下单位在党风廉政建设和反腐败斗争中主要做了哪些工作。
	8.请你谈一下公立医院哪个环节廉洁风险最大，最容易滋生腐败。
	9.请你谈一下公立医院预防腐败工作应当从哪些方面着手。
办案人员（纪检监察干部、检察官、法官）	1.（介绍访谈目的，与被访谈者建立信任、融洽关系）请问你是否愿意接受访谈？
	2.请你谈一下被调查人（被告人）思想觉悟、纪法意识如何，作案手段如何。
	3.请你谈一下该窝串案件显著的特点或特征有哪些。
	4.请你谈一下被调查人在被调查过程中具体表现情况。
	5.请你谈一下被调查人（被告人）走上犯罪道路原因有哪些。
	6.请你谈一下你在承办案件过程中最大的感受。
	7.请你谈一下腐败案件背后的制度机制哪些方面需要完善。
	8.请你谈一下公立医院加强预防腐败工作，哪些方面需要加强，哪个方面最需要加强。

四、访谈实施

（一）预约访谈时间

在访谈实施之前，首先通过电话联系，与受访者约定访谈的时间和方式，明确约定访谈地点（一般在受访者的工作场所）。同时，在电话预约过程中，要向受访者通报访谈的目的、意义及主题，从而让对方能够提前思考与准备。

（二）了解受访者的背景资料

在每次访谈开始之前，研究者通过信息搜索的方式对受访者的公开个人情况进行细致的了解，包括但不限于从其所在单位官网上了解其性别、年龄、主要履历、从事反腐败工作年限、从事公立医院医务或管理工作履历，以及开展公立医院党风廉政建设和反腐败相关领域的经验做法等。对涉案人员所在公立医院的情况也可进行概略了解。从而保证能够根据受访者不同的个体情况，灵活匹配访谈方法与访谈技巧，使访谈在较为融洽的氛围中顺利完成。

（三）实施访谈

经与受访者协商一致，访谈或座谈正式开始。面对面访谈一般持续约 60 分钟，并有研究辅助人员负责记录。除记录受访者的语言表述外，还需要记录受访者的表情、情绪和肢体语言，从而为了解其心理提供帮助。面对面访谈结束之后，研究者需要将记录的对话内容整理为文本材料，作为开展分析编码的基础。访谈时间从 2022 年 5 月起至 7 月完成，实际访谈以面谈为主，共计 50 人次，辅以座谈会 11 次。

五、信度与效度评价

研究者在与受访者初次沟通时，即详细告知本研究的目的及主题，充分尊重受访者的意愿与要求，并向受访者郑重承诺，访谈资料仅用于学术研究，绝不另作他用。最终成果不涉及访谈中提及的具体单位和案例名称。

在研究资料的获取过程中，首先根据研究的需要明确了样本的选取标准，随之通过多样化的联络渠道取得受访者的理解与认同，受访者均表示在保证不公开个人信息的前提下，可以结合自身工作经历，就本研究主题进行交流和探讨。每次访谈过程中，研究小组一般有三人以上的研究人员在场，至少一人与受访者沟通交流，两人负责全程记录等工作，以达到如实记录受访者的原话，反映真实的过程信息。

本研究的效度采用时间三角验证法进行检验，以实现所收集数据之间的相互补充、相互验证。从时间三角验证法来说，是在同一时段采集不同类别人员、不同类别资料的信息，人员来源于承办案件的纪检监察机构、检察院、法院，及卫生行政部门、涉案公立医院；资料类别包括访谈记录、媒体公开报道资料等；在资料采集过程中，将人员分组，从而按时序收集不同时间节点上的多类别信息。

第二节　编码过程与理论框架形成

　　数据收集和分析在扎根理论中是齐头并进的，研究人员在研究中第一个数据出现时就开始编码。根据卡麦兹（Charmaz，2006）的说法，编码指的是"用一个标签为数据片段命名，同时对每个数据片段进行分类、总结和说明"。研究人员通过定义他们在数据中看到的东西来创建自己的代码，而不是应用已有文献中预先设定的类别和概念。通过仔细检查数据，并不断地将数据与数据、代码与数据、代码与代码进行比较，研究人员跟踪数据，并对数据可能表明的内容保持开放态度，而不是强迫数据符合预先设想的分析框架。这一过程的一个关键组成部分是与数据进行交互并提出分析问题。不同版本的扎根理论在编码方式上有一些明显的差异。[1][2]扎根理论的建构主义立场认为编码至少包括两个阶段。研究人员在编码的不同阶段之间灵活地来回移动，以保持自己对数据和分析的敏感性。在通过访谈完成所需研究资料的收集之后，本研究参考建构主义，按照扎根理论的程序对访谈资料进行整理和编码。整个数据分析过程按开放性编码、主轴性编码、选择性编码三个递进阶段依次实施。

　　1.开放性编码

　　开放性编码是编码的第一阶段。当研究人员仔细并快速地浏览数据

①Glaser B G. Doing grounded theory：Issues and discussions[M]. Mill Valley:Sociology Press，1998.
②Charmaz，K.Grounded theory. In J. A. Smith（Ed.），Qualitative psychology：A practical guide to research methods[M]. London：Sage，2003.

时，他们将数据与数据进行比较，与数据保持密切联系，并保持开放态度来检查他们对数据中所发生事情的解释。在初始或开放编码期间，格拉泽（Glaser，1998）指出，研究人员将针对以下问题开展研究：数据中实际发生了什么？研究的这些数据是什么？这些访谈、文本或笔录数据表明了什么类别？参与者最关心的是什么[①]？此外，卡麦兹增加了以下问题，以帮助搜索和识别数据中正在发生的事情，并批判性地审查数据：数据说明了什么？谁的观点？数据中哪些动作和语句是理所当然的？这里有什么问题？我该如何定义它？这个过程是如何发展的？这个过程是在什么条件下进行的，以及这个过程的后果是什么[②]？编码及其分析性问题有助于研究人员探究、识别细节和熟悉数据，以新的视角看待熟悉的事物，避免强迫数据进入先入之见，与自己和前人认为理所当然的假设保持距离，对数据进行抽象思考并开发临时代码，使想法和答案得以进一步研究[③]。开放性编码是通过逐字逐行读取和分析数据来执行的，然后在数据中定义数据内容。

在仔细阅读的过程中，研究人员构建了最初的代码，这些代码代表或指代他们在一个词语、一个句子、一段话中所看到的意义。研究人员构建的标签可能是一个词语，也可能是几个词语。卡麦兹（Charmaz，2006）建议研究人员保持开放，以接近数据，在进行初始编码时快速浏览数据。格拉泽（Glaser，1978）强调动名词（动词的名词形式）的编码有助于研究人员发现并保持对过程和行动的关注。使用动名词来标记代码迫使研究人员专注于数据和情境过程方面的行动。扎根理论帮助研究人员识别数据中发生了什么，并将研究人员的注意力集中在意义是如何构建的。从事基础理论的研究人员在与新数据和其他代码进行比较时，总是把他们构建的代码视为临时的，随时可以修改、细化和改进，以提高与数据的契合度。在编码时，研究人员使用常量比较法，这意味着他

---

①Glaser B G. Doing grounded theory：Issues and discussions[M]. Stamford: Sociology Press, 1998.

②Charmaz K C . Constructing Grounded Theory[M].London：Sage，2006.

③Glaser B G. Doing grounded theory：Issues and discussions[M]. Stamford: Sociology Press, 1998.

们将新收集的数据与以前收集的数据、数据与代码、代码与代码进行比较，以发现相似性和差异性[①]。开放性编码和不断的比较实践导致了编码的分类和聚类，以及通过合并或整合彼此非常相似的初始编码来修订和构建新的、更精细的编码。

开放性编码使研究者基于客观、开放的立场，将个人观点及已有理论模型悬置，通过对收集的资料打散并赋予概念，然后重新组织操作。这一过程要求尽可能地使用访谈资料中受访者的原话、原词，通过分析、持续比较的方法进行编码，具体包括贴标签、概念化和概念范畴化三个阶段。本研究采用开放性编码是对原始文本资料进行逐句贴标签，以便发现初始概念和范畴的过程。我们以调研的座谈访谈资料进行初始概念发掘，得以分析出对应概念。由于初始概念比较庞杂且难免存有交叉，而范畴是对概念的进一步归纳和整合，故对初始概念进行了初步范畴化。在范畴化的过程中，得到包括"规避集体决策""'一把手'主导""参数指定"等初始范畴，表3-2为其现象和概念。

（一）贴标签

贴标签是对访谈资料在拆散结构后进行细节层面的分析，将收集的数据资料中与研究主题相关，且相对独立、信息完整的语句选择出来贴上标签。分别对每一次访谈所收集的文本资料进行分词、分行、分句的分析，贴出标签，并将其设定为最小的分析单元。对每个标签所指称的现象进行定义。根据上述贴标签的要求，首先围绕涉案医院进行分析。我们总共访谈50人，针对受访者的半结构化深度访谈为60分钟，共贴出标签402个，即402个现象。受访者的部分访谈座谈资料贴标签（定义现象）过程如表3-2所示。

---

①Glaser B G . The Discovery of Grounded Theory[J]. Strategies for Qualitiative Research，1967.

表3-2　部分访谈座谈资料贴标签（定义现象）过程

序号	资料	现象	概念
1	某医院用了一段时间后，某院长让他们给我们医院的信息化提供意见和发展建议，就请他们到我们医院做整体规划，花了一段时间进行了几次整体规划。相当于还没有正式开始做业务前，这家公司就进院摸底需求了，这家公司就有明显的优势。	试用、摸底需求	透露参数
2	为了比选也去了其他公司看了下，但整个主导工作都是某院长，他亲自参与指示安排的。	直接指定或倾向性推荐、规避集体决策、"一把手"主导	规避集体决策
3	虽说进行了招投标，但包括机房建设在内的事项，某院长指定了公司。基本是某院长一个人说了算，只是告诉我们结果。	直接指定或倾向性推荐、规避集体决策、"一把手"拍板	规避集体决策
4	购买软件现在还是细化了些，一个是参照上级医院或其他医院价格，另一个是某市卫健委的专家团队作指导。这个团队是各医院的信息人员，也聘请了某省卫健委中心和市外的信息专家。甚至还有被否的情况，被否了调整后又重新申报。	对比价格、专家评审、调整申报	优化采购流程
5	大家还是觉得某院长在经济上和作风上他自身没把握好，领导当久了膨胀了，搞"一言堂"。	自我膨胀、"一言堂"、"一把手"拍板	"一言堂"
6	当时的制度不健全，纪委的监督也不到位。最近几年才把纪委的监督作用加强了，以前"有点水"。	制度不全，监督不力	制度不健全、监督不到位
7	进新药是临床科室先打申请，科室内签字，分管院长签字，然后交药剂科。用新药的评价表，然后开药事管理委员会，原来通过后也不用上办公会。	进药不用通过办公会	流程不规范
8	临床科室的权力是最大的，它提供参数，规定需要的功能，临床科室要哪个牌子供应商就可以去拿哪个牌子的授权。	参数制定、专业壁垒	参数制定
9	派驻不属于医院，那监督的腰杆就硬点。要加强纪委监委的监督作用。	派驻纪检监察组	派驻纪检监察组
10	以前没有按党政联席会制度办，是院长说了算。现在党委书记不同意，院长就干不成。	党委领导下的院长负责制	党委领导下的院长负责制
11	下级劝不到院长，监督不到位，不然错不到那么远。	下级监督不力	下级监督不力

序号	资料	现象	概念
12	医院的内控制度应该加强,比如采购管理、招投标,应该有细分的职责。	加强内控制度	加强内控制度
13	制度建设要健全,不管上级还是同级监督都要"师出有名",怎么查、查什么,用制度管人。	用制度管人	制度建设
14	主要领导提的意见,副院长基本不会反对。	"一言堂"	规避集体决策
15	招投标环节风险高。比如,招标文件的限制条款,有的是上级主管单位都审过了的,也不好说它有问题。	招投标环节风险高	招投标环节
16	可以把违法供应商列入黑名单,查公司名和法人,杜绝违法者重新去开公司。供应商被查,大不了把赚的钱交出来(其实不仅该把钱退回来,还应该有相应比例的罚款)。	加大违法供应商惩罚力度、加大对行贿人员的查处力度	查处行贿人员
17	2019年我们医院改成派驻纪检监察组了,配了7个岗位,但现在包括组长才3个人,很不方便开展工作,就从院办抽调了一个人。	纪检监察人员配备不齐	纪检监察人员配备不齐
18	以前是科室提出采购需求,不论金额和预算,院科两级领导同意了就上会,上完会就采购。现在科务会已经形成制度了,先是科室层面的"三重一大",每个职工都参与到决策中来,然后逐级上会,如果中间有环节被否就不行。	形成科务会制度	科务会制度
19	采、管、用要分离,这个链条上的权力要严格区分,不能集中到某个领导或部门那儿。	采、管、用要分离	分权制衡
20	某院长2006—2019年长期不轮岗,组织上也有责任。	长期不轮岗	长期不轮岗
21	2011年时,我们设备科某科长就犯事了,从他的案例来看,当时对医学检验耗材的采购和使用,都集中在设备科,风险很大。	医学检验耗材的采购和使用	采购耗材流程
22	个别青年干部确实原则性没有老的那么强,也没有严格地实行轮岗制度。但科主任如果轮岗的话,会影响一批病人,且影响其在学会的任职,这是一个瓶颈。	长期未轮岗	长期未轮岗
23	某科长走了以后,科室里找不到相对成熟的科主任接班。在我们这级的医院,像他这样出类拔萃的很少,确实找不到能替代他的,所以没法轮岗。	长期未轮岗	长期未轮岗

序号	资料	现象	概念
24	院长手里权力大，管中层干部的"帽子"，缺乏监督机制。	权力大，缺乏监督	缺乏监督
25	客观评价，当时那个时期，医院的中层干部对相关法律法规知晓不多。	相关法律法规知晓不多	纪法意识淡薄
26	采购由科室提出，然后过办公会，领导指定了就直接办，有时候手续都是补的，甚至还有没补的。以前制定招标文件和采购需求时并不严格。	招标文件和采购不规范	招标文件和采购不规范
27	当时上级对医院的监管是苍白无力的。院长认为上级和医院都是正县级，都是平级的，也没有理解到上级是行政单位。	上级监管缺失	上级行政部门监管缺失
28	现在干部轮岗是5年，比如基建办主任，专业技术很强，不好找替代性人才。工作有个熟悉的过程，不仅要干好本职，还要培养好人才，做好梯队建设。不然科主任一走，科室就瘫痪了。所以轮岗时间一两年不够，5年比较合适。	做好人才梯队建设	人才梯队建设
29	公立医院的党委书记十分关键，现在院长办公会的决议可以被党委会否定。我们医院党委领导下的院长负责制就履行得很好，30万元以上资金支出就要过党委会。5万元—30万元支出就过院长办公会。5万元以下支出由分管领导决定。	落实好党委领导下的院长负责制	党委领导下的院长负责制
30	前期大家有倾向性意见时，消息就已经泄露出去了。等后期考察时供应商就知道我们要买啥了。	泄露采购信息	泄露采购信息
31	我觉得设备询价和论证应该分开，询价应该由审计部负责，然后风控到他们部门。设备科就只报器材使用情况，审计或财务就去问价，否则汇总到一起，底价、倾向性品牌都泄露了。	各部门各司其职、询价和论证分开	询价和论证分开
32	以前医院人事上权力很大，现在每年用人我们都是向上级主管单位报批，批准后我们就挂网，集中招聘。	规范人事录用	规范人事录用
33	涉及设备采购方面有两个代表人物，一个是行贿人A，一个是行贿人B。	设备采购	设备采购
34	药品供应方面主要是代理人C，行贿款达900余万元。	药品供应	药品供应
35	后勤服务方面，某院长受贿400余万元。	后勤服务	后勤服务

序号	资料	现象	概念
36	职工用人方面,某院长受贿金额不是很大,但是也是一种违法行为。	职工录用	职工录用
37	某院长事先达成了攻守同盟,掌控里面的人员代为保管受贿款或者不收现金,他这种方式隐蔽性相当强,主要不是体现在直接收钱或者送钱。	资金代持	资金代持
38	在基础项目承揽方面,主要通过违规操作,应该说是没有召开任何党组会或者院长办公会来研究,某院长就直接一个人来决定这些项目。	无党组会或者院长办公会讨论、规避集体决策	规避集体决策
39	比如说,工程承揽,该走的程序还是要走,但是基本上都是通过串标围标这种方式把医院的项目建设分发出去。	工程基建串标围标	串标围标
40	其实从面上来看的话,设备采购也好,药品采购也好,后勤服务也好,在程序上都是正常的,看不出任何问题,但都是通过串标围标这种方式操作的。	设备、药品、后勤服务采购串标围标	设备、药品、后勤服务、串标围标
41	比如说,医院有一台2000多万元的CT机,对方把招标代理那些东西全部都掌握清楚了,他再通过串标围标的方式操作,基本上都能中标。	泄露采购信息	串标围标、泄露采购信息
42	比如,心脏支架原来卖2万多元,然后国家出台了一些政策之后进行限制,现在只卖8000多元,当时中间的利润其实基本上就是供应商跟违法违规的人吃了。	医疗器械、耗材利润巨大	巨额利润
43	后勤服务方面,主要是医院自身的建设,很容易形成一个垄断性的东西。因为医院原来是院长负责制,比如院长搞"一言堂",一个人就把整个医院的后勤业务决策了。	"一言堂"	规避集体决策
44	我们找了当时的党委书记,还有他们纪委书记,进行了批评及以案促改。因为涉及主体责任、监督责任的问题,分别都对这两个领导进行了处理,应该说在以前院长负责制的时候,党委书记也好,纪委书记也好,监管上没有发挥有效作用。	落实党委主体责任、纪委监督责任不力	主体责任、监督责任缺失
45	某院长为人霸道,因为他确实有能力,而且在医院干了10多年,但是时间久了,感觉自己晋升没有多大空间,逐渐走上了犯罪道路。	在医院干了10多年、长期未轮岗	长期未轮岗

续表

序号	资料	现象	概念
46	某院长还兼任妇幼保健院院长，因为妇幼保健院原来属于某医院代管的，这里的监管是完全缺失的，当时某院长在妇幼保健院就是"一言堂"，他一个人就能做主。	监管缺失、"一言堂"	"一言堂"、监管缺失
47	到了地市州这一级的公立医院，院长是轮不动岗位的，尤其是县区的医院院长，他已经是所在县里级别最高的医院，其他位置就挪不动了。	轮岗受限	长期未轮岗
48	不仅是医院的院长，我们行政单位选拔一个科长，曾经想从医院的科室主任里面选，都没人来报名，因为当时每个科室银行政单位的来比，一年的收入确实可能差距有几十万元。	行业潜规则、待遇差距大	长期未轮岗、行业潜规则
49	某院长会跟下面的人打招呼说哪个老板要过来，他也不会明说要关照这些人，其实大家都懂，某院长的关系人来了。	打招呼关照	直接指定或推荐
50	因为一是某某人跟某院长是同学，二是某某人行贿力度比较大，给得返点多，所以某某人在该案中涉案金额最大。	行贿人系同学，回扣比例高	关系网络
51	多组织一些党风廉洁教育的活动，因人而异制定学习方案，把党风廉政建设贯穿到每个人的脑子里面。	加强廉洁教育	廉洁教育
52	实际上，个别医生从开始工作起就已经在拿药品的返点，随着职务提升他会一直这样干，而我觉得在教育关注点上面，不仅要关注医院的领导，还要关注医生。	廉洁教育要贯穿职业生涯	廉洁教育
53	医生很辛苦，读 5 年本科，再规培 3 年，根本就跟读高中是一回事，没有休息的时间，付出很多，如果读研究生一共就是 11 年，11 年之后收入也很少，又是高级知识分子，付出和收入不成正比。	付出与回报不成比例	提高年轻医生待遇
54	某人以前是纪委书记，不仅管纪委和宣传部，还管设备部，他本来就是从一个工程师成长起来的，当时分工上有问题，权力太大。	纪委书记分管纪委、设备、宣传	纪委书记兼职
55	科室主任写标书、制定参数，到货以后又是科室主任来验收，全都是他一个人的权力，实际上设备科、办公室会议都是形同虚设。	科室既要制定参数又要验收，设备科形同虚设	参数制定、验收

（二）界定概念和命名范畴

用贴标签的方法细分了现象之后，本研究进一步把前述现象予以概念化。概念化的过程即对受访者的访谈数据进行反复地提炼、比较与界定，最终提炼出89个相关概念。

在进行"现象定义"和"概念界定"后，扎根理论的下一步程序就是对概念的价值与内在联系进行进一步的识别、分析与归类，从相应的概念聚类中提炼出范畴，并规范命名，从而完成范畴化。经过对受访者访谈资料进行反复的现象化、概念化与范畴化整理，最终分析得出43个范畴。

表3-3　开放性编码所得范畴

概念	范畴
基建　工程基建	基建
软件系统重建　信息建设	信息
药品供应　药品	药品
采购耗材流程　耗材	耗材
后勤服务	后勤
职工录用	录用
设备采购　设备	设备
采购流程　采购问题　采购　采购不规范　招投标环节　招标文件	招标采购
维保	维保
参数制定	参数
直接指定或推荐	直接指定或推荐
规避集体决策	规避集体决策
围标串标	围标串标
泄露采购信息　泄露参数　打招呼	泄露参数
一言堂　"一把手"拍板	"一言堂"
制度不健全　制度缺失　耗材采购无制度规范	制度不健全
监督不到位　下级监督不力　缺乏监督　卫生行政部门监管缺失　权力不受监督　监督缺失　主体责任缺失　监督责任缺失	监督不到位
法纪意识淡漠　思想意识	法纪意识淡薄

概念	范畴
流程不规范	制度执行不力
专业壁垒　闭合采购	专业门槛高
纪检人员配不齐	纪检力量薄弱
巨额利润　高回扣	利润空间巨大
缺少人才梯队建设	人才梯队培养不到位
长期未轮岗　不愿轮岗	无法有效轮岗（长期）
行业潜规则	行业潜规则
审计缺失	审计缺失
关系网络	熟人关系网络
专业评估	专业评估
相互监督　分权制衡　审计　卫生行政部门检查监督　监督　纪委监督责任班子成员履职尽责　防范风险	加强监督
派驻纪检监察组	派驻纪检监察组
党委领导下的院长负责制　党委主体责任	落实党委领导下的院长负责制
招标采购委托第三方　采购程序优化　规范采购流程　加大集采力度　集采　细化采购系统流程	优化采购流程
内控制度　科务会制度　制度建设	加强制度建设
巡察	加大巡察力度
分设招标　询价和论证分开	优化招标流程
领导干部培训　人才梯队建设	加强人才队伍建设
规范专家评审	规范专家评审
廉洁教育	加强廉洁教育
规范人事录用	规范人事录用
查处行贿人	严查行贿人
提高年轻医生待遇	提高医生待遇
科室验收仪器有问题不报　采购与验收分家　验收	验收
纪委书记分管纪委、设备、宣传	"三转"不彻底

二、主轴性编码

研究人员通过发现频繁出现的初始编码，完成从开放性编码到主轴性编码的转换，通过使用这些编码来筛选和排序大量的数据，[①]对数据中发生的事情做出最有意义的分析，格拉泽指出，当研究者确定了一个核心类别，即完成与尽可能多的其他代码相关的最重要和最频繁的代码时，开放性编码就结束了。核心类别成为进一步进行数据收集和编码的指南[②]。格拉泽将随后的数据收集和编码划分到核心类别的这一阶段称为主轴性编码[③]。托恩贝里（Thornberg）和卡麦兹（Charmaz，2012）基于扎根理论的建构主义立场，指出使用集中代码而不是单一的核心类别，在编码和进一步的数据收集指南中提供了更敏感和灵活的方法。有重点的编码方法可以识别索引数据中或跨数据的关键含义、动作和过程的代码[④]。与核心类别相反，主轴性编码允许研究人员对不止一个重要或频繁的初始代码进行进一步的数据收集和编码。在主轴性编码过程中，研究人员仍然保持敏感和开放的态度，以确定这些编码的充分性。重点代码比初始代码更有针对性、选择性、抽象性和概念化。

研究人员检查并决定哪些代码最能捕捉到他们在数据中看到的东西，通过给它们提供概念定义，开始评估它们之间的关系，将重点代码提升到概念类别（范畴）[⑤]，使用常量比较方法来生成和完善类别：首先，对代码进行比较和分组，并将代码与新兴类别进行比较。其次，比较不同的事件（例如，社会情境、行为、社会过程、互动模式），在不同的情况

---

① Charmaz K C . Constructing Grounded Theory[M].London：Sage，2006.

② Glaser B ， Valley C . The grounded theory perspective Theoretical coding.[J]. Mill Sociology Press，2005.

③ Glaser B G. Doing grounded theory：Issues and discussions[M]. Stamford: Sociology Press, 1998.

④ Lapan S D, Quartaroli M L T, Riemer F J. Qualitative research：An introduction to methods and designs[M]. San Francisco，CA：Jossey-Bass/Wiley，2012.

⑤ Charmaz，K. . Grounded theory. In J. A. Smith（Ed.），Qualitative psychology：A practical guide to research methods[M].London：Sage，2003.

和背景下比较来自相同或相似的现象、行动或过程的数据。最后，将特定数据与类别标准进行比较，将分析中的类别与其他类别进行比较。[①]

本研究在完成一级编码任务后，通过对因果关系、现象情境、行动互动及结果的归纳，筛选出频次和重要性较高的范畴，探析范畴间的潜在脉络及有机关联，从意见的相关性、同义性以及类属分层面挖掘开放性编码得到的范畴之间的内在联系。以轴心范畴为核心不断扩展，将分解的资料数据重新整合，以发现主范畴、副范畴及与研究主题之间的关系。由于开放性编码中所得到的范畴彼此独立，相互间的关系未得到充分探讨，故在主轴性编码时着重梳理各范畴间的关联。根据已得到的 43 个初始范畴及其在概念层面上的逻辑关系，经过深入分析和整理，共归纳出涉案领域、涉案环节、作案手段、发案原因、对策建议在内的 5 个主范畴。

表 3-4　主轴性编码所得的主范畴

副范畴	主范畴
基建	涉案领域
药品	
后勤	
人事	
信息	
耗材	
设备	
招标采购	涉案环节
维保	
参数制定	
验收	
规避集体决策	作案手段
围标串标	
直接指定或推荐	
泄露参数	

①Lapan S D, Quartaroli M L T, Riemer F J. Qualitative research：An introduction to methods and designs[M]. San Francisco，CA：Jossey-Bass/Wiley，2012.

副范畴	主范畴
"一言堂"	发案原因
制度不健全	
监督不到位	
纪律法律意识淡薄	
"三转"不彻底	发案原因
制度执行不力	
专业门槛高	
纪检力量薄弱	
利润空间巨大	
人才梯队培养不到位	
无法有效轮岗（长期）	
行业潜规则	
审计缺失	
熟人关系网络	
专业评估	对策建议
加强监督	
派驻纪检监察组	
落实党委领导下的院长负责制	
优化采购流程	
加强制度建设	
加大巡察力度	
优化招标流程	
加强人才队伍建设	
规范专家评审	
加强廉洁教育	
规范人事录用	
严查行贿人员	
提高医生待遇	

三、选择性编码

选择性编码是指选择核心类属，把它系统地与其他类属予以联系，验证其间关系，并把概念化尚未发展完备的类属补充整齐的过程。选择性编码是对开放性编码和主轴性编码的理论加工，从主范畴中挖掘核心范畴，并以"故事线"的形式探讨主范畴间的连接关系。"故事线"的成功串联即意味着实质理论框架的初步构建。在本研究中，将核心范畴确定为"公立医院腐败"，与之对应的"故事线"可以概括为：公立医院中的从业人员凭借自身能力和组织的培养身居关键岗位后，各种围绕权力的诱惑随之而来，在主客观原因的双重作用下，涉及相关医疗领域，无法得到自律和他律的双重遏制，利用各种手段在医院管理和医疗服务等诸多环节中违规失范，最终陷入腐败泥沼。医院从业者的腐败行为为何屡禁不止，如何有效防范公立医院腐败的发生和演化？本章构建出"发案原因—涉案领域—涉案环节—作案手段—对策建议"框架，从而将研究的原属现象和脉络条件描绘出来，有效地展现出主范畴的典型关系结构，这一典型关系结构便是本研究理论模型的核心体现。

四、理论框架

通过对主范畴、副范畴进行联系和比较，可以发现"发案原因—涉案领域—涉案环节—作案手段—对策建议"具备统领公立医院腐败研究的作用，与具体范畴都存在意义关联，是公立医院腐败问题及其治理过程与方法手段的集中体现。发案原因包括个人原因："一言堂"、纪法意识淡薄、熟人关系网络；制度环境原因：制度不健全、监督不到位、制度执行不力、纪检力量薄弱、审计缺失、"三转"不彻底；行业原因：专业门槛高、利润空间巨大、无法有效轮岗（长期）、人才梯队培养不到位、行业潜规则。涉案领域包括：基建、药品、耗材、后勤、人事、设备和信息。涉案环节包括：招标采购、维保、参数制定、验收。作案手段包括：规避集体决策、围标串标、泄露参数、直接指定或推荐。围绕上述腐败问题，提出相应的对策建议：做好专业评估、加强监督、实施派驻纪检监察组、落实党委领导下的院长负责制、优化采购流程、加强制度建设、加大巡察力度、优化招标流程、加强人才队伍建设、规范专家评审、加强廉洁教育、规范人事录用、严查行贿人员、提高医生待遇等。

基于上述"故事脉络"，可以发现五大主范畴将公立医院腐败问题及治理关键要素与运行方式完整地关联并展现出来，相关主范畴、副范畴和概念形成了一个整体，由此建立了包含各范畴和概念的关联构思体系，最终得到初始理论框架，如图3-1所示。

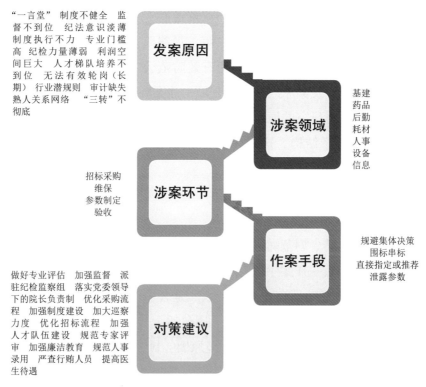

图 3-1　初始理论框架

第三节　理论饱和度检验与研究小结

按照前述逻辑对 12 份媒体公开报道资料进行挖掘，目的是对已建构理论进行饱和度检验。结果表明，上述理论框架的范畴已发展得比较完备，但出现了一些新的概念，通过增加范畴，优化理论框架，达到理论饱和。

一、饱和度检验

（一）开放性编码

采用开放性编码对关于涉案人员的媒体公开报道资料进行逐句登记、录入和贴标签，以便发现新增概念和范畴。通过整理关于涉案人员的媒体公开报道资料，得到原始语句及对应概念。在范畴化的过程中，剔除了前后矛盾的概念和合并相同含义概念，获取初始范畴。表 3-5 为部分初始概念和对应范畴。

首先，按照文本资料分词、分行、分句的要求贴出标签。其次，在使用贴标签方法细分现象之后，进一步把前述现象予以概念化。概念化的过程即是对相关资料进行反复的提炼、比较与界定，将重复概念归类。

表3-5 部分媒体公开报道资料贴标签（定义现象）过程

序号	资料	现象	概念
1	在院领导班子会上没有充分发扬民主，为了实现自己的决策执行，有时采取了独断专行来推进自己的决定，有时在选人、用人上先入为主，个人说了算，违反了党的组织纪律。	选人用人"一言堂"	"一言堂"
2	在医院工作中有时为帮助朋友、同学，给予他们设备指标的采购权，在招标过程中给予他们直接、间接的帮助。	设备、招标采购	设备、招标采购
3	通过帮助利益关系人，我可以按销售额提取10%的好处费；我和利益关系人合作某医院的大输液。	大输液	药品
4	经常和商人、同学、朋友在一起，对我的世界观、人生观、价值观都会带来一些影响，自己的内心世界在一点点地变化，他们为了利益都会围绕你转，满足你的各种需求，选择好的来表扬你，也让你听起来舒服，表扬你如何能干，把医院建设发展得多好，让你感到你好像真能干，有价值。	被身边人"围猎"	被"围猎"
5	我在院长的位置上逐渐滋生了腐败的思想、贪腐的欲望和享乐主义，从吃吃喝喝到收受小礼物，再到收受贿赂回扣，一步一步滑向悬崖，坠入深渊，落到今天悲惨的下场。	思想放松警惕	思想放松警惕
6	起初商人们逢年过节给我发短信慰问、喝酒吃饭、送衣服、送刮胡刀，我就觉得他们人不错，逐渐信任他们，甚至把他们当朋友，殊不知他们的目的只有利益，本性狡诈，千方百计腐蚀拉拢我，就是想利用我院长的权力为他们在医院获得更大利益。	商人腐蚀拉拢	被"围猎"
7	我成了他们的猎物和谋利的工具，违反原则和纪律，同意他们扩大业务并优先采买他们提供的产品，让他们赚得盆满钵满。	优先采购	采购
8	虽然我多次参加省市组织的廉政学习班，但没有入脑入心，没有真学笃行。廉政意识淡化，廉政风险虚化，在第一次收受贿赂时心里也忐忑不安，恐慌害怕，但又觉得他们是好朋友，很安全，心存侥幸，贪欲占据上风，终归把钱收了，全然没有廉政风险意识。	廉政意识淡化，廉政风险虚化	纪法意识淡薄
9	在医院的廉政工作措施表面化、形式化，没有做深做细做实，没有起到廉洁效果，致使医院多名重要岗位负责人入狱和大多数医务人员收受供应商药品耗材回扣，医院廉政工作严重缺失。	廉政工作措施表面化形式化	廉政工作缺失
10	我觉得平时某人很关心我，嘘寒问暖的，就比较信任某人，心存侥幸，在贪欲的驱使下，在惶恐不安中收下了这10万元现金，此时我的价值观、人生观悄然发生了变化，拜金主义思想根植于脑中。	贪欲驱使思想动摇	思想动摇
11	当某人提出给我药品、耗材、设备回扣时，我提出先放在他们那里，以后安全时再给我。	药品、耗材、设备	药品、耗材、设备

序号	资料	现象	概念
12	面对自己所犯的错误，教训是极深刻的，后果是极惨痛的。我愧对培养、信任和重用我的组织和领导，我使党和政府的形象受到了伤害，特别是对卫生行业和医院的形象损害更大，愧对父母和家人。父母和家人无数次地教育和告诫我要好好工作，不要犯错误，我都没听他们的话，触碰了红线，犯了大错，现在父母年事已高、身体多病，正是需要我这个当医生的儿子为他们就医看病、尽孝出力的时候，我却失去了自由，爱莫能助。在即将退休陪伴爱人安度晚年、尽享天伦之乐的时候却进了监狱，让爱人苦苦地盼望。最大的伤害只能由自己承受，失去了自由和尊严，过去曾有的荣光都已灰飞烟灭，我身败名裂，遭众人唾弃。	损害党和政府的形象、损害卫生行业和医院形象、影响家人、失去自由和尊严、身败名裂	腐败成本高
13	刚开始他们和我之间只是吃吃喝喝，逢年过节打牌，收个红包，我当时把他们当作人情往来，没有当一回事。当时我爱人反对我与供应商之间来往，常常提醒不要收他们的钱财，让我清白做事、清白做人，我们现在什么都不缺，坚决和他们保持距离，我答应她，但私下还是与他们交往，因为我想朋友之间礼尚往来，而且工作需要，没有什么大不了的事。	商人"围猎"	被"围猎"
14	他们开始请我吃吃喝喝到过年拜个年，到送个小礼品，到最后送现金一万到几万元，甚至几十万元，刚收第一次现金我还是害怕出事，晚上睡不好，第二天也想把钱退给他们，但没有退掉。第一次没事，就有第二次、第三次，渐渐就习惯了。	商人"围猎"	被"围猎"
15	一是政治账。政治账一塌糊涂，本身我的前途一片光明，还有上升的空间，群众认可，领导认可，但现在的结果是铁窗生涯，多不划算。二是经济账。目前我每年的收入大概20万元，就算离退休15年，算起来都有300万元，供应商送的钱还不如我正常的收入，而且还有很多的保障，人生也自由，一时贪念毁掉了我的人生，而且收受的钱财如数地上缴给组织，当时钱来得容易，花钱也快，现在退款给家庭带来多大的负担，本来收钱是为了改善家庭生活，如今不仅没有改善生活质量，还给家人带来沉重的经济负担，我很愧对家人，愧对我的爱人。三是亲情账。本来亲朋好友因为有一个优秀的院长而感到骄傲，但现在因为我而承受更多的压力，同志们异样的眼光，舆论的压力，亲情之间的分离，想到这里我愧对家人和亲人，痛苦万分。	腐败成本高	腐败成本高

序号	资料	现象	概念
16	一是严重损害党的形象，群众对党的认可度降低。作为党员领导干部，应该按照党的宗旨和党员的要求约束自己。我没有起到表率作用，反而背叛党、背叛组织，给党员干部抹黑，影响是极其严重的。我辜负组织的培养、人民的信任，对不起组织，对不起支持我的广大党员干部。二是影响了医院的形象，本来医院是人民的医院，群众最放心、最信赖的地方，可是我的贪念给医院造成很大的影响，群众对医院的满意度和认可度极度降低，我对不起医院，对不起与我共事的同事们。三是破坏幸福家庭，本来我有一个和谐美满家庭，因为我破坏宁静生活，妻子以后在同事面前如何抬头，如何面对同事们异样的眼光，还有舆论的压力，儿子在成长中如何承受父亲的罪名，同学们如何看待他，亲人之间的分离给他们带来了伤痛。作为丈夫、父亲应该陪伴他们，可我选择铁窗生涯，我后悔万分，十分痛心。我是一个不忠不孝的人，不负责任的人。我对不起我的家人、我的爱人、我的亲朋好友，愧对他们。	损害党的形象、损害医院形象、破坏家庭幸福	腐败成本高
17	2014年第一次收受药品供应商10万元好处费时，内心还是有过深深的负罪感、害怕感，但贪心最终占了上风，自己安慰自己"就这次，下不为例"，侥幸地收下了。随着时间的冲刷，自己定力不足，贪欲这个毒瘤没有从自己身上彻底清除掉，反而变得更大，侥幸地收下了几次现金之后，竟然一次性收了供应商54万元人民币。	侥幸心理	侥幸心理
18	在组织的关怀和自己努力下得到的政治待遇、社会地位、物质生活，因为私欲、贪心、思想认识错误全都变为负数，社会地位没有了，病人的信任没有了，亲人的精神受到了打击。临近退休时，丰厚的退休待遇没有了，反而自己成了家里的经济负担。这些都是自己犯下的错带来的恶果，万分自责和后悔。	贪欲、腐败成本高	贪欲、腐败成本高
19	我的违法主要是受贿，受贿的数额也不少，给我送钱行贿的有9位代理商，其中5人是药品代理，4人是设备代理。	药品、设备	药品、设备
20	我的性格就是爱交老实友，爱帮老实忙，热情和不欠情。他们变着法投我所好，让我认为他们很够朋友，我欠他们情。所以只要他们请我帮忙，我都尽心尽力，对朋友的忙我当成自己的事办，对领导的忙我当成任务完成。	身边人"围猎"	被"围猎"

序号	资料	现象	概念
21	时间长了，我觉得他们很够朋友。在亲情之间，在公权力与私人情之间，在原则与友情之间，我放松了警惕，扭开了阀门，打开了防线，也迷失了我自己，对他们送来的钱收得心安理得，导致后来一发不可收拾，越陷越深，越走越远，甚至被愚弄、被欺骗，自己也不敢声张，怕挨处分，怕丢了乌纱帽，也就是这个"怕"字再一次害了我，让我最终走上了犯罪的道路。我对此非常后悔，也深深表示我的忏悔。	思想动摇	思想动摇
22	他们把这两个圈子变成了交往我、利用我赚钱的两个圈套，让我觉得他们一直很够朋友。时间长了，帮之失度、帮之失则的事自然而然就出现了，而且有增无减。交友不慎、交往面过宽、社交圈不干净是我违纪违法的重要原因。	甘于被"围猎"	被"围猎"
23	但随着时间的推移，送红包的人越来越多，看到其他人都在理所应当地收红包，自己心里也在盘算、嫉妒，渐渐地我也觉得收供应商的钱也无所谓，并开始把手伸向供应商，从收200元开始，到后来收5000元，甚至更多。我越陷越深，也越来越无法自拔。	心理失衡	心理失衡
24	由于马克思主义修养不足，理想信念的根基不牢，面对女色和金钱的诱惑，我就手足无措，没经受住考验，滑向了腐败的深渊。现在回头看看自己所收受的贿赂，真的可以说我对金钱的追求到了贪婪的地步，对自己的过往感到可怕、可悲、可笑。	贪欲	贪欲
25	理想信念不坚定也是自己违纪违法的原因所在。现在回想当初入党时，自己对党是有很深感情的，入党时面对鲜红的党旗宣誓，但是并没有从一开始就真正地坚定理想信念，在内心建立起一道坚固的铜墙铁壁，仅有一番热血和一股冲劲是不能持久的。一旦外界有诱惑和干扰，就把理想信念抛到脑后，在收受别人贿赂时，思想防线全面崩溃，心中根本没有了理想信念，导致了今天这样惨痛的结局。	理想信念不坚定	理想动摇

最后，通过对概念的价值与内在的联系进一步识别、分析与归并，从相应的概念聚类中提炼归纳出范畴，并规范命名，从而完成范畴化。经过对资料进行反复的现象化、概念化与范畴化整理，最终分析得出22个范畴。

表 3-6　开放性编码所得范畴

概念	范畴
长期未轮岗	长期未轮岗
落实国家方针政策不力	落实国家方针政策不力
纪法意识淡薄　缺失原则底线　纪法学习欠缺	纪法意识淡薄
私心　贪欲	贪欲
"一言堂"	"一言堂"
被身边人"围猎"　商人"围猎"　交友不慎	被"围猎"
设备	设备
侥幸心理　心理失衡　思想动摇　马克思主义修养不足　理想信念不坚定	思想意识出问题
落实党委主体责任不力	落实党委主体责任不力
腐败成本高	腐败成本高
选人用人	人事
耗材　材料	耗材
物资　药品	药品
优先采购　招标采购	招标采购
损害党的形象　损害党和政府的形象	损害党和政府形象
损害医院形象　损害卫生行业和医院形象	损害卫生行业和医院形象
破坏家庭幸福　影响家人	破坏家庭幸福
失去自由和尊严　身败名裂	失去自由尊严荣誉
行业潜规则	行业潜规则
廉政工作缺失	廉政工作缺失
工程项目	基建
参数制定	参数制定

（二）主轴性编码和选择性编码

以轴心范畴为核心不断扩展，将分解的资料数据重新整合，发现主范畴、副范畴及与研究主题之间的关系。由于开放性编码中所得到的范畴彼此独立，相互间的关系未得到充分探讨，故在主轴性编码时着重梳理各范畴间的关联。根据已得到的 22 个初始范畴及其在概念层面上的逻辑关系，经过深入分析和整理，共归纳出主范畴 4 项。主范畴一为腐败原因，包括长期未轮岗、落实国家方针政策不力、落实党委主体责任不力、纪法意识淡薄、贪欲、被"围猎"、廉政工作缺失、思想意识出问题、"一言堂"、行业潜规则；其中，落实国家方针政策不力、落实党委主体责任不力、贪欲、被"围猎"、廉政工作缺失、思想意识出问题为新增概念和范畴。主范畴二为涉案领域，包括人事、设备、耗材、药品、基建，无新增概念和范畴。主范畴三为涉案环节，包括招标采购、参数制定，无新增概念和范畴。主范畴四为腐败影响，包括损害党和政府形象、损害卫生行业和医院形象、破坏家庭幸福、失去自由尊严荣誉、腐败成本高，为新增概念和范畴。

表 3-7　饱和度检验所得的主范畴

副范畴	主范畴
长期未轮岗	腐败原因
落实国家方针政策不力	
落实党委主体责任不力	
纪法意识淡薄	
贪欲	
被"围猎"	
廉政工作缺失	
思想意识出问题	
行业潜规则	
"一言堂"	
人事	涉案领域
设备	
耗材	
基建	
药品	
招标采购	涉案环节
参数制定	

续表

副范畴	主范畴
损害党和政府的形象	腐败影响
损害卫生行业和医院形象	
破坏家庭幸福	
失去自由尊严荣誉	
腐败成本高	

二、研究小结

通过增加概念和范畴,完善本研究核心范畴,与之对应的"故事线"可以概括为:公立医院从业人员由于纪法意识淡薄、在落实国家方针政策不力的情况下,其贪欲迅速膨胀,凭借其岗位优势和专业权威性,在人事、设备、耗材、药品等领域公权私用、甘于被"围猎",其腐败行为严重损害党和政府的形象、损害卫生行业和医院形象、破坏家庭幸福、自己也失去自由尊严和荣誉。

结合访谈座谈和公开资料理论框架,可以发现"发案原因—涉案领域—涉案环节—作案手段—腐败影响—对策建议"具备统领公立医院腐败问题研究的作用,是公立医院腐败问题及其治理过程与方法手段的集中体现。公立医院从业人员遭受环境侵染、思想放松、经受不住利益诱惑,从而产生腐败行为,其行为产生的原因包括:"一言堂"、制度不健全、监督不到位、纪法意识淡薄、制度执行不力、专业门槛高、纪检力量薄弱、利润空间巨大、人才梯队培养不到位、无法有效轮岗(长期)、行业潜规则、审计缺失、熟人关系网络、"三转"不彻底、落实国家方针政策不力、落实党委主体责任不力、贪欲、被"围猎"、廉政工作缺失、思想意识出问题。涉案领域包括:基建、药品、耗材、后勤、人事、设备和信息。涉案环节包括:招标采购、维保、参数制定、验收;作案手段包括:规避集体决策、围标串标、直接指定或推荐、泄露参数。腐败影响包括:损害党和政府的形象、损害卫生行业和医院形象、破坏家庭幸福、失去自由尊严荣誉、腐败成本高。对策建议包括：做好专业评估、加强监督、实施派驻纪检监察组、落实党委领导下的院长负责制、优化采购流程、加强制度建设、加大巡察力度、优化招标流程、加强人才队伍建设、规范专家评审、加强廉洁教育、规范人事录用、严查行贿人、提高医生待遇等。

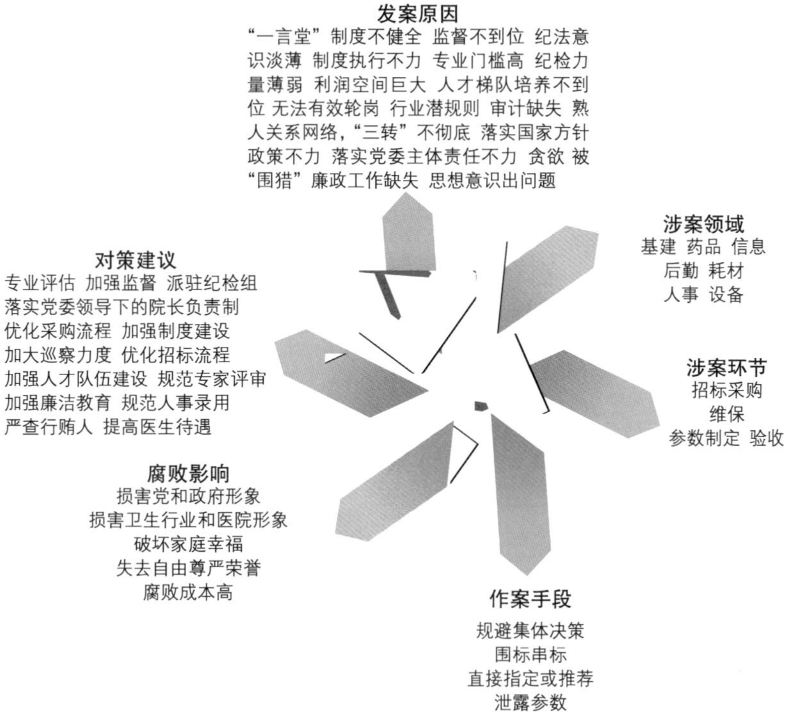

发案原因
"一言堂"制度不健全 监督不到位 纪法意识淡薄 制度执行不力 专业门槛高 纪检力量薄弱 利润空间巨大 人才梯队培养不到位 无法有效轮岗 行业潜规则 审计缺失 熟人关系网络，"三转"不彻底 落实国家方针政策不力 落实党委主体责任不力 贪欲 被"围猎" 廉政工作缺失 思想意识出问题

涉案领域
基建 药品 信息
后勤 耗材
人事 设备

对策建议
专业评估 加强监督 派驻纪检组
落实党委领导下的院长负责制
优化采购流程 加强制度建设
加大巡察力度 优化招标流程
加强人才队伍建设 规范专家评审
加强廉洁教育 规范人事录用
严查行贿人 提高医生待遇

涉案环节
招标采购
维保
参数制定 验收

腐败影响
损害党和政府形象
损害卫生行业和医院形象
破坏家庭幸福
失去自由尊严荣誉
腐败成本高

作案手段
规避集体决策
围标串标
直接指定或推荐
泄露参数

图 3-2 理论框架

第四章　公立医院腐败案例量化研究

本章以2013年1月至2021年12月中国裁判文书网公布的1517份公立医院腐败案件判决书为分析样本，将判决书中的文本信息转化为定量数据，多维度、多角度地运用不同分析方法对公立医院腐败案件进行定量分析，并对近年来我国公立医院腐败案件的特点进行了总结，为后文提出富有针对性的公立医院廉洁风险防控对策提供了研究证据。

第一节　案例来源及筛选规则

一、案例来源

本文选定中国裁判文书网为案例来源。《关于人民法院在互联网公布裁判文书的规定》明确规定，最高人民法院在互联网设立中国裁判文书网，统一公布各级人民法院的生效裁判文书。除涉及"国家秘密、个人秘密、未成年违法犯罪、调解结案"等案件外，其他类型法律文书必须在中国裁判文书网予以公布。相对而言，司法机关公布的法律文书要比从网络、新闻媒体等渠道获取到的信息更加权威，更具可信度和研究价值，以其为研究对象保证了数据信息的真实性和客观性。

为了保证案例搜集全面，在中国裁判文书网上采用高级检索，以"全文检索选择当事人段并填写医院；案件类型选择刑事案件；文书类型选择判决书；法院层级选择全部；审判程序选择刑事一审；裁判日期选择

2013年1月至2021年12月；案由分别选择刑事案由中的贪污贿赂罪全章、破坏社会主义市场经济秩序罪中的非国家工作人员受贿罪、侵犯财产罪中的职务侵占罪及渎职罪全章"为检索规则进行检索。通过上述检索规则检索下载判决书1657份。

二、案例筛选规则

因上述检索规则搜索范围较大，下载的判决书中出现少部分与主题不相关的判决书（只是判决书当事人段含"医院"二字），如：被告人非医院工作人员只是居住地址中含有医院二字，经初步筛选后，此类判决书直接剔除。在此基础上进行再次筛选，对于被告人医院为非公立医院、犯罪行为与医院职务无关以及重复的判决书予以排除。经筛选，排除与本研究主题不相关的判决书19份，被告人医院为非公立医院的判决书84份，被告人犯罪行为与医院职务无关的判决书26份，重复的判决书11份，最终符合本研究要求的判决书共有1517份。

值得注意的是本研究纳入的判决书虽然有1517份，但并不意味着本研究是一个"总体"分析。有学者指出，中国裁判文书网并不是一个"总体"，而是已经披露的裁判文书中的一部分样本 [①]。

第二节　案例信息数据提取及分析方法

一、案例信息数据研究方法

本研究主要使用Excel、SPSS、Tableau等数据分析软件，运用内容分析方法对1517份判决书中提取的各罪名通用指标以及受贿罪、贪污罪、

---

① 马超，于晓虹，何海波.大数据分析：中国司法裁判文书上网公开报告［J］.中国法律评论，2016（4）：195-246.

非国家工作人员受贿罪、单位受贿罪、挪用公款罪、行贿罪、职务侵占罪、滥用职权罪等 8 种罪名的特异性指标进行数据处理、分析以及可视化呈现。

内容分析法（Content Analysis）是一种将不系统的、定性的符号性内容，如文字、图像等转化成系统的、定量的结构化数据的研究方法[1]。近年来，随着我国裁判文书公开制度的不断完善，以裁判文书法律数据作为分析对象的实证研究越来越受到学者的青睐[2]。本研究使用内容分析法对数据载体中的信息进行编码，根据特定的概念框架，对载体中的信息进行分类记录，以获得标准化数据，完成实证分析。

二、案例信息数据指标设定

首先按照被告人被判处的罪名种类，对上述符合研究要求的 1517 份判决书进行归类，如果同一被告人被判处多种罪名，则将此份判决书分别归类到被判处的各罪名中。在熟悉部分判决书后，经过多次讨论和预录入，最终根据不同罪名设定需要从判决书中提取的通用指标和特异性指标，特异性指标主要涉及判决书份数较多的 8 种罪名，包括受贿罪、贪污罪、非国家工作人员受贿罪、单位受贿罪、挪用公款罪、行贿罪、职务侵占罪和滥用职权罪，各通用指标、特异性指标情况详见表 4-1。

表 4-1　各通用指标、特异性指标情况

指标类别	指标名称
所有罪名通用指标	判决书案号，审判机关级别，被告人基本信息（姓名、性别、出生日期、民族、学历、政治面貌、案发职务、案发时间、首次作案时间、末次作案时间），被告人所在医院基本信息（医院名称、等级、地址、类型、床位数、职工数），是否被判处多种罪名，被判处刑罚的种类，单个罪名的刑期，总刑期，是否判处缓刑，罚金或没收个人财产金额

①Thomas, J S.Methods of Social Research［M］.Harcourt College Publishers, Orlando.USA, 2001.

② 屈茂辉.基于裁判文书的法学实证研究之审视［J］.现代法学，2020，42（3）：29-44.

续表

指标类别	指标名称
受贿罪特异性指标	受贿金额、受贿方式、涉案职务、涉案岗位数量、涉案领域、发案环节、作案手段、回扣比例、行贿人数量、被处理或另案处理的行贿人数量
贪污罪特异性指标	贪污金额、涉案职务、涉案岗位数量、涉案领域、作案手段、共犯人数
非国家工作人员受贿罪特异性指标	受贿金额、受贿方式、涉案岗位数量、涉案科室、涉案领域、作案手段、回扣比例、行贿人数量、被处理或另案处理的行贿人数量
单位受贿罪特异性指标	受贿金额、受贿方式、涉案职务、涉案岗位数量、犯单位受贿罪的单位、涉案领域、作案手段、回扣比例、行贿人数量、被处理或另案处理的行贿人数量
挪用公款罪特异性指标	挪用公款金额、挪用公款次数、涉案职务、涉案岗位数量、涉案领域、作案手段、挪用公款去向、挪用公款是否全部退还
行贿罪特异性指标	行贿金额、行贿事由
职务侵占罪特异性指标	侵占金额、涉案职务、涉案岗位数量、涉案领域、作案手段、共犯人数
滥用职权罪特异性指标	涉案职务、涉案岗位数量、涉案领域

三、案例信息数据提取步骤

根据罪名分类，分别打印各罪名判决书并按照001、002、003……依次编码。根据需要招募了5名法学硕士研究生作为通用指标信息录入人员，受贿罪、贪污罪等8个罪名的特异性指标由医院工作人员录入。信息录入人员在接受培训，并充分掌握各指标的提取方法后才开始录入工作。每位信息录入人员预录入20份判决书，质控人员对录入的数据进行一一核对，对发现的问题予以纠正并对相关信息录入人员进行再次培训，确保每位信息录入人员完全掌握各指标的录入方法后才开始后续判决书的录入。录入过程中，质控人员不定期随机抽取已录入的数据进行核对，确保录入数据具备较高的信效度。

经过两个月左右的录入，最终获得1802名被告人的相关信息数据

（176 份判决书中含有 2 名及以上被告人），其中受贿罪 990 人、贪污罪 291 人、非国家工作人员受贿罪 154 人、单位受贿罪 127 人、挪用公款罪 92 人、行贿罪 48 人、职务侵占罪 24 人、滥用职权罪 19 人，各罪名被告人数情况详见表 4-2。

表 4-2　各罪名被告人数情况

罪名	人数	罪名	人数
受贿罪	990	介绍贿赂罪	3
贪污罪	291	非法获取计算机信息系统数据罪	3
非国家工作人员受贿罪	154	伪造事业单位印章罪	3
单位受贿罪	127	事业单位人员失职罪	3
挪用公款罪	92	徇私舞弊暂予监外执行罪	2
行贿罪	48	串通投标罪	1
职务侵占罪	24	高利转贷罪	1
滥用职权罪	19	妨害信用卡管理罪	1
私分国有资产罪	9	破坏计算机信息系统罪	1
单位行贿罪	7	私分国有资金罪	1
巨额财产来源不明罪	6	伪造国家机关印章罪	1
玩忽职守罪	5	伪证罪	1
挪用资金罪	4	故意销毁会计凭证罪	1
利用影响力受贿罪	3	诈骗罪	1

第三节　案例信息数据分析

一、通用指标分析结果 ①

（一）全国各地区公立医院腐败案件发生情况

全国各地区公立医院腐败案件发生情况如图4-1所示。分析发现，1802名被告人所在医院分布在全国31个省、直辖市、自治区。从收集到的判决书来看，河南、安徽、四川、湖北、山东、江苏等省份的被告人数较多，天津、西藏、青海、宁夏、上海等省（区、市）的被告人数较少。

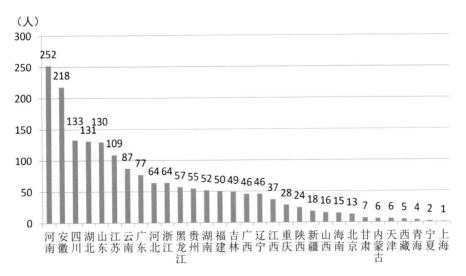

图4-1　全国各地区公立医院腐败案件发生情况

---

① 说明：因判决书中部分信息未明确，所以提取的数据中部分指标存在少许空值，在对相关指标进行具体分析时会剔除这些空值数据后再进行分析，因此多指标分析图表中可能会出现部分指标数据和单指标分析图表中数据不一致的情况。

（二）审判机关级别

审判机关级别情况如图4-2所示。分析发现，1802名被告人中有45名被告人在中级人民法院审判，占比2.5%；另外1757名被告人在基层人民法院审判，占比97.5%。

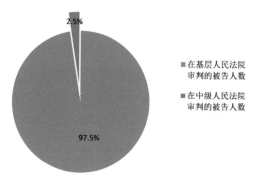

图4-2　审判机关级别情况

（三）案发医院等级

案发医院等级情况如图4-3所示。分析发现，1802名被告人中有310名被告人所在医院等级信息无法查询，其余1492名被告人中有476名被告人所在医院等级为三级甲等医院，占比31.9%；有170名被告人所在医院等级为三级乙等医院，占比11.4%；有705名被告人所在医院等级为二级甲等医院，占比47.3%；有72名被告人所在医院等级为二级乙等医院，占比4.8%；有69名被告人所在医院等级为二级乙等以下医院包括卫生院，占比4.6%。

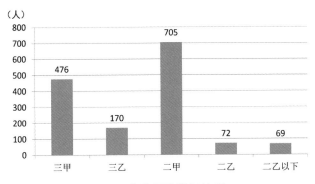

图4-3　案发医院等级情况

（四）案发医院机构类型

案发医院机构类型情况如图4-4所示。分析发现，1802名被告人中有191名被告人所在医院机构类型信息无法查询，其余1611名被告人中有1539名被告人所在医院机构类型为综合医院，占比95.5%；有72名被告人所在医院机构类型为专科医院，占比4.5%。

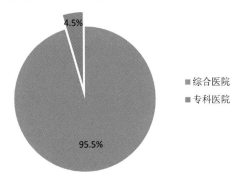

图4-4　案发医院机构类型情况

（五）案发年龄

本章被告人案发年龄由案发年份减去被告人出生年份所得，被告人案发年龄情况如图4-5所示。分析发现，1802名被告人中有278名被告人的案发年龄信息缺失，其余1524名被告人最小案发年龄为24岁，最大案发年龄为69岁，平均案发年龄为47.7岁。

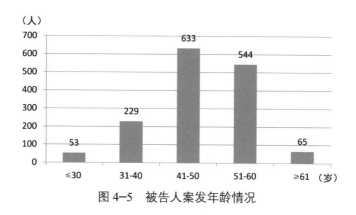

图 4-5　被告人案发年龄情况

从案发年龄分段来看，有 53 名被告人案发年龄在 30 岁及以下，占比 3.5%；有 229 名被告人案发年龄在 31 — 40 岁，占比 15%；有 633 名被告人案发年龄在 41 — 50 岁，占比 41.5%；有 544 名被告人案发年龄在 51 — 60 岁，占比 35.7%；有 65 名被告人案发年龄在 60 岁以上，占比 4.3%。

被告人案发年龄与罪名情况如图 4-6 所示。分析发现，除 30 岁及以下年龄段外，其他年龄段都是以受贿罪为主；特别是 41 — 50 岁以及 51 — 60 岁年龄段中被判处受贿罪的被告人均超过了 300 人。30 岁及以下年龄段主要以挪用公款罪和贪污罪为主。

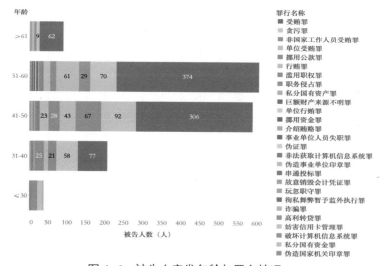

图 4-6　被告人案发年龄与罪名情况

被告人案发年龄与性别情况如图 4-7 所示。分析发现，被告人主要集中在 41 — 60 岁年龄段，且以男性为主。

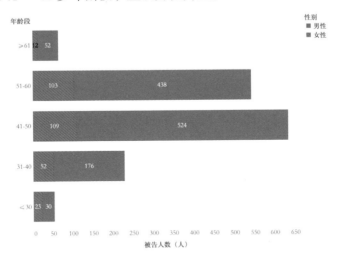

图 4-7　被告人案发年龄与性别情况

（六）首次作案年龄

本章被告人首次作案年龄由首次作案年份减去被告人出生年份所得，被告人首次作案年龄情况如图 4-8 所示。分析发现，1802 名被告人中有 280 名被告人的首次作案年龄信息缺失，其余 1522 名被告人首次作案年龄最小的 18 岁，最大的 67 岁，平均为 42.2 岁。

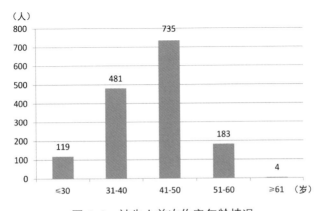

图 4-8　被告人首次作案年龄情况

从首次作案年龄分段来看，有119名被告人首次作案年龄在30岁及以下，占比7.8%；有481名被告人首次作案年龄在31—40岁，占比31.6%；有735名被告人首次作案年龄在41—50岁，占比48.3%；有183名被告人首次作案年龄在51—60岁，占比12%；有4名被告人首次作案年龄在60岁以上，占比0.3%。

（七）被告人学历

被告人学历情况如图4-9所示。分析发现，1802名被告人中有282名被告人的学历信息缺失，其余1520名被告人中有5名被告人为小学学历，占比0.3%；有32名被告人为初中学历，占比2.1%；有53名被告人为高中学历，占比3.5%；有147名被告人为中专学历，占比9.7%；有348名被告人为大专学历，占比22.9%；有798名被告人为大学本科学历，占比52.5%；有105名被告人为硕士研究生学历，占比6.9%；有32名被告人为博士研究生学历，占比2.1%。

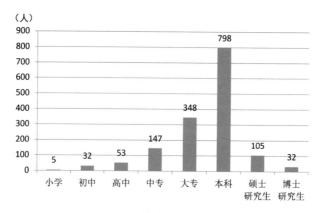

图4-9　被告人学历情况

（八）案发职务

被告人案发职务情况如图4-10所示。分析发现，1802名被告人中有8名被告人判决书中未明确案发职务，其余1794名被告人中有363名被告人为院级正职，占比20.2%；有175名被告人为院级副职，占比9.8%；有638名被告人为中层正职，占比35.6%；有177名被告人为中层副职，占比 9.9%；有 441 名被告人为一般工作人员，占比 24.5%。

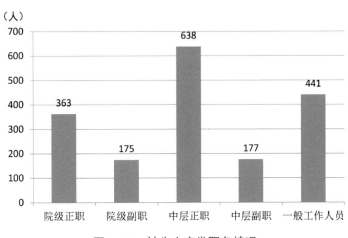

图 4-10　被告人案发职务情况

被告人案发职务与案发年龄情况如图 4-11 所示。分析发现，案发年龄在 40 岁及以下的被告人主要以一般工作人员为主；案发年龄在 41—60 岁的被告人主要以中层领导为主，院级领导次之，且正职人数远多于副职人数；案发年龄在 60 岁以上的被告人中，中层领导和院级领导人数相当，中层正职人数稍多于院级正职人数。

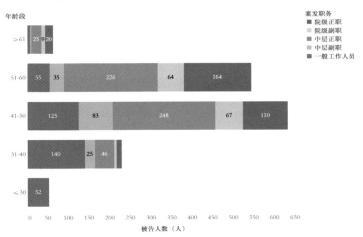

图 4-11　被告人案发职务与案发年龄情况

（九）犯罪持续时间

本章被告人犯罪持续时间由被告人末次作案年份减去首次作案年份再加一年所得，被告人犯罪持续时间情况如图 4-12 所示。分析发现，1802 名被告人中有 2 名被告人的判决书中未载明被告人首次作案年份，故不能计算其犯罪持续时间。其余 1800 名被告人中犯罪持续时间最短的 1 年，最长的 31 年，平均为 5.2 年。有 1631 名被告人的犯罪持续时间在 2 年以上，占比 90.6%；有 872 名被告人的犯罪持续时间在 5 年以上，占比 48.4%；有 181 名被告人的犯罪持续时间在 10 年以上，占比 10.1%；有 43 名被告人的犯罪持续时间在 15 年以上，占比 2.4%；有 6 名被告人的犯罪持续时间达到了 20 年以上，占比 0.3%。

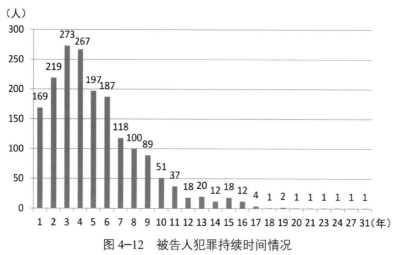

图 4-12　被告人犯罪持续时间情况

（十）罪名个数

罪名个数情况如图 4-13 所示。分析发现，1802 名被告人中有 213 名被告人为多罪名，占比 11.8%；其余 1589 名被告人为单罪名，占比 88.2%。

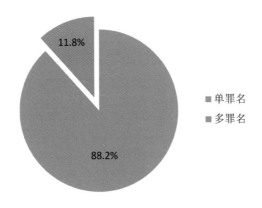

图4-13　罪名个数情况

（十一）判处刑罚情况

被告人判处刑罚情况如图4-14所示。分析发现，1802名被告人中有363名被告人免于刑事处罚，占比20.1%；有120名被告人被判处拘役，占比6.7%；有1316名被告人被判处有期徒刑，占比73%；有3名被告人被判处无期徒刑，占比0.2%。

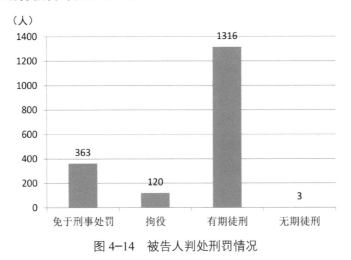

图4-14　被告人判处刑罚情况

有期徒刑刑期情况如图4-15所示。分析发现，1802名被告人中有1316名被告人被判处有期徒刑，最短刑期为6个月，最长刑期为19年，平均刑期约为 3 年 11 个月。

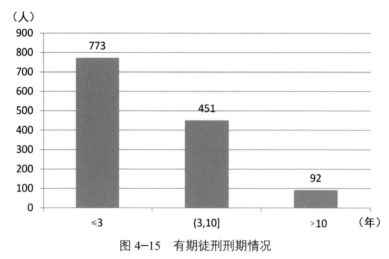

图 4-15　有期徒刑刑期情况

从刑期分段来看，有 773 名被告人被判处 3 年及以下有期徒刑，占比 58.7%；有 451 名被告人被判处 3 年（不含）以上，10 年及以下有期徒刑，占比 34.3%；有 92 名被告人被判处 10 年（不含）以上有期徒刑，占比 7%。

不同案发职务被告人的平均刑期情况如图 4-16 所示。分析发现，454 名院级领导，平均刑期为 59.7 个月，其中院级正职 318 人，平均刑期为 65.2 个月，院级副职 136 人，平均刑期为 47.2 个月；571 名中层领导，平均刑期为 41.5 个月，其中中层正职 451 人，平均刑期为 42.4 个月，中层副职 120 人，平均刑期为 38.1 个月；279 名一般工作人员，平均刑期为 41 个月。院级领导的平均刑期明显高于其他职务的平均刑期，中层领导和一般工作人员的平均刑期差别不大。

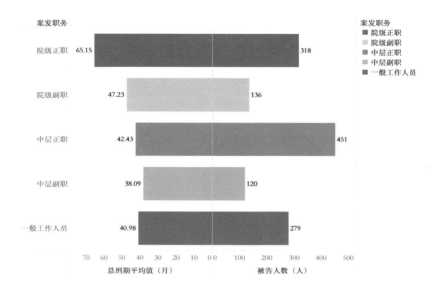

图 4-16 不同案发职务被告人的平均刑期情况

不同案发职务被告人的犯罪持续时间与平均刑期情况如图 4-17 所示。分析发现，一般工作人员犯罪持续时间在 21 — 25 年的平均刑期较长，为 11 年，在其他犯罪持续时间段中平均刑期一般为 3 年至 3 年半左右；对于中层领导来说，犯罪持续时间越长，平均刑期也越长。

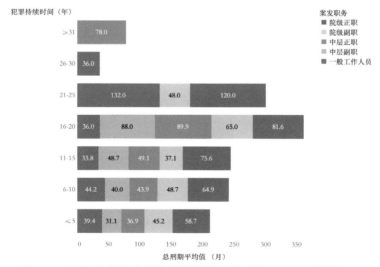

图 4-17 不同案发职务被告人的犯罪持续时间与平均刑期情况

（十二）适用缓刑情况

适用缓刑情况如图 4-18 所示。分析发现，共有 893 名被告人被判处拘役、3 年以下有期徒刑，其中有 592 名被告人适用缓刑，占比 66.3%；其余 301 名被告人未适用缓刑，占比 33.7%。

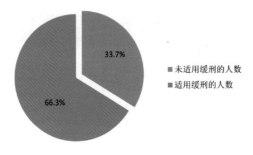

图 4-18　适用缓刑情况

（十三）罚金或没收个人财产情况

罚金或没收个人财产的情况如图 4-19 所示。分析发现，1802 名被告人中有 960 名被告人被判处罚金或没收个人财产，罚金或没收个人财产金额最低的 0.3 万元，最高的 250 万元，平均为 24 万元。

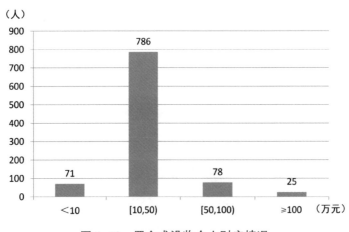

图 4-19　罚金或没收个人财产情况

从判处罚金或没收个人财产金额分段来看，被告人罚金或没收个人财产金额不满 10 万元的有 71 人，占比 7.4%；被告人罚金或没收个人财产金额在 10 万元及以上、不满 50 万元的有 786 人，占比 81.9%；被告人罚金或没收个人财产金额在 50 万元及以上、不满 100 万元的有 78 人，占比 8.1%；被告人罚金或没收个人财产金额在 100 万元及以上的有 25 人，占比 2.6%。

二、受贿罪指标分析结果

分析发现，在 1802 名被告人中，共有 990 人被判处受贿罪。

（一）案发医院等级

案发医院等级情况如图 4-20 所示。分析发现，有 151 名被告人所在医院等级信息无法查询，其余 839 名被告人中有 259 名被告人所在医院等级为三级甲等医院，占比 30.9%；有 95 名被告人所在医院等级为三级乙等医院，占比 11.3%；有 415 名被告人所在医院等级为二级甲等医院，占比 49.4%；有 36 名被告人所在医院等级为二级乙等医院，占比 4.3%；有 34 名被告人所在医院等级为二级乙等医院以下包括卫生院，占比 4.1%。

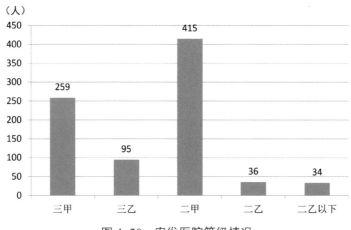

图 4-20　案发医院等级情况

（二）案发年龄

被告人案发年龄情况如图 4-21 所示。分析发现，有 170 名被告人的案发年龄信息缺失，其余 820 名被告人案发年龄最小的 29 岁，最大的 69 岁，平均为 49.4 岁。从案发年龄分段来看，受贿罪中被告人案发年龄主要集中在 41 — 60 岁，其中案发年龄在 51 — 60 岁的被告人数最多，共 343 人，占比 41.8%；案发年龄在 41 — 50 岁的被告人数为其次，共 339 人，占比 41.3%。

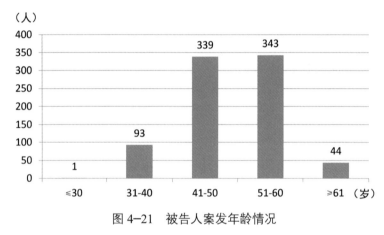

图 4-21　被告人案发年龄情况

从个案来看，案发年龄最大的案件是 2017 年安徽省某县人民法院判决的江某某受贿案。被告人的案发年龄为 69 岁，其主要违法犯罪事实是在其退休后返聘担任医院核医学科主任期间，利用负责核医学科工作的职务便利，多次收受合肥某公司经理章某 4.1 万元，并在医院推广使用该公司生产的检测试剂，为其谋取利益。

（三）首次作案年龄

被告人首次作案年龄情况如图 4-22 所示。分析发现，有 172 名被告人的首次作案年龄信息缺失，其余 818 名被告人首次作案年龄最小的 21 岁，最大的 67 岁，平均为 43.3 岁。从首次作案年龄分段来看，受贿罪中被告人首次作案年龄主要集中在 31 — 60 岁，其中首次作案年龄在 41 — 50 岁的人数最多，共 442 人，占比 54.1%；首次作案年龄在 31 — 40 岁的人数为其次，共 244 人，占比 29.8%。另外，首次作案年龄在 30 岁及以下的有 28 人，占比 3.4%；首次作案年龄超过 60 岁的有 2 人，占比 0.2%。

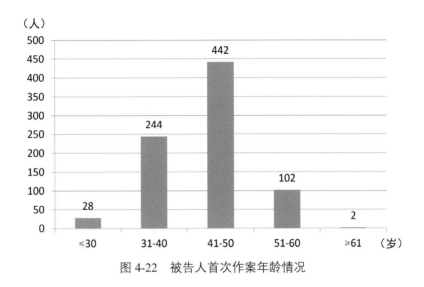

图 4-22　被告人首次作案年龄情况

从个案来看，首次作案年龄最小的案件是 2018 年江西省某市人民法院判决的钟某受贿案。判决书载明，被告人钟某从 1987 年起（时年 21 岁），先后利用其担任医院药剂科药师、药剂科副主任、药剂科主任、审计科科长的职务便利，在药品业务开展、药品采购目录遴选和调整、统方等方面为他人谋取利益，并非法收受药商财物。

（四）案发职务

被告人案发职务情况如图 4-23 所示。分析发现，有 6 名被告人的案发职务缺失，其余 984 名被告人中有 258 名被告人为院级正职，占比 26.2%；有 137 名被告人为院级副职，占比 13.9%；有 397 名被告人为中层正职，占比 40.4%；有 107 名被告人为中层副职，占比 10.9%；有 85 名被告人为一般工作人员，占比 8.6%。

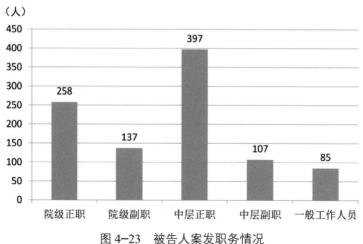

图 4-23　被告人案发职务情况

被告人案发职务与性别情况如图 4-24 所示。分析发现，正职较副职犯受贿罪的人数更多，中层正职中女性犯受贿罪的人数远多于其他职务的女性。

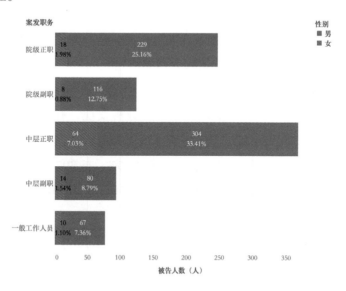

图 4-24　被告人案发职务与性别情况

被告人案发职务与案发年龄情况如图 4-25 所示。分析发现，30 岁及以下的被告人中仅有 1 名一般工作人员；31 — 40 岁年龄段的被告人中一般工作人员和中层领导人数相差无几且院级领导较少；41 — 50 岁年龄段的被告人中主要以中层领导为主，院级领导次之；51 — 60 岁年龄段的被告人中院级领导略多于中层领导，一般工作人员大幅减少；60 岁以上年龄段的被告人中主要以中层和院级领导为主，一般工作人员仅有 3 名。

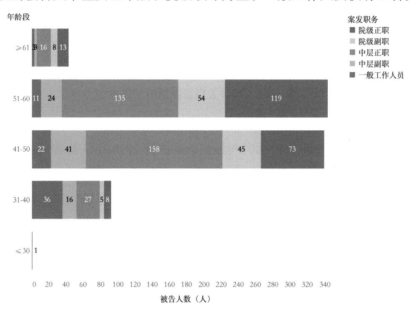

图 4-25　被告人案发职务与案发年龄情况

（五）犯罪持续时间

被告人犯罪持续时间情况如图 4-26 所示。分析发现，因 2 名被告人判决书中未载明首次作案时间，故不能计算其犯罪持续时间，其余 988 名被告人犯罪持续时间最短的 1 年，最长的 31 年，平均为 6 年。有 929 名被告人的犯罪持续时间在 2 年以上，占比 94%；有 593 名被告人的犯罪持续时间在 5 年以上，占比 60%；有 143 名被告人的犯罪持续时间在 10 年以上，占比 14.5%；有 33 名被告人的犯罪持续时间在 15 年以上，占比 3.5%；有 3 名被告人的犯罪持续时间达到了 20 年以上，占比 0.5%。

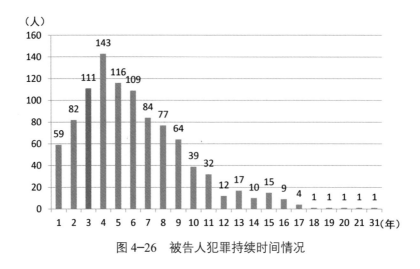

图 4-26　被告人犯罪持续时间情况

　　从个案来看，犯罪持续时间最长的案件是 2018 年江西省某市人民法院判决的钟某受贿案。判决书载明，被告人钟某 1987 年至 2017 年期间先后利用其担任药剂科药师、药剂科副主任、药剂科主任、审计科科长的职务便利，在药品业务开展、药品采购目录遴选和调整、统方等方面为他人谋取利益，非法收受黄某、万某等 31 人财物，共计 465.3 万元。

　　不同案发职务的被告人犯罪持续时间与受贿金额情况如图 4-27 所示。分析发现，被告人犯罪持续时间越长、平均受贿金额越大。从具体案发职务来看，一般工作人员犯罪持续时间普遍在 10 年以内，犯罪持续时间 5 年以下的平均受贿金额为 14 万元，5—10 年的平均受贿金额为110.4 万元；中层职务人员随着犯罪持续时间变长，其受贿金额也逐渐增大，特别是在犯罪持续时间达到 30 年后，其平均受贿金额高达 465.3 万元；院级职务人员的受贿金额也是随着犯罪持续时间增加而增大，特别是院级正职在犯罪持续时间达到 15 年以后，其平均受贿金额增加迅速，最高达到 664 万元。

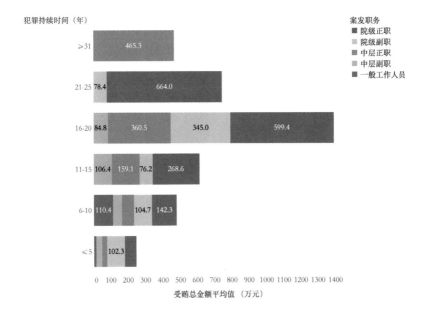

图 4-27　不同案发职务的被告人犯罪持续时间与受贿金额情况

（六）涉案职务

被告人涉案职务（层级）情况如图 4-28 所示。分析发现，部分被告人为多岗位作案，按照岗位层级划分共涉及 1134 人次，在担任院级正职时作案的有 266 人次，占比 26.9%；在担任院级副职时作案的有 167 人次，占比 16.9%；在担任中层正职时作案的有 468 人次，占比 47.3%；在担任中层副职时作案的有 118 人次，占比 11.9%；在作为一般工作人员时作案的有 115 人次，占比 11.6%。分析结果显示，受贿罪中管理者的发案人数多于一般工作人员，管理者中正职的发案人数要多于副职。另外，在院级正职犯罪人群中，院长占 84.8%，党组织书记占 15.2%。

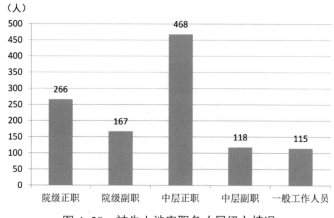

图 4-28　被告人涉案职务（层级）情况

被告人涉案具体职务情况如图 4-29 所示。行政后勤部门中，除了院级领导外，设备科、财务科、信息科、基建办、器械科、总务科、后勤科等部门正副职发案人数较多（不同医院中，相同职能的部门名称可能不一样）；临床医技科室中，药剂科、检验科、骨科、放射科等部门正副职发案人数较多。另外，药剂科和信息科普通工作人员的发案人数也较多，所以医院在廉洁风险防控中除关注重点权力人员外，还需要关注重点科室关键岗位人员。

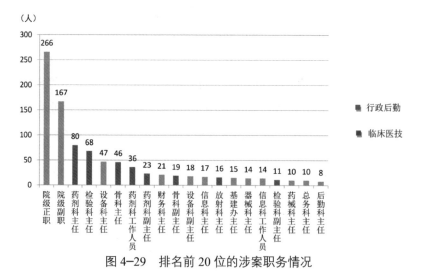

图 4-29　排名前 20 位的涉案职务情况

（七）涉案岗位数量

涉案岗位数量情况如图 4-30 所示。分析发现，被告人涉案岗位数量最少的 1 个，最多的 6 个。有 788 名被告人的涉案岗位数量为 1 个，占比 79.6%；有 159 名被告人的涉案岗位数量为 2 个，占比 16.1%；有 32 名被告人的涉案岗位数量为 3 个，占比 3.2%；有 8 名被告人的涉案岗位数量为 4 个，占比 0.8%；有 2 名被告人的涉案岗位数量为 5 个，占比 0.2%；有 1 名被告人的涉案岗位数量为 6 个，占比 0.1%。

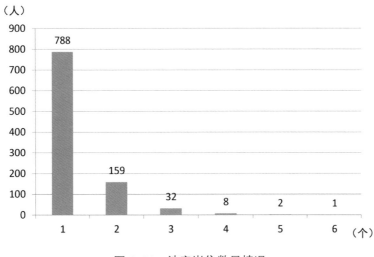

图 4-30　涉案岗位数量情况

从个案来看，被告人涉案岗位数量为 6 个的案件是 2017 年安徽省某县人民法院判决的黄某受贿案。判决书载明，被告人在 2008 年 6 月至 2017 年 4 月期间，利用担任某市第一人民医院采购科药师、门诊办公室科员、主管药师、医务科科员、科长助理、副科长的职务便利，在药品采购、临床用药过程中，帮助药品经销商提高销量，收取药品经销商给予的药品回扣共计 111.4 万元。

（八）涉案领域

被告人涉案领域情况如图 4-31 所示。分析发现，部分被告人涉及多个领域，990 名被告人涉案领域共 1858 个，涉案领域主要集中在药品、医疗设备、医用耗材、基建、试剂等领域。分析结果显示，有 433 名被告人的涉案领域涉及药品，占比 43.7%；有 415 名被告人涉案领域涉及医疗设备，占比 41.9%；有 355 名被告人涉案领域涉及医用耗材，占比 35.9%；有 201 名被告人涉案领域涉及基建，占比 20.3%；有 125 名被告人涉案领域涉及试剂，占比 12.6%；有 95 名被告人涉案领域涉及人事，占比 9.6%；有 86 名被告人涉案领域涉及后勤保障，占比 8.7%；有 56 名被告人涉案领域涉及对外合作，占比 5.7%；有 51 名被告人涉案领域涉及信息，占比 5.2%；有 12 名被告人涉案领域涉及财务，占比 1.2%。另外，有 29 名被告人涉案领域涉及出具虚假死亡证明、精神病司法鉴定、伤残司法鉴定、医疗纠纷处置等其他领域。

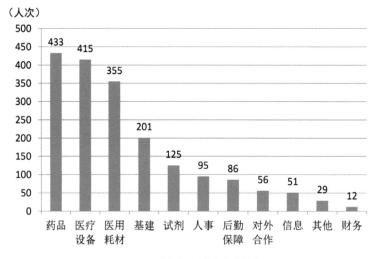

图 4-31　被告人涉案领域情况

图 4-32 至图 4-34 展示的是不同案发职务与涉案领域的树状图，树状图中区域面积越大表示其占比越高。分析发现，院级职务中被告人涉案领域占比排前三位的是医疗设备、药品和基建领域，分别占比 22.7%、21.4% 和 15.7%；中层职务中被告人涉案领域占比排前三位的是医用耗材、医疗设备和药品领域，分别占比 26.3%、24.9% 和 24.1%；一般工作人员涉案领域占比排前三位的是药品、医用耗材和医疗设备，分别占比

40%、31.6%和6.3%。可以看出不同案发职务的被告人所涉案的领域有所不同。

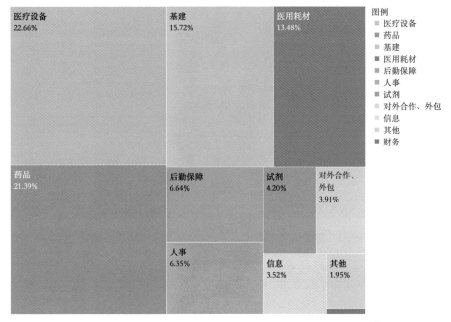

图4-32　被告人案发职务（院级职务）与涉案领域情况 ①

<hr>

① 说明1：矩形树图（Treemap）也叫矩形式树状结构图（文中简称树状图），它采用多组面积不等的矩形嵌套而成。在一张图中，所有矩形的面积之和代表了总体数据。各个小矩形的面积表示每个子项的占比，矩形面积越大，表示子项数据在整体中的占比越大。树状图以占比大小和顺序来展示项目的重要性，图中左上角第一块矩形占比最大即为最重要的项目，然后按照占比大小从上到下、从左到右的顺序进行排列。树状图的优点在于，相比传统的树形结构图，树状图能更有效地利用空间，并且具有展示占比的功能。树状图的缺点在于，当项目占比太小时文本内容变得很难排布，如果相关项目和占比没有显示，可参照图例颜色进行阅读。

说明2：一组树状图中如有内容和图例对应不上，并不代表图形或数据有遗漏或错误，而是说明相关指标不同层级之间存在差异。

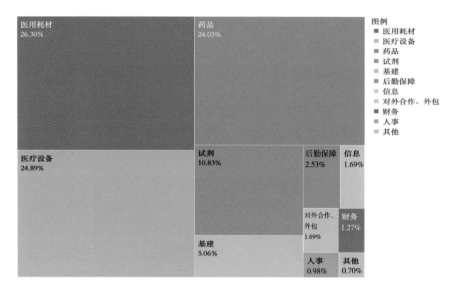

图4-33　被告人案发职务（中层职务）与涉案领域情况

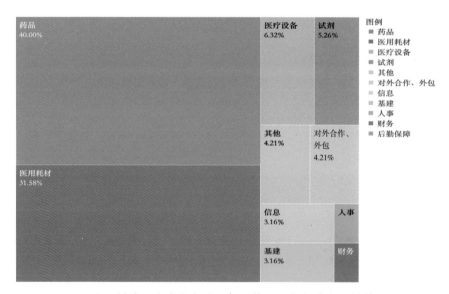

图4-34　被告人案发职务（一般工作人员）与涉案领域情况

图4-35 至图4-37 展示的是不同医院等级与涉案领域的树状图。分析发现，三级医院中涉案领域占比排前三位的是医疗设备、药品和医用耗材，分别占比 23.7%、21.4% 和 18.1%；二级医院中涉案领域占比排前

三位的是药品、医疗设备和医用耗材，分别占比22.9%、22.3%和21.3%；基层医院中涉案领域占比排前三位的是药品、医疗设备和医用耗材，分别占比29.4%、21.4%和16.6%。随着医院等级的升高，药品领域占比逐渐降低，而医疗设备领域占比则逐渐升高。

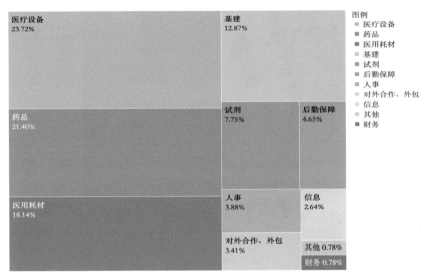

图4-35 被告人医院等级（三级医院）与涉案领域情况

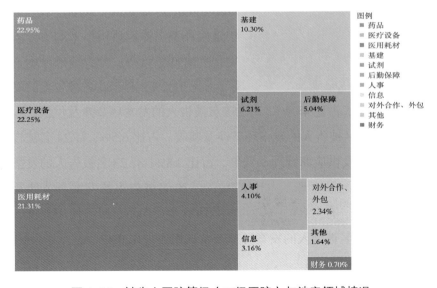

图4-36 被告人医院等级（二级医院）与涉案领域情况

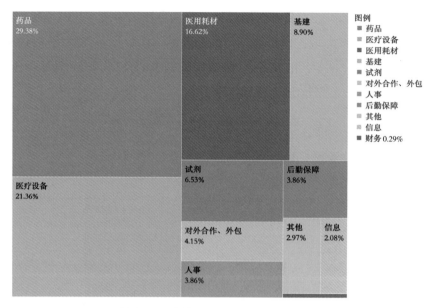

图4-37 被告人医院等级（基层医院）与涉案领域情况

（九）发案环节

被告人发案环节情况如图4-38所示。分析发现，部分被告人涉及多个发案环节，990名被告人涉及发案环节共1452个次，发案环节主要集中在进院、使用、付款环节，其中进院环节主要包括招标采购、合同续签、预算制定、参数制定、需求申报和合同签订等。分析结果显示，有669名被告人的发案环节涉及进院，占比78.2%；有380名被告人的发案环节涉及使用，占比44.4%；有255名被告人的发案环节涉及付款，占比29.8%；有56名被告人的发案环节涉及验收，占比6.5%；有24名被告人的发案环节涉及供应商管理、变更，占比2.8%；有23名被告人的发案环节涉及库房及配额管理，占比2.7%；有20名被告人的发案环节涉及维保，占比2.3%；有7名被告人的发案环节涉及产品、服务使用评价，占比0.8%；有3名被告人的发案环节涉及试用，占比0.4%。

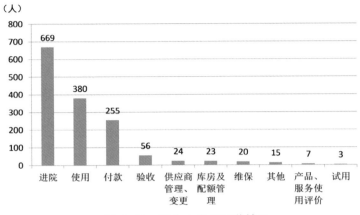

图 4-38 被告人发案环节情况

图4-39至图4-41展示的是不同案发职务与发案环节的树状图。分析发现，院级职务中发案环节占比排前三位的是付款环节、使用环节和招标采购环节，分别占比31.1%、17.9%和16.2%；中层职务中发案环节占比排前三位的是使用环节、招标采购环节和付款环节，分别占比37.2%、17.5%和13.4%；一般工作人员中发案环节占比排前三位的是使用环节、招标采购环节和预算制定环节，分别占比62.0%、12.0%和5.4%。说明在不同的案发职务中付款环节和使用环节占比有明显的差异。

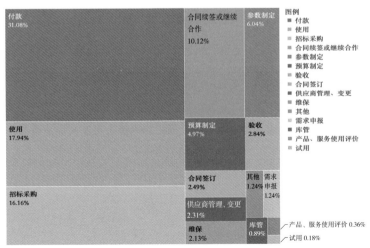

图 4-39 被告人案发职务（院级职务）与发案环节情况

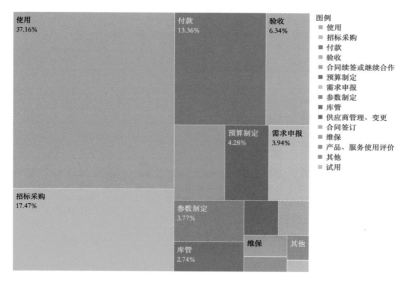

图4-40　被告人案发职务（中层干部）与发案环节情况

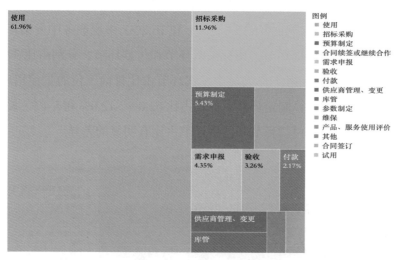

图4-41　被告人案发职务（一般工作人员）与发案环节情况

（十）作案手段

被告人作案手段情况如图4-42所示。分析发现，受贿罪中被告人的作案手段主要以行业潜规则（即正常履职收受贿赂），优先支付，增加配额、使用量，直接指定或倾向性推荐，违规统方，设置倾向性参数，透露采购信息等为主。分析结果显示，有 642 名被告人的作案手段含有行业潜规则，占比 69.8%；有 209 名被告人作案手段含有优先支付，占比 22.7%；有 129 名被告人作案手段含有增加配额、使用量，占比 14%；有 118 名被告人作案手段含有直接指定或倾向性推荐，占比 12.8%；有 72 名被告人作案手段含有违规统方，占比 7.8%；有 66 名被告人作案手段含有设置倾向性参数，占比 7.2%；有 52 名被告人作案手段含有透露采购信息（含采购计划、参数、品牌等），占比 5.7%；有 43 名被告人作案手段含有影响招标结果（含招标会上引导性发言等），占比 4.7%；有 30 名被告人作案手段含有索贿，占比 3.3%；有 29 名被告人作案手段含有规避招投标，占比 3.2%；各有 14 名被告人作案手段含有不履行供应商管理职责和帮助、协调厂家授权，分别占比 1.5%；有 10 名被告人作案手段含有规避集体决策，占比 1.1%；有 6 名被告人作案手段含有虚增、虚构需求，占比 0.7%；有 5 名被告人作案手段含有提前支付（支付时间早于合同约定时间），占比 0.5%。另外，有 40 名被告人的作案手段含有放宽验收标准、变更或不履行合同实质条款、提高支付比例、不做客观评价等其他作案手段。

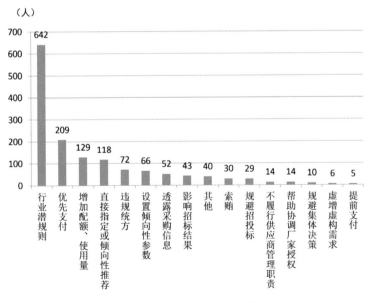

图 4-42　被告人作案手段情况

图4-43至图4-45展示的是不同案发职务与作案手段的树状图。分析发现，行业潜规则在各个职务层级中的占比都是最高的，院级职务中作案手段占比排第二位、第三位的是优先支付和直接指定或倾向性推荐，分别占比21.5%、8.8%；中层职务中作案手段占比排第二位、第三位的是增加配额、使用量和优先支付，分别占比10.1%、8.9%；一般工作人员中作案手段占比排第二位、第三位的是违规统方和增加配额、使用量，分别占比25.8%、11.3%。从各作案手段来看，违规统方作为具体操作手段在一般工作人员作案手段中较为常见，在中层职务作案手段中仅排在第五位，在院级职务作案手段中排在十名以后；增加配额、使用量在一般工作人员和中层职务中占比10%左右，但是在院级职务中占比下降到了6.5%；优先支付仅在中层职务和院级职务中出现，在院级职务中的占比是中层职务的两倍多。

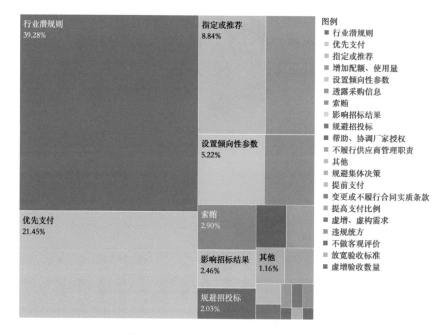

图4-43　被告人案发职务（院级职务）与作案手段情况

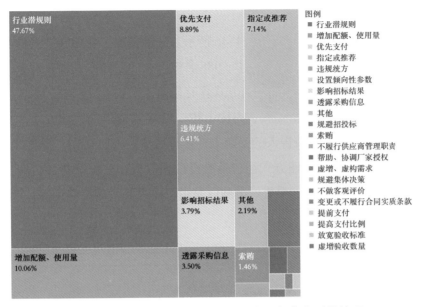

图4-44　被告人案发职务（中层职务）与作案手段情况

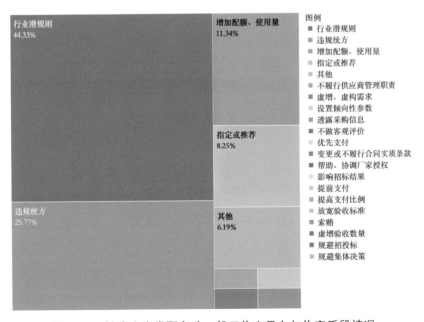

图4-45　被告人案发职务（一般工作人员）与作案手段情况

（十一）受贿方式

被告人受贿方式情况如图4-46所示。分析发现，受贿罪中被告人收受贿赂的方式以现金为主。其中，988名被告人的受贿方式含有现金，占比99.8%；117名被告人的受贿方式含有储蓄卡，占比11.8%；18名被告人的受贿方式含有贵重金属，占比1.8%；12名被告人的受贿方式含有车辆，占比1.2%；8名被告人的受贿方式含有房产，占比0.8%。除此之外，受贿罪中被告人的受贿方式还包括收受公司股权、有价证券、名烟、名酒、电视、名牌手表、手机、电脑以及由行贿人支付旅游费用等。

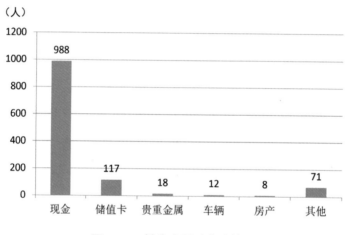

图4-46　被告人受贿方式情况

（十二）受贿金额

被告人受贿金额情况如图4-47所示。分析发现，被告人受贿金额最少的0.5万元，最多的3257.9万元，平均为79.6万元。从受贿金额分段来看，被告人受贿金额不满3万元的有48人，占比4.8%（该部分判决均是在2016年《最高人民法院、最高人民检察院关于办理贪污贿赂刑事案件适用法律若干问题的解释》出台之前，比照原5000元的受贿罪起刑标准作出的判决）；被告人受贿金额在3万元及以上、不满20万元的有422人，占比42.6%；被告人受贿金额在20万元及以上、不满300万元的有467人，占比47.2%；被告人受贿金额在300万元及以上的有53人，占比5.4%。

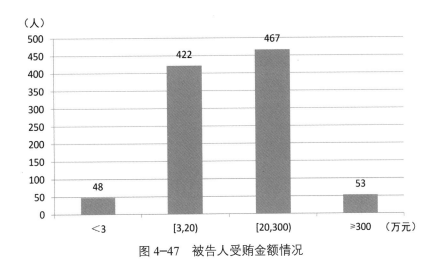

图 4-47 被告人受贿金额情况

从个案来看，受贿总金额最大的案件是 2020 年四川省某市中级人民法院判决的吴某某受贿案。判决书载明，被告人吴某某自 2003 年以来，在担任某市第一人民医院副院长，某市第二人民医院党委副书记、院长，某市妇幼保健计划生育服务中心主任（某市妇幼保健院院长）期间，利用职务便利，先后在基建项目承揽、设备采购、药品供应、后勤服务、人事招录等方面为他人谋取利益，非法收受他人财物共计 3257.9 万元。

被告人受贿金额与案发职务情况如图 4-48 所示。分析发现，被告人职务越高，受贿的金额越大，院级职务平均受贿金额高达 126.4 万元，其中院级领导正副职之间平均受贿金额差距较大，院级正职为 150.6 万元，院级副职为 80.8 万元，两者相差近 70 万元。中层领导中，正副职平均受贿金额差别也达到了近 16 万元。中层副职和一般工作人员平均受贿金额差别不大，仅相差 2.2 万元。

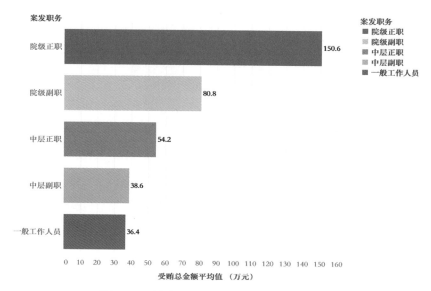

图 4-48　被告人受贿金额与案发职务情况

（十三）判处刑罚情况

被告人判处刑罚情况如图 4-49 所示。分析发现，有 150 名被告人免于刑事处罚，占比 15.2%；有 46 名被告人被判处拘役，占比 4.6%；有 793 名被告人被判处有期徒刑，占比 80.1%；有 1 名被告人被判处无期徒刑，占比 0.1%。

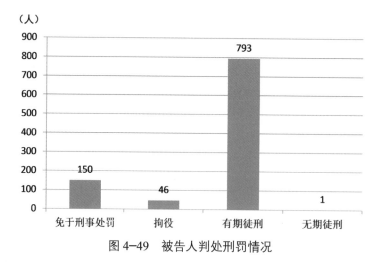

图 4-49　被告人判处刑罚情况

　　从个案来看，被告人被判无期徒刑的案件是 2015 年安徽省某市中级人民法院判决的刘某某受贿案。判决书载明，被告人刘某某 2004 年 6 月至 2014 年 7 月期间，利用担任医院院长的职务便利，接受他人请托，先后在基础设施建设、医疗器械采购、药品采购等方面为他人谋取利益，非法收受他人人民币 1158.9 万元，价值 24.4 万元的丰田越野车一辆、0.2 万元的购物卡一张。

　　有期徒刑刑期情况如图 4–50 所示。分析发现，受贿罪中共有 793 名被告人被判处有期徒刑，刑期最短的 6 个月，最长的 15 年，平均为 3 年 10 个月。从刑期分段来看，有 473 名被告人被判处 3 年及以下有期徒刑，占比 59.6%；有 273 名被告人被判处 3 年（不含）以上、10 年及以下有期徒刑，占比 34.4%；有 47 名被告人被判处 10 年（不含）以上有期徒刑，占比 5.9%。

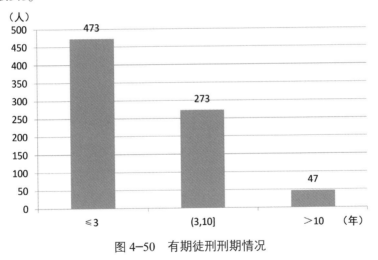

图 4–50　有期徒刑刑期情况

　　从个案来看，有一名被告人被判处有期徒刑 15 年，该案是 2015 年四川省某县人民法院判决的吴某某受贿案。判决书载明，被告人吴某某在担任医院采供部副部长兼设备科科长期间，利用其主管医院医疗设备采购的职务便利，为医疗设备供应商谋取利益，非法收受其贿赂款人民币 260 万元、110 万美元。

被告人案发职务与刑期情况如图 4-51 所示。分析发现，有期徒刑中，一般工作人员平均刑期为 38.1 个月，中层领导平均刑期为 41.6 个月，院级领导平均为 58.6 个月。拘役中，平均刑期一般为 5 到 6 个月。

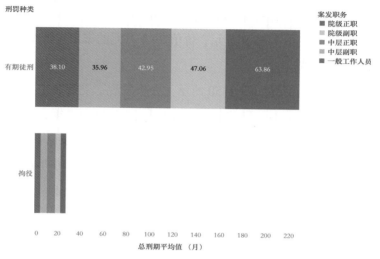

图 4-51　被告人案发职务与刑期情况

被告人医院等级与案发职务、被告人数、平均刑期情况如图 4-52 所示。首先从被告人数来看，基层医院被告人数相对较少，二、三级医院被告人数相对较多，其中二、三级医院的中层正职数量最多且差距非常小；二级医院院级正职被告人数远高于三级医院院级正职被告人数，但是在院级副职和中层副职层面二、三级医院被告人数差距不大。

另外，从平均刑期来看，各级医院的被告人随着职务提升，其平均刑期也逐渐变长。其中，各级医院院级正职被告人的平均刑期相对较高，各级医院院级副职和中层正职平均刑期较为接近，各级医院中层副职和一般工作人员平均刑期较为接近。

被告人医院等级与案发职务、平均受贿金额、平均刑期情况如图 4-53 所示。分析发现，在各级医院中，被告人职务越高，平均受贿金额越大，对应的平均刑期也更长，这种情况在三级医院中更加明显。基层医院中被告人的平均受贿金额比二、三级医院中被告人的平均受贿金额小，但平均刑期却与二级医院差别不大。

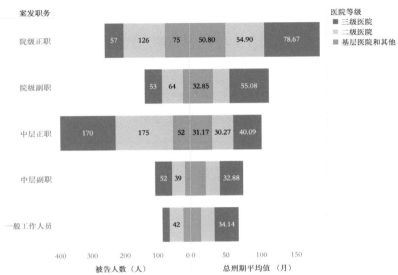

图 4-52　被告人医院等级与案发职务、被告人数、平均刑期情况 [1]

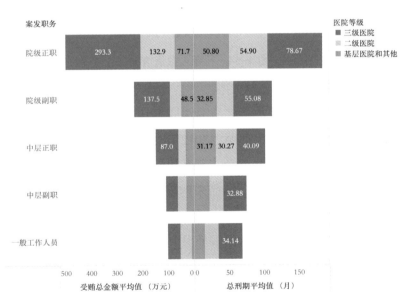

图 4-53　被告人医院等级与案发职务、平均受贿金额、平均刑期情况

---

[1] 说明：此图为双横轴条形图，纵轴为案发职务，不同颜色代表不同等级的医院，以此表明在各级医院中，不同职务的案发人员相关数据指标之间的差异。

（十四）行贿人数量

行贿人数量情况如图4-54所示。分析发现，被告人行贿人数最少的1人，最多的55人，平均为4.9人。从行贿人数分段来看，行贿人数为1人的被告人有281名，占比28.4%；行贿人数为2—10人的被告人有597名，占比60.3%；行贿人数为11—20人的被告人有84名，占比8.5%；行贿人数超过20人的被告人有28名，占比2.8%。

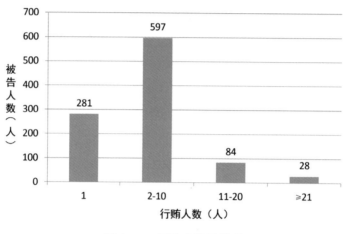

图4-54　行贿人数量情况

从个案来看，行贿人数最多的案件是2019年浙江省某县人民法院判决的王某某受贿案。判决书载明，2012年以来，被告人王某某利用其掌握该县某人民医院用药信息、负责新药进院初核以及日常采购等职务便利，伙同他人，在新药引进、药品采购等方面，为药商梅某、胡某、陈某等人谋取利益，非法收受药商送予的药品回扣共计人民币1019万余元。另外，被告人王某某还伙同桐庐县其他医院信息科人员，利用相关人员负责管理电脑信息系统的职务便利，帮助药品销售人员刘某、赵某等人获取药品处方用药数据，非法收受好处费共计人民币136.1万元。

（十五）行贿人被处理或另案处理情况

行贿人被处理情况如图4-55所示。分析发现，990名被告人的行贿人总数为4839人，被处理或另案处理的行贿人数为289人，仅占行贿人总数的 5.9%。

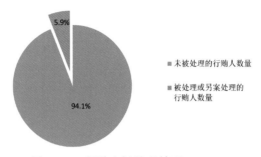

图 4-55　行贿人被处理情况

三、贪污罪指标分析结果

分析发现，在 1802 名被告人中，共有 291 人被判处贪污罪。

（一）案发医院等级

案发医院等级情况如图4-56所示。分析发现，有63名被告人所在医院等级信息无法查询，其余 228 名被告人中有 85 名被告人所在医院等级为三级甲等医院，占比 37.3%；有 12 名被告人所在医院等级为三级乙等医院，占比 5.3%；有 105 名被告人所在医院等级为二级甲等医院，占比 46.1%；有 9 名被告人所在医院等级为二级乙等医院，占比 3.9%；有 17 名被告人所在医院等级为二级乙等以下医院包括卫生院，占比 7.5%。

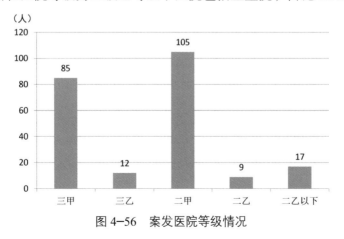

图 4-56　案发医院等级情况

（二）案发年龄

被告人案发年龄情况如图4-57所示。分析发现，有47名被告人的案发年龄信息缺失，其余244名被告人中案发年龄最小的24岁，最大的67岁，平均为44.6岁。从案发年龄分段来看，案发年龄在41－50岁的被告人数最多，共94人，占比38.5%；案发年龄在51－60岁的被告人数为其次，共61人，占比25%。

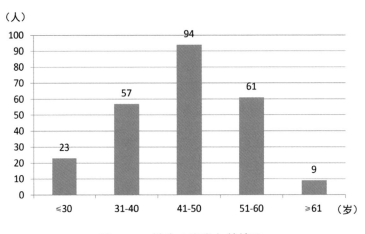

图4-57　被告人案发年龄情况

从个案来看，有23名被告人案发时年龄不超过30岁，2019年广东省某县人民法院判决的吴某贪污案中，被告人吴某21岁时就踏上了犯罪道路，到2019年案发时，也仅有24岁；另外，有9名被告人案发年龄超过60岁，2020年四川省某市中级人民法院判决的马某某贪污案中，被告人马某某案发时已67岁，已经退休7年。

（三）首次作案年龄

被告人首次作案年龄情况如图4-58所示。分析发现，有47名被告人的首次作案年龄信息缺失，其余244名被告人首次作案年龄最小的20岁，最大的57岁，平均为39.8岁。从首次作案年龄分段来看，31－40岁的被告人数最多，共90人，占比36.9%；51－60岁的被告人数最少，共30人，占比12.3%。

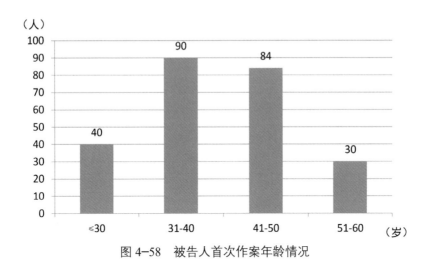

图 4-58 被告人首次作案年龄情况

从个案来看，首次作案年龄最小的案件是 2015 年福建省某县人民法院判决的蔡某某贪污案。被告人蔡某某是医院收费员，其利用职务之便，采取不上缴住院费、门诊费等款项的方法，截留公款，并携款潜逃，首次作案时蔡某某年仅 20 岁。首次作案年龄最大的案件是 2019 年安徽省某区人民法院判决的韩某某贪污案，被告人韩某某是医院外科主任，该科室从应发绩效工资中提取 1% 作为科主任基金，用于科研、学术活动及其他公共支出等，韩某某通过其他医生将款项套出，再非法占为己有，共计贪污 40 万余元，首次作案时韩某某已 57 岁。

（四）案发职务

被告人案发职务情况如图 4-59 所示。分析发现，有 43 名被告人案发职务为院级正职，占比 14.8%；有 15 名被告人案发职务为院级副职，占比 5.2%；有 59 名被告人案发职务为中层正职，占比 20.3%；有 19 名被告人案发职务为中层副职，占比 6.5%；有 155 名被告人案发时为一般工作人员，占比 53.3%。

（人）

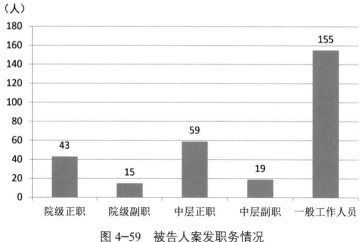

图 4-59 被告人案发职务情况

被告人案发职务与医院等级情况如图 4-60 所示。分析发现，各级医院中都是一般工作人员犯贪污罪的较多，二、三级医院中中层职务犯贪污罪的也较多，特别是中层正职。但是在院级职务层面，反而出现二级医院和基层医院被告人比三级医院多的情况。

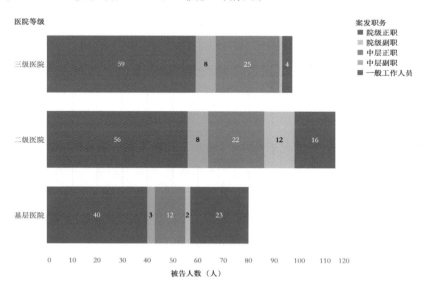

图 4-60 被告人案发职务与医院等级情况

（五）犯罪持续时间

被告人犯罪持续时间情况如图 4-61 所示。分析发现，贪污罪中被告人犯罪持续时间最短为 1 年，最长为 23 年，平均为 4 年。有 259 名被告人的犯罪持续时间在 2 年以上，占比 89%；有 90 名被告人的犯罪持续时间在 5 年以上，占比 30.9%；有 12 名被告人的犯罪持续时间在 10 年以上，占比 4.1%；有 2 名被告人的犯罪持续时间在 15 年以上，占比 0.7%；有 1 名被告人的犯罪持续时间达到了 20 年以上，占比 0.4%。

从个案来看，犯罪持续时间最长的案件是 2016 年陕西省某市中级人民法院判决的田某某贪污案。被告人田某某为医院收费员，1992 年至 2014 年其采取截留住院患者押金据为己有的手段贪污公款 200 万余元。

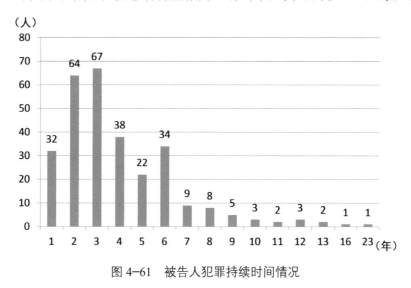

图 4-61 被告人犯罪持续时间情况

（六）涉案职务

被告人涉案职务情况如图 4-62、图 4-63 所示。分析发现，291 名被告人中有 283 人是单职务犯罪，有 7 人在 2 个工作岗位犯罪，另有 1 人在 3 个工作岗位犯罪。按照岗位层级划分，291 名被告共涉及 5 类职务层级，作案职务 300 个次，在任院级正职职务时作案的人有 44 人次，占比 15.1%；在任院级副职职务时作案的人有 21 人，占比 7.2%；在任中层正职职务时作案的人有 51 人，占比 17.5%；在任中层副职职务时作案的人有 14 人，占比 4.8%；作为一般工作人员时作案的人有 170 人，占比 58.4%。

从被告人作案具体职务来看，财务科一般工作人员、院级正职、院级副职、医保办一般工作人员、财务科主任、药剂科药剂师、总务科一般工作人员、药剂科一般工作人员、药剂科主任、重症医学科护士等职务出现频次较高，表明院级领导、财务科、药剂科等科室人员犯贪污罪风险较高。

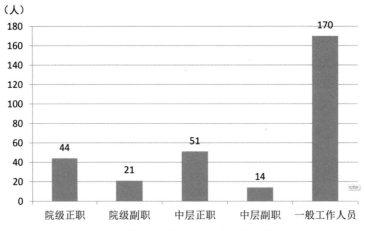

图 4-62 被告人涉案职务（层级）情况

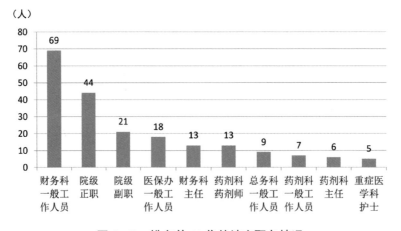

图 4-63 排名前 10 位的涉案职务情况

（七）涉案领域

被告人涉案领域情况如图 4-64 所示。分析发现，部分被告人涉及多个领域，291 名被告人涉案领域有 331 个次。其中涉及财务（含小金库）领域的有 93 人，占比 32%；涉及医保领域的有 64 人，占比 22%；涉及药品、医疗器械领域的有 41 人，占比 14.1%；涉及工资奖金劳务费领域的有 35 人，占比 12%；涉及后勤保障领域的有 30 人，占比 10.3%；涉及专项补助资金领域的有 21 人，占比 7.2%。此外还有部分被告人涉及资产管理、基建、对外合作和科研经费等领域。

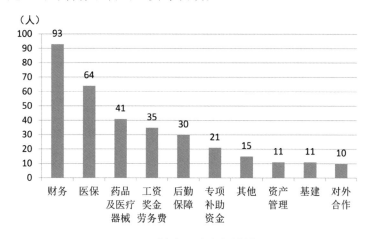

图 4-64　被告人涉案领域情况

图 4-65 至图 4-67 展示的是不同案发职务与涉案领域的树状图。分析发现，院级职务中涉案领域占比排前三位的是财务（含小金库），药品、医疗器械，医保，分别占比 20.3%、15.2% 和 13.9%；中层职务中涉案领域占比排前三位的是财务（含小金库）、工资奖金劳务费和医保，分别占比 20.4%、19.4% 和 12.9%；一般工作人员中涉案领域占比排前三位的是财务（含小金库）、医保，以及药品、医疗器械，分别占比 36.5%、25.8% 和 11.3%。一般工作人员涉案领域主要为财务（含小金库），中层职务和院级职务中财务（含小金库）领域虽然依然排名第一，但其占比降到了 20% 左右；中层职务涉案领域占比排第二位的是工资奖金劳务费领域，

但在其他职务中占比排名靠后。

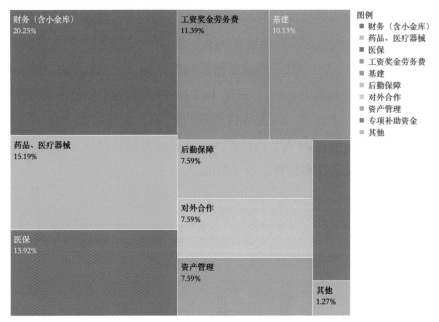

图 4-65　被告人案发职务（院级职务）与涉案领域情况

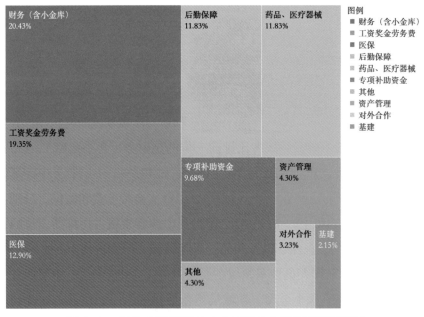

图 4-66　被告人案发职务（中层职务）与涉案领域情况

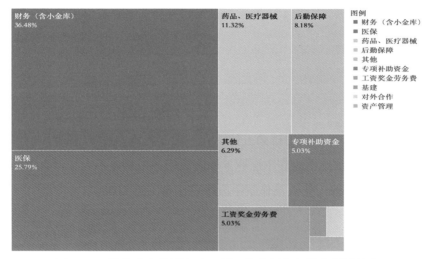

图 4-67　被告人案发职务（一般工作人员）与涉案领域情况

（八）作案手段

被告人作案手段情况如图 4-68 所示。分析发现，291 名被告人的作案手段共有 8 种，其中虚报冒领手段最为常见，有 96 人，占比 33%；采用截留收支手段的被告人有 81 人，占比 27.8%；采用虚增支出手段的被告人有 47 人，占比 16.2%；采用虚构交易、监守自盗手段的被告人均有 35 人，分别占比 12%；采用虚假退费手段的被告人有 21 人，占比 7.2%；采用假公济私手段的被告人有 11 人，占比 3.8%；采用滥发财物手段的被告人有 9 人，占比 3.1%。

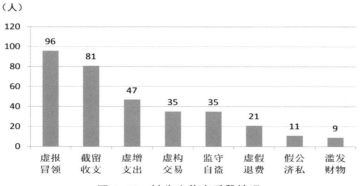

图 4-68　被告人作案手段情况

图4-69至图4-71展示的是不同案发职务与作案手段的树状图。分析发现，在不同职务中虚报冒领手段占比均排在首位，但是随着职务的提高，虚报冒领手段的占比则不断下降。在一般工作人员和中层职务中排在第二位的作案手段都是截留收支，但在中层职务中截留收支占比下降近10%；在院级职务中排在第二位的作案手段是虚构交易，这种作案手段在中层职务作案手段中排第五位，在一般工作人员作案手段中排第七位；虚增（列）支出手段在中层职务和院级职务中相差不大，仅有1%的差别，但是在一般工作人员作案手段中占比少了近10%。

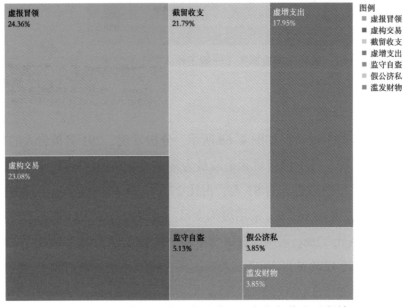

图 4-69　被告人案发职务（院级职务）与作案手段情况

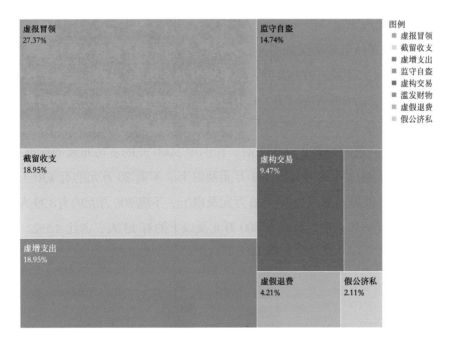

图 4-70　被告人案发职务（中层职务）与作案手段情况

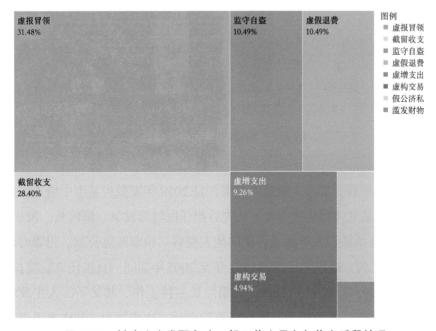

图 4-71　被告人案发职务（一般工作人员）与作案手段情况

（九）贪污金额

被告人贪污金额情况如图 4-72 所示。分析发现，被告人贪污金额最少的 0.5 万元，最多的 2121.3 万元，平均为 76.5 万元。从贪污金额分段来看，被告人贪污金额不满 3 万元的有 9 人，占比 3.1%（该部分判决均是在 2016 年《最高人民法院、最高人民检察院关于办理贪污贿赂刑事案件适用法律若干问题的解释》出台之前，比照原 5000 元的贪污罪起刑标准作出的判决）；被告人贪污金额在 3 万元及以上、不满 20 万元的有 130 人，占比 44.7%；被告人贪污金额在 20 万元及以上、不满 300 万元的有 139 人，占比 47.7%；被告人贪污金额在 300 万元及以上的有 13 人，占比 4.5%。

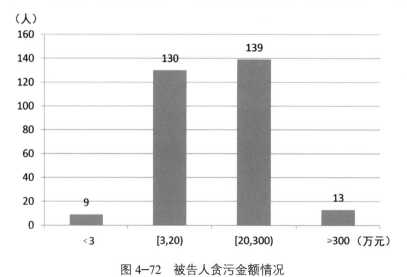

图 4-72　被告人贪污金额情况

从个案来看，贪污金额最大的案件是 2019 年安徽省某市中级人民法院判决的王某贪污案。被告人王某先后担任医院驾驶员、副院长、院长，从 2004 年开始被告人单独或者伙同他人侵吞、骗取医院公款，犯罪时间持续 12 年之久。被告人父亲于 1981 年至 2005 年期间一直担任该院院长，被告人从 2005 年 12 月开始任该院副院长主持工作，其父子二人主政该院院长达 30 多年，其妻子周某某担任该院会计，这些都为王某作案提供了便利。

被告人案发职务与医院等级、贪污金额情况如图 4-73 所示。因院级
副职中有一名被告人贪污金额为 2000 万余元的极值，所以该项平均值较
大。从图中可以发现，基层医院一般工作人员的平均贪污金额为 84.1 万
元，远多于二、三级医院中的一般工作人员。

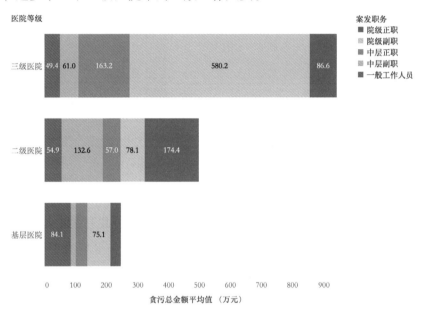

图 4-73　被告人案发职务与医院等级、贪污金额情况

（十）判处刑罚情况

被告人判处刑罚情况如图 4-74 所示。分析发现，贪污罪中有 43 名被
告人免于刑事处罚，占比 14.8%；有 13 名被告人被判处拘役，占比 4.5%；
有 234 名被告人被判处有期徒刑，占比 81.3%；另有 1 人被判处无期徒
刑，占比 0.3%，该案件是 2014 年安徽省某市中级人民法院判决的周某某
贪污案，被告人周某某为安徽省某市某医院财务科会计，采取虚列职工
名单、工资的手段，贪污医院资金 700 余万元。

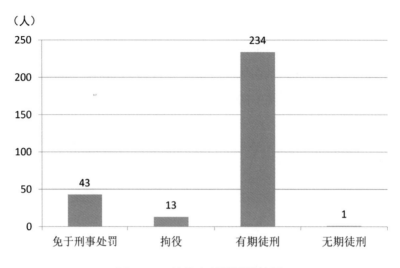

图 4-74　被告人判处刑罚情况

有期徒刑刑期情况如图 4-75 所示。分析发现，共有 234 名被告人被判处有期徒刑，刑期最短的 6 个月，最长的 15 年，平均为 3 年 6 个月。从刑期分段来看，有 151 名被告人刑期在 3 年及以下，占比 64.5%；有 72 名被告人刑期在 3 年（不含）以上、10 年及以下，占比 30.8%，有 11 名被告人刑期在 10 年（不含）以上，占比 4.7%。

从个案来看，有期徒刑刑期为 15 年的被告人有 2 人，一个是 2013 年河南省某市人民法院判决的呼某某贪污案，被告人呼某某负责新农合慢性病补偿资金审核发放工作，其采用虚报、伪造的手段贪污公款 60 万余元；另一个是 2020 年四川省某县人民法院判决的黄某某贪污案，被告人黄某某担任医院出纳，采用私下支取公款的手段，贪污公款 900 万余元。

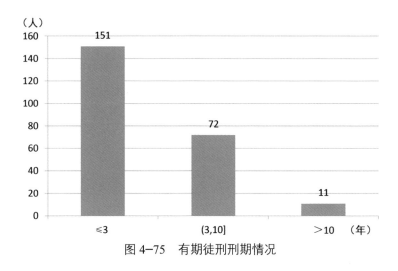

图4-75 有期徒刑刑期情况

四、非国家工作人员受贿罪指标分析结果

分析发现，在1802名被告人中，共有154人被判处非国家工作人员受贿罪。

（一）案发医院等级

案发医院等级情况如图4-76所示。分析发现，有17名被告人所在医院等级信息无法查询，其余137名被告人中有36名被告人所在医院等级为三级甲等医院，占比26.3%；有20名被告人所在医院等级为三级乙等医院，占比14.6%；有55名被告人所在医院等级为二级甲等医院，占比40.1%；有17名被告人所在医院等级为二级乙等医院，占比12.4%；有9名被告人所在医院等级为二级乙等医院以下包括卫生院，占比6.6%。

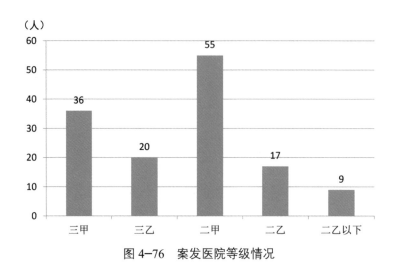

图 4-76　案发医院等级情况

（二）案发年龄

被告人案发年龄情况如图4-77所示。分析发现，有28名被告人的案发年龄信息缺失，其余126名被告人中案发年龄最小的27岁，最大的66岁，平均为45.8岁。从案发年龄分段来看，有3名被告人案发年龄在30岁及以下，占比2.4%；有24名被告人案发年龄在31—40岁，占比19%；有67名被告人案发年龄在41—50岁，占比53.2%；有30名被告人案发年龄在51—60岁，占比23.8%；有2名被告人案发年龄超过60岁，占比1.6%。

从个案来看，有3名被告人案发年龄为27岁，分别是2019年四川省某市某区人民法院判决的向某非国家工作人员受贿案、2018年北京市某区人民法院判决的田某非国家工作人员受贿案和广东省某市某区人民法院判决的谢某某非国家工作人员受贿案。向某24岁开始在医院从事检验工作（规培期间），具有检验报告系统操作权限，其多次收受他人贿赂，肆意修改"血气分析检验报告"中的"氧分压"指标，3年后案发；田某26岁开始在医院门诊部办公室负责预约挂号工作，其利用掌握专家预约号的职务便利，为号贩子提供特殊帮助，一年后案发，共收取好处费50万余元；谢某某24岁开始在医院从事信息系统管理工作，伙同他人非法向医药代表提供医院统方数据，3年后案发，谢某某个人分得账款9万余元。案发年龄最大的案件是2013年吉林省某县人民法院判决的李某某非国家工作人员受贿案，被告人李某某退休后被医院返聘继续坐诊，其利用处方权，帮助医药代表提高药品销量，收受贿赂，案发时已66岁。

（人）

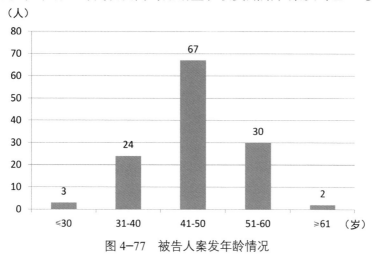

图4-77　被告人案发年龄情况

（三）首次作案年龄

被告人首次作案年龄情况如图4-78所示。分析发现，有28名被告人的首次作案年龄信息缺失，其余126名被告人中首次作案年龄最小的24岁，最大的64岁，平均为40.8岁。从首次作案年龄分段来看，有11名被告人首次作案年龄在30岁及以下，占比8.7%；有52名被告人首次作案年龄在31—40岁，占比41.3%；有51名被告人首次作案年龄在41—50岁，占比40.5%；有11名被告人首次作案年龄在51—60岁，占比8.7%；有1名被告人首次作案年龄在60岁以上，占比0.8%。

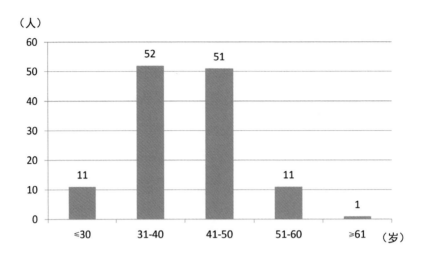

（人）

从个案来看，首次作案年龄为 24 岁的有 3 人，除了前文提到的向某和谢某某以外，还有 2017 年安徽省某市某区人民法院判决的江某某非国家工作人员受贿案，被告人江某某是医院外科医生，其伙同他人利用职务便利收受相关药品代理商所送药品回扣，并在处方用药过程中多用相关药品代理商所代理的药品，为对方谋取利益。首次作案年龄为 64 岁的被告人，即为前文所述的吉林省某县的李某某，同样也是利用处方权非法牟利。

（四）案发职务

被告人案发职务（层级）情况如图 4-79 所示。分析发现，有 9 名被告人案发职务为院级副职，占比 5.8%；有 49 名被告人案发职务为中层正职，占比 31.8%；有 29 名被告人案发职务为中层副职，占比 18.8%；有 67 名被告人案发时为一般工作人员，占比 43.5%。虽然说有 56.5% 的被告人案发时是医院中的管理人员，属于国家工作人员，但这些人员并不是因其履行管理职责而发生的受贿行为，多数是利用医生处方权收受贿赂。

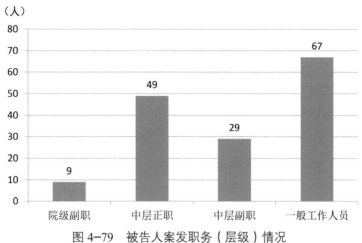

图 4-79　被告人案发职务（层级）情况

（五）犯罪持续时间

被告人犯罪持续时间情况如图 4-80 所示。分析发现，非国家工作人员受贿罪中被告人的犯罪持续时间最短为 1 年，最长为 16 年，平均为 5.2 年。有 150 名被告人的犯罪持续时间在 2 年以上，占比 97.4%；有 81 名被告人的犯罪持续时间在 5 年以上，占比 52.6%；有 7 名被告人的犯罪持续时间在 10 年以上，占比 4.7%；有 1 名被告人的犯罪持续时间在 15 年以上，占比 0.9%。

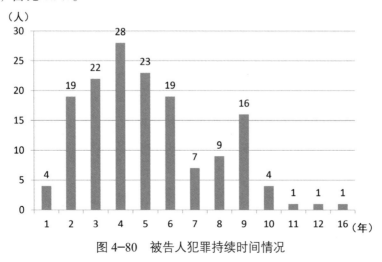

图 4-80　被告人犯罪持续时间情况

从个案来看，犯罪持续时间最长的案件是 2016 年安徽省某县人民法院判决的胡某某非国家工作人员受贿案。被告人胡某某在其诊疗过程中，利用开处方的便利，为医药代表谋取利益，从 2000 年至 2015 年，断断续续收取药品回扣 12 万余元，犯罪持续时间达 16 年之久。

（六）涉案科室

涉案主要科室情况如图 4-81 所示。分析发现，非国家工作人员受贿罪中，骨科、外科、内科案发人数较多（表中科室名称直接来源于判决书，部分基层医院只设有内科、外科），这与相关科室高值耗材、药品等使用量较大有关。

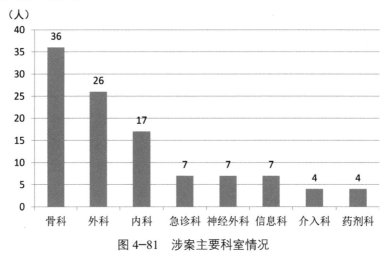

图 4-81　涉案主要科室情况

（七）涉案领域

被告人涉案领域情况如图 4-82 所示。分析发现，非国家工作人员受贿罪中被告人涉案领域主要为药品和耗材领域，其中有 82 名被告人的涉案领域为药品，占比 53.2%；有 66 名被告人涉案领域为耗材，占比 42.9%；有 6 名被告人涉案领域为设备，占比 3.9%；有 3 名被告人涉案领域为试剂，占比 3.9%。另有 3 名被告人案件涉及宣传、检验和门诊挂号方面。

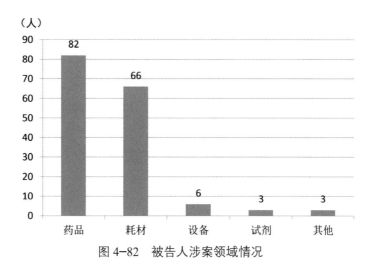

图 4-82 被告人涉案领域情况

（八）作案手段

被告人作案手段情况如图 4-83 所示。分析发现，部分被告人具有多种作案手段，154 名被告人作案手段共 157 条次，其中主要作案手段为行业潜规则和倾向性使用指定产品。有 74 名被告人的作案手段含行业潜规则，占比 47.1%；有 61 名被告人作案手段含倾向性使用指定产品，占比 38.9%；有 11 名被告人作案手段含统方，占比 7%；有 3 名被告人作案手段含指定药店购药，占比 1.9%。另有 8 名被告人为其他作案手段，包括倒卖紧缺号源等。

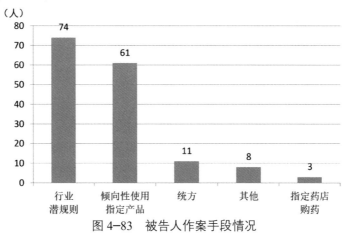

图 4-83 被告人作案手段情况

（九）受贿金额

被告人受贿金额情况如图 4-84 所示。分析发现，非国家工作人员受贿罪中被告人受贿金额最低的 0.5 万元，最高的 685.1 万元，平均为 36.1 万元。从受贿金额分段来看，有 33 名被告人的受贿金额不满 6 万元，占比 21.4%；有 108 名被告人的受贿金额在 6 万元及以上、不满 100 万元，占比 70.2%；有 13 名被告人的受贿金额在 100 万元及以上，占比 8.4%。

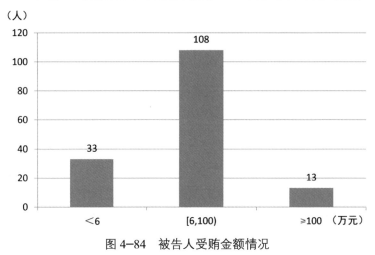

图 4-84　被告人受贿金额情况

从个案来看，受贿金额最高的案件是 2017 年江苏省某市人民法院判决的孙某某非国家工作人员受贿案。被告人孙某某为骨科副主任，其利用处方权为特定医药代表在医院销售骨科耗材方面谋取利益，并按照骨科耗材总业务量的 15% 收受回扣，8 年时间内先后多次非法收受相关医药代表所送人民币合计 685 万余元。

（十）判处刑罚情况

被告人判处刑罚情况如图 4-85 所示。分析发现，有 66 名被告人被判处免于刑事处罚，占比 42.9%；有 18 名被告人被判处拘役，占比 11.7%；有 70 名被告人被判处有期徒刑，占比 45.5%。

(人)

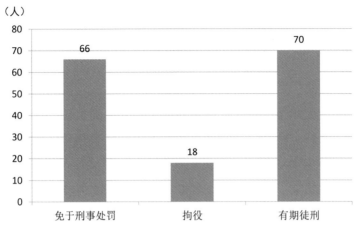

图 4-85 被告人判处刑罚情况

有期徒刑刑期情况如图 4-86 所示。分析发现，154 名被告人中共有 70 人被判处有期徒刑，刑期最短的 6 个月，最长的 6 年，平均刑期为 2 年 5 个月。从刑期分段来看，有 54 名被告人刑期在 3 年及以下，占比 77.1%; 有 16 名被告人刑期在 3 年（不含）以上，占比 22.9%。

从个案来看，刑期最长的案件是 2014 年云南省某县人民法院判决的洪某非国家工作人员受贿案。被告人洪某为医院骨伤科副主任医师，2010 年至 2013 年 6 月，其利用处方权，为相关医药代表谋取利益，并收受回扣 30 万余元，被判处有期徒刑 6 年。

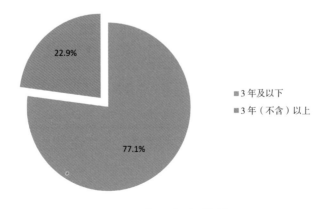

图 4-86 有期徒刑刑期情况

（十一）行贿人数量

行贿人数量情况如图 4-87 所示。分析发现，被告人的行贿人数最少的有 1 人，最多的有 8 人，平均为 2.4 人。从个案来看，行贿人数有 8 人的案件共有 3 件，第一件是 2016 年安徽省某县人民法院判决的胡某某非国家工作人员受贿案，被告人胡某某为医院外科副主任，其在诊疗过程中为患者多开特定药品，共收受 8 名相关医药代表药品回扣 12 万余元；第二件是 2018 年湖北省某市人民法院判决的王某某等 4 人非国家工作人员受贿案，王某某、袁某某等 4 名被告人均为医院神经外科医生，2014年 9 月至 2017 年 3 月期间，4 名被告人利用执业过程中开处方的业务便利，收受药商和药商代表等 8 人回扣 90 万余元；第三件是 2014 年云南省某县人民法院判决的周某某非国家工作人员受贿案，被告人周某某先后为医院急诊科和内科医生，其利用处方权，非法收受 8 名药品销售商所送回扣 4 万余元。

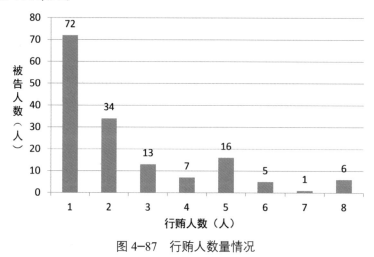

图 4-87　行贿人数量情况

（十二）行贿人被处理或另案处理情况

行贿人被处理或另案处理的情况如图 4-88 所示。分析发现，非国家工作人员受贿罪中向被告人行贿的总人数为 372 人，被处理或另案处理的行贿人数为 58 人，仅占行贿人总数的 15.6%。

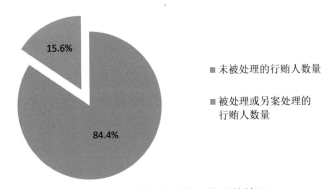

图 4-88 行贿人被处理或另案处理的情况

五、单位受贿罪指标分析结果

分析发现，在 1802 名被告人中，共有 127 人被判处单位受贿罪。

（一）案发医院等级

案发医院等级情况如图 4-89 所示。分析发现，有 14 名被告人所在医院等级信息无法查询，其余 113 名被告人中有 43 名被告人所在医院等级为三级甲等医院，占比 38%；有 15 名被告人所在医院等级为三级乙等医院，占比 13.3%；有 53 名被告人所在医院等级为二级甲等医院，占比 46.9%；有 2 名被告人所在医院等级为二级乙等医院，占比 1.8%。

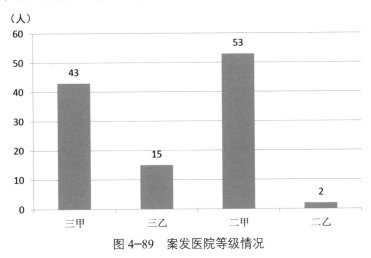

图 4-89 案发医院等级情况

（二）犯罪持续时间

被告人犯罪持续时间情况如图 4-90 所示。分析发现，被告人犯罪持续时间最短的 1 年，最长的 14 年，平均为 4.6 年。有 125 名被告人的犯罪持续时间在 2 年以上，占比 98.4%；有 54 名被告人的犯罪持续时间在 5 年以上，占比 42.5%；有 5 名被告人的犯罪持续时间在 10 年以上，占比 3.9%。

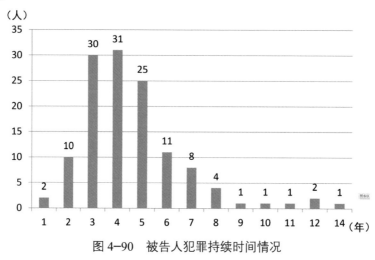

图 4-90　被告人犯罪持续时间情况

从个案来看，犯罪持续时间最长的案件是 2018 年江苏省某市某区人民法院判决的某市人民医院五官科、刁某某单位受贿案。判决书载明，被告单位某市人民医院五官科于 2005 年 1 月至 2018 年 3 月，与某设备有限公司、某医疗器械有限公司等公司开展业务合作期间，在业务洽谈、协议签订、病员组织、手术配套等方面为合作方谋取利益；被告人刁某某作为被告单位直接负责的主管人员，直接经手非法收受合作对方给予的回扣 162 万余元，并在被告单位内部进行分配，犯罪持续时间长达 14 年之久。

（三）涉案职务

被告人涉案职务（层级）情况如图 4-91 所示。分析发现，涉案职务为院级正职的被告人有 10 人，占比 7.9%；涉案职务为院级副职的被告人有 3 人，占比 2.4%；涉案职务为中层正职的被告人有 91 人，占比 71.7%；

涉案职务为中层副职的被告人有11人，占比8.7%；作案时为一般工作人员的被告人有17人，占比13.4%。单位受贿罪中中层正职层级的发案人数明显多于其他层级。

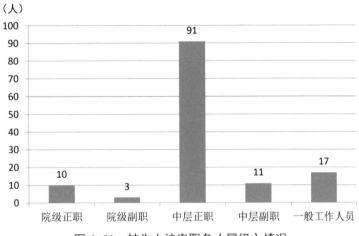

图4-91　被告人涉案职务（层级）情况

被告人涉案具体职务情况如图4-92所示。从被告人涉案具体职务来看，骨科主任、院级正职、骨科副主任、麻醉科主任等职务出现频次较高，从被告人所属科室来看，骨科频次最高，这与骨科使用的高值耗材较多有关。

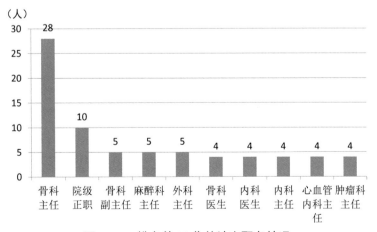

图4-92　排名前10位的涉案职务情况

（四）涉案领域

被告人涉案领域情况如图 4-93 所示。分析发现，有 9 名被告人在判决书中未明确其涉案领域，其余 118 名被告人涉案领域主要集中在药品、耗材、试剂等方面。其中，有 66 人涉案领域涉及耗材，占比 55.9%；有 57 人涉案领域涉及药品，占比 48.3%；有 5 人涉案领域涉及试剂，占比 4.2%。

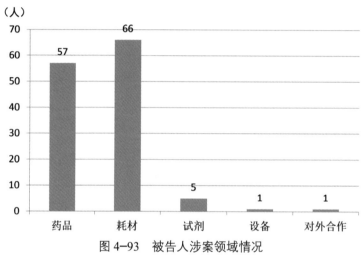

图 4-93 被告人涉案领域情况

（五）受贿金额

被告人受贿金额情况如图 4-94 所示。分析发现，单位受贿罪中被告人受贿金额最小的 10.3 万元，最大的 5057 万元，平均为 166.2 万元。其中，受贿金额最大的案件是 2016 年吉林省某县人民法院判决的某医院采购科、杜某单位受贿案。判决书载明，被告人杜某在担任其医院下属医药公司负责人兼任医院采购科科长期间，按照医院安排购药再加价卖给医院，得到价差款 1969 万元，分别以公司负责人和采购科科长的名义为医院收取回扣 2042 万元和 1046 万元，上述款项共 5057 万元并未入账，而是按照该医院院长批准直接用于医院或公司支出。

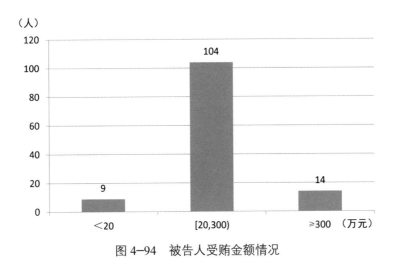

图 4-94 被告人受贿金额情况

（六）判处刑罚情况

被告人判处刑罚情况如图 4-95 所示。分析发现，有 61 名被告人免于刑事处罚，占比 48%；有 26 名被告人被判处拘役，占比 20.5%；有 40 名被告人被判处有期徒刑，占比 31.5%。

有期徒刑刑期情况如图 4-96 所示。分析发现，127 名被告人中共有 40 人被判处有期徒刑，刑期最短的 6 个月，最长的 3 年，平均为 1 年 4 个月。

从个案来看，刑期最长的案件是 2016 年湖南省某市某区人民法院判决的湖南省某市某医院某科室、黄某单位受贿案。被告人黄某是医院大内科主任、心血管内科主任，在心脏介入类高值耗材的采购、使用中，以科室发展为由单独或伙同他人收取回扣 300 万余元，个人分得 91 万元，其他回扣款一部分分给科室其他人，一部分用于科室公共支出，黄某因犯单位受贿罪被判处有期徒刑 3 年。

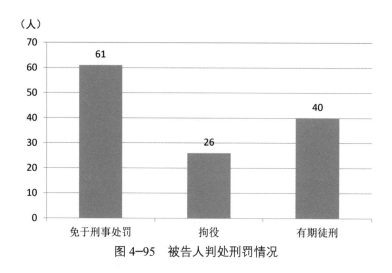

图 4-95　被告人判处刑罚情况

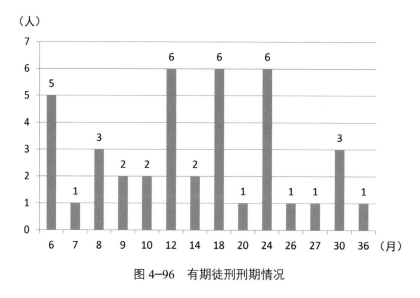

图 4-96　有期徒刑刑期情况

（七）行贿人数量

行贿人数量情况如图 4-97 所示。分析发现，有 2 份判决书中未明确行贿人数量，其余 125 名被告人中，行贿人数最少的 1 人，最多的 21 人，平均为 3.3 人。

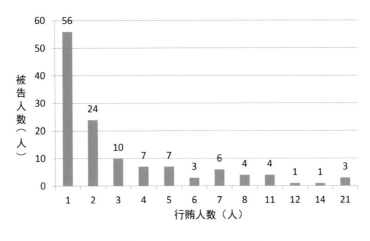

图 4-97　行贿人数量情况

从个案来看，行贿人最多的案件是 2018 年山西省某市某区人民法院判决的某市某医院、商某某、齐某、赵某某等 3 人单位受贿案。该案中 3 名被告人为举办迎春晚会和内科大楼奠基仪式，向 21 家供应商收取赞助费，商某某、齐某和赵某某均被判处单位受贿罪。

（八）行贿人被处理或另案处理情况

行贿人被处理情况如图 4-98 所示。分析发现，127 名被告人的行贿人总数为 410 人，被处理或另案处理的行贿人数为 49 人，仅占行贿人总数的 11.9%。

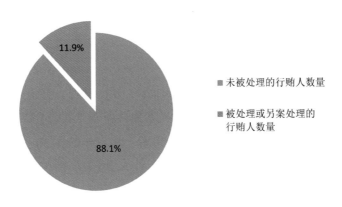

图 4-98　行贿人被处理情况

六、挪用公款罪特异性指标分析结果

分析发现，在 1802 名被告人中，共有 92 人被判处挪用公款罪。

（一）案发医院等级

案发医院等级情况如图 4-99 所示。分析发现，有 26 名被告人所在医院等级信息无法查询，其余 66 名被告人中有 17 名被告人所在医院等级为三级甲等医院，占比 25.8%；有 11 名被告人所在医院等级为三级乙等医院，占比 16.7%；有 29 名被告人所在医院等级为二级甲等医院，占比 43.9%；有 5 名被告人所在医院等级为二级乙等医院，占比 7.6%；有 4 名被告人所在医院等级为二级乙等以下医院包括卫生院，占比 6.1%。

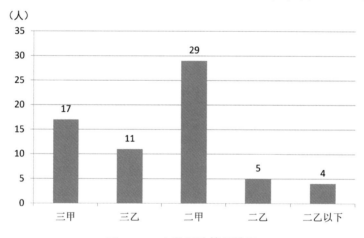

图 4-99　案发医院等级情况

（二）案发年龄

被告人案发年龄情况如图 4-100 所示。分析发现，有 10 名被告人的案发年龄信息缺失，其余 82 名被告人案发年龄最小的 24 岁，最大的 63 岁，平均为 40.8 岁。从案发年龄分段来看，案发年龄在 30 岁及以下的被告人有 17 人，占比 20.7%；案发年龄在 31 — 40 岁的被告人有 23 人，占比 28%；案发年龄在 41 — 50 岁的被告人有 28 人，占比 34.1%；案发年龄在 51 — 60 岁的被告人有 13 人，占比 15.9%；案发年龄在 60 岁以上的被告人有 1 人，占比 1.2%。

从个案来看，案发年龄为 24 岁的被告人有 2 人，一人是 2014 年甘肃省某市某区人民法院判决的苏某某挪用公款案中的苏某某，被告人苏某某 19 岁起在医院担任收费员，21 岁就开始采取截留病人预交款的手段，将公款用于个人日常开销，后由其父代为偿还，医院并未报案，也未将其调离财务岗位，苏某某非但没有汲取教训，反而在 2013 年和 2014 年再次作案，最终被判处挪用公款罪；另一人是 2016 年河南省某县人民法院判决的王某某挪用公款案中的王某某，被告人王某某为医院新农合医疗管理员，其擅自将公款用于赌博。案发年龄为 63 岁的被告人是 2016 年河北省某市某区人民法院判决的才某某挪用公款案中的才某某，其利用作为医院下属企业经理的职务便利，挪用公款进行个人投资。

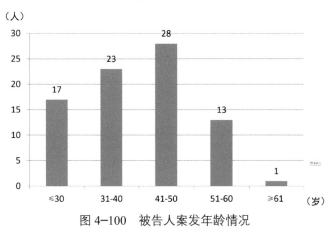

图 4-100　被告人案发年龄情况

（三）犯罪持续时间

被告人犯罪持续时间情况如图 4-101 所示。分析发现，被告人犯罪持续时间最短的 1 年，最长的 27 年，平均为 3.2 年。其中有 65 名被告人的犯罪持续时间在 2 年以上，占比 70.7%；有 13 名被告人的犯罪持续时间在 5 年以上，占比 14.2%；有 3 名被告人的犯罪持续时间在 10 年以上，占比 3.3%；有 2 名被告人的犯罪持续时间在 15 年以上，占比 2.2%；有 1 名被告人的犯罪持续时间在 20 年以上，占比 1.1%。

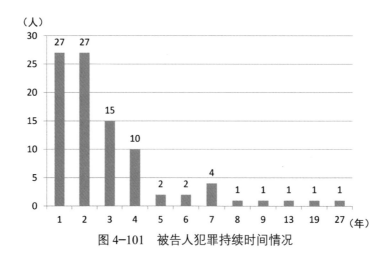

图 4-101 被告人犯罪持续时间情况

从个案来看，犯罪持续时间最长的案件是 2014 年湖南省某市某区人民法院判决的隋某某挪用公款案。被告人隋某某是医院门诊收费员，其挪用收取的门诊费偿还个人债务，并利用医院财务管理漏洞，把提前结账之后收取的门诊费用来弥补之前的亏空，犯罪持续时间长达 27 年之久。

（四）涉案职务

被告人涉案职务（层级）情况如图 4-102 所示。分析发现，涉案职务为院级正职的有 7 人，占比 7.6%；涉案职务为中层正职有 13 人，占比 14.1%；涉案职务为中层副职的有 4 人，占比 4.3%；作案时为一般工作人员的有 68 人，占比 73.9%。一般工作人员中以财务科收费员、出纳为主。

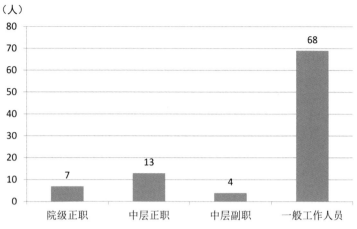

图 4-102 被告人涉案职务（层级）情况

（五）作案手段

被告人作案手段情况如图 4-103 所示。分析发现，有 11 名被告人的作案手段信息缺失，其余 81 名被告人主要以截留、违规支取、虚报冒领、伪造医疗纠纷等手段挪用公款，部分被告人采取多种手段作案。

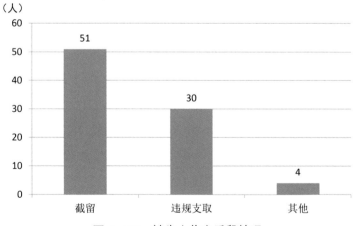

图 4-103 被告人作案手段情况

（六）挪用公款次数

被告人挪用公款次数情况如图 4-104 所示。分析发现，只有 21 名被告人的判决书中载明了被告人挪用公款的次数，其中挪用公款次数最少的 1 次，最多的 380 次。从挪用公款次数分段来看，挪用公款 1—10 次的被告人有 8 人，占比 38.1%；挪用公款 11—20 次的被告人有 4 人，占比 19%；挪用公款超过 20 次的被告人有 9 人，占比 42.9%。

（人）

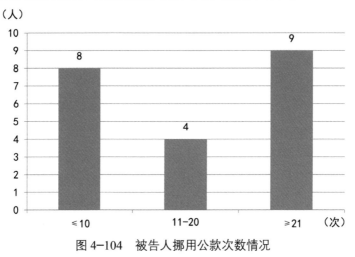

图 4-104　被告人挪用公款次数情况

（七）挪用金额

被告人挪用金额情况如图 4-105 所示。分析发现，被告人中挪用公款最少的 2.5 万元，最多的 5000.2 万元，平均为 203.1 万元。从挪用金额分段来看，有 3 名被告人挪用金额不满 5 万元，占比 3.3%；有 72 名被告人挪用金额在 5 万元及以上、不满 200 万元，占比 78.2%；有 11 名被告人挪用金额在 200 万元及以上、不满 500 万元，占比 12%；有 6 名被告人挪用金额在 500 万元及以上，占比 6.5%。

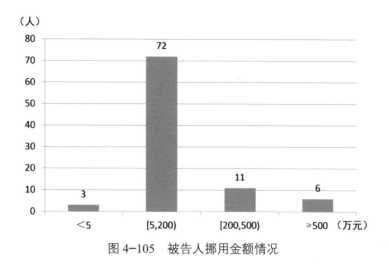

图4-105　被告人挪用金额情况

（八）挪用公款用途

被告人挪用公款的用途情况如图4-106所示。分析发现，被告人中有33人将挪用公款用于个人日常支出，占比40.2%；有23人将挪用公款用于投资、经营，占比28%；有21人将挪用公款用于出借或放贷，占比25.6%；有20人将挪用公款用于赌博，占比24.4%；有17人将挪用公款用于偿还债务，占比20.7%。另外，有10人将挪用公款用于购买彩票、购买游戏装备等。

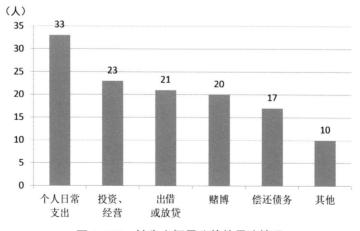

图4-106　被告人挪用公款的用途情况

（九）判处刑罚情况

被告人判处刑罚情况如图 4–107 所示。分析发现，92 名被告人中有 6 人免于刑事处罚，占比 6.5%；有 7 人被判处拘役，占比 7.6%；有 79 人被判处有期徒刑，占比 85.9%。

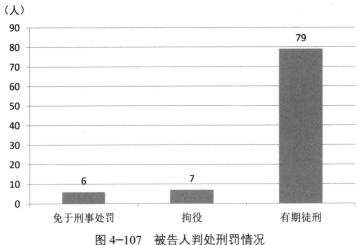

图 4–107　被告人判处刑罚情况

有期徒刑刑期情况如图 4–108 所示。分析发现，92 名被告人中有 79 人被判处有期徒刑，刑期最短的 6 个月，最长的 13 年 6 个月，平均为 3 年 11 个月。从刑期分段来看，有 55 人的刑期在 5 年及以下，占比 69.6%；有 18 人的刑期在 5 年（不含）以上、10 年及以下，占比 22.8%；有 6 人的刑期在 10 年（不含）以上，占比 7.6%。

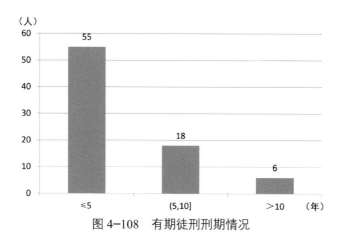

图 4-108　有期徒刑刑期情况

从个案来看，刑期最长的案件是 2020 年河南省某市人民法院判决的马某挪用公款案。被告人马某是医院会计，其利用本人掌握的该院支付宝对公账户超级管理员权限，挪用公款 5000 万余元进行网络赌博，该案也是挪用公款金额最大的案件。

七、行贿罪指标分析结果

分析发现，在 1802 名被告人中，共有 48 人被判处行贿罪。

（一）案发职务

被告人案发职务情况如图 4-109 所示。分析发现，有 22 名被告人案发职务为院级正职，占比 45.8%；有 3 名被告人案发职务为院级副职，占比 6.3%；有 9 名被告人案发职务为中层正职，占比 18.8%；有 1 名被告人案发职务为中层副职，占比 2.1%；有 13 名被告人案发时为一般工作人员，占比 27.1%。

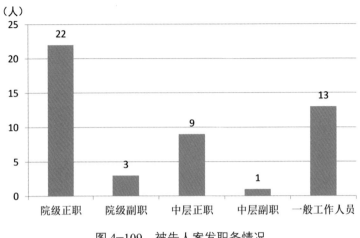

图 4-109 被告人案发职务情况

（二）行贿金额及事由

被告人行贿金额情况如图 4-110 所示。分析发现，被告人行贿金额最少的 1 万元，最多的 380 万元，平均为 29.4 万元。从行贿金额分段来看，行贿金额不满 3 万元的有 3 人，占比 6.3%；行贿金额在 3 万元及以上、不满 100 万元的有 42 人，占比 87.4%；行贿金额在 100 万元及以上的有 3 人，占比 6.3%。行贿事由主要以人员聘用、工作调动、职务晋升等事项居多。

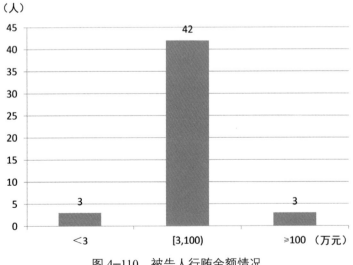

图 4-110 被告人行贿金额情况

（三）判处刑罚情况

被告人判处刑罚情况如图4-111所示。分析发现，48名被告人中有17人免于刑事处罚，占比35.4%；有5人被判处拘役，占比10.4%；有26人被判处有期徒刑，占比54.2%。

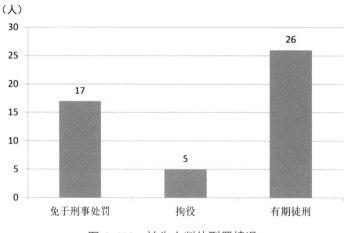

图4-111　被告人判处刑罚情况

有期徒刑刑期情况如图4-112所示。分析发现，48名被告人中有26人被判处有期徒刑，刑期最短的6个月，最长的5年6个月，平均为1年4个月。从刑期分段来看，有25人的刑期在5年及以下，占比96.2%；有1人的刑期在5年（不含）以上，占比3.8%。

从个案来看，刑期最长的案件是2019年山东省某市某区人民法院判决的杨某某行贿案。被告人杨某某为山东省某县某卫生院职工，同时为某商贸有限公司等医药公司实际控制人，杨某某为感谢某市某医院院长段某帮助他获得该院设备供货权，同时为继续向该院供货以及帮助其回款等事项，先后5次向段某行贿共计380万元，杨某某因犯行贿罪被判处有期徒刑5年6个月。

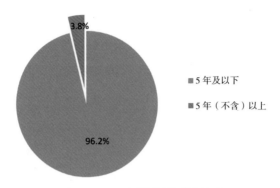

图 4-112　有期徒刑刑期情况

八、职务侵占罪指标分析结果

分析发现，在 1802 名被告人中，共有 24 人被判处职务侵占罪。

（一）案发医院等级

案发医院等级情况如图 4-113 所示。分析发现，有 5 名被告人所在医院等级信息无法查询，其余 19 名被告人中有 9 名被告人所在医院等级为三级甲等医院，占比 47.3%；有 1 名被告人所在医院等级为三级乙等医院，占比 5.3%；有 8 名被告人所在医院等级为二级甲等医院，占比 42.1%；有 1 名被告人所在医院等级为二级乙等医院，占比 5.3%。

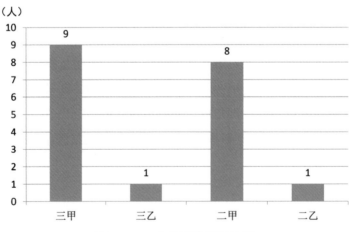

图 4-113　案发医院等级情况

（二）案发年龄

被告人案发年龄情况如图 4–114 所示。分析发现，有 3 名被告人的案发年龄信息缺失，其余 21 名被告人案发年龄最小的 24 岁，最大的 55 岁，平均为 38.9 岁。从案发年龄分段来看，案发年龄在 30 岁及以下的被告人有 7 人，占比 33.3%；案发年龄在 31 — 40 岁的被告人有 4 人，占比 19.1%；案发年龄在 41 — 50 岁的被告人有 8 人，占比 38.1%；案发年龄在 51 — 60 岁的被告人有 2 人，占比 9.5%。

从个案来看，案发年龄最小的案件是 2020 年贵州省某县人民法院判决的雷某职务侵占案。判决书载明，被告人雷某 1995 年出生（案发时仅 24 岁），2017 年 10 月被贵州省某县某医院聘用担任该院住院部收费员，负责住院部和传染病房门诊收费，入职仅 2 个月后雷某就先后将收取的 28 万元住院及传染病房门诊费私自借给他人使用，因无力归还，于 2018 年 3 月 4 日从该院离职。离职同时又将已收取的 8 万余元住院及传染病门诊费占为己有，雷某因犯职务侵占罪、挪用资金罪被判处有期徒刑 1 年 4 个月。案发年龄最大的案件是 2018 年安徽省某市某区人民法院判决的秦某某职务侵占案，判决书载明，被告人秦某某担任安徽省某市某医院下属企业高管期间，私自截留下属企业应当直接汇款到该院的劳务费 42 万余元，秦某某个人实得 30 万余元。此外，秦某某还因其他违法犯罪行为而犯非国家工作人员受贿罪、挪用资金罪，案发时被告人已 55 岁。

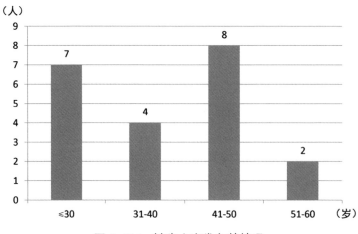

图 4-114 被告人案发年龄情况

（三）犯罪持续时间

被告人犯罪持续时间情况如图 4-115 所示。分析发现，被告人犯罪持续时间最短的 1 年，最长的 10 年，平均为 3.4 年。其中有 20 名被告人的犯罪持续时间在 2 年以上，占比 83.3%；有 4 名被告人的犯罪持续时间在 5 年以上，占比 16.7%；有 1 名被告人的犯罪持续时间在 10 年以上，占比 4.2%。

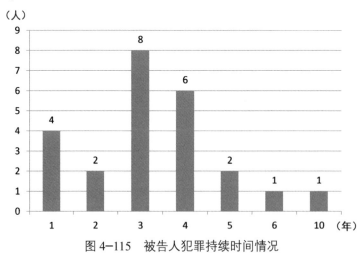

图 4-115 被告人犯罪持续时间情况

从个案来看，犯罪持续时间最长的案件即为前文所述的安徽省某市某医院下属企业高管秦某某职务侵占案。判决书载明，被告人的职务侵占行为从 2009 年 1 月持续到 2018 年 6 月，前后长达 10 年之久。

（四）涉案职务

被告人涉案职务（层级）情况如图 4-116 所示。分析发现，涉案职务为中层正职和中层副职的被告人各有 1 人，占比 4.2%；作案时为一般工作人员的被告人有 22 人，占比 91.6%。由此可见，职务侵占罪中一般工作人员犯罪人数较多。

被告人涉案具体职务情况如图 4-117 所示。分析发现，有 16 人是在财务科一般工作人员岗位上犯职务侵占罪的，其余人员涉及药剂科、病理科、麻醉科、内科等科室，均只有 1 到 2 人。由此可见，职务侵占罪中财务科工作人员犯罪人数较多，尤其是财务科收费员、出纳。

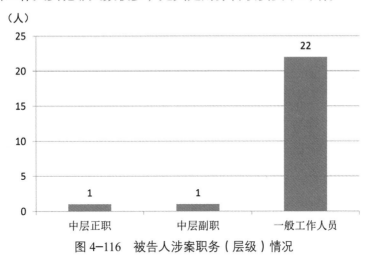

图 4-116　被告人涉案职务（层级）情况

(人)

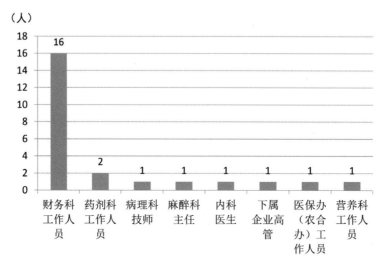

图 4-117　被告人涉案具体职务情况

（五）作案手段

被告人作案手段情况如图 4-118 所示。分析发现，职务侵占罪中被告人作案手段以截留收支、虚假退费等方式为主。其中有 12 名被告人作案手段为截留收支，占比 50%；有 5 名被告人作案手段为虚假退费，占比 20.8%；有 4 名被告人作案手段为监守自盗，占比 16.7%；有 2 名被告人作案手段为虚报冒领，占比 8.3%；有 1 名被告人作案手段为虚增支出，占比 4.2%。

(人)

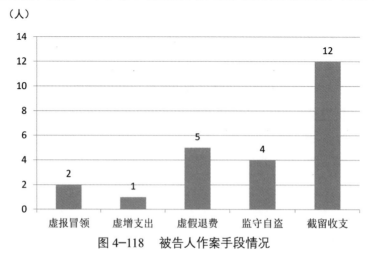

图 4-118　被告人作案手段情况

（六）侵占金额

被告人侵占金额情况如图 4-119 所示。分析发现，被告人侵占金额最少的 2.1 万元，最多的 250 万元，平均为 42.1 万元。其中有 2 名被告人的侵占金额不满 6 万元，占比 8.3%；有 20 名被告人的侵占金额在 6 万元及以上、不满 100 万元，占比 83.4%；有 2 名被告人的侵占金额在 100 万元及以上，占比 8.3%。

从个案来看，侵占金额最大的案件是 2018 年江苏省某市某区人民法院判决的谢某职务侵占案。判决书载明，被告人谢某为某市某医院财务处收费员，其利用职务便利，通过在医院收费系统内将现金收费记录篡改为现金退费，后制作虚假收支报表，将现金收银款进行截留的方式，侵占医院现金收银款共计 250 万余元。

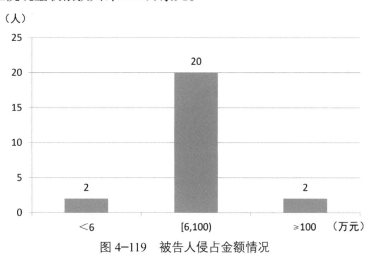

图 4-119 被告人侵占金额情况

（七）判处刑罚情况

被告人判处刑罚情况如图 4-120 所示。分析发现，24 名被告人中有 4 人被判处拘役，占比 16.7%；有 20 人被判处有期徒刑，占比 83.3%。

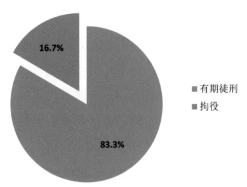

图 4-120　被告人判处刑罚情况

有期徒刑刑期情况如图 4-121 所示。分析发现，24 名被告人中有 20 人被判处有期徒刑，刑期最短的 6 个月，最长的 9 年，平均为 2 年 5 个月。从刑期分段来看，有 15 人刑期在 3 年及以下，占比 75%；有 5 人刑期在 3 年（不含）以上，占比 25%。

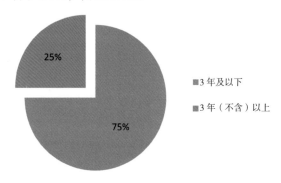

图 4-121　有期徒刑刑期情况

从个案来看，刑期最长的案件是 2015 年云南省某市某区人民法院判决的徐某职务侵占案。判决书载明，被告人徐某为某附属康复医院收费员，2011 年 12 月至 2013 年 4 月，其利用职务便利，采取现金不入账、在收款凭证上虚注为刷医保卡的方式，侵占医院医疗费共计 50 万余元。

九、滥用职权罪指标分析结果

分析发现，在 1802 名被告人中，共有 19 人被判处滥用职权罪。

（一）案发医院等级

案发医院等级情况如图 4-122 所示。分析发现，有 1 名被告人所在医院等级信息无法查询，其余 18 名被告人中有 3 名被告人所在医院等级为三级甲等医院，占比 16.7%；有 2 名被告人所在医院等级为三级乙等医院，占比 11.1%；有 9 名被告人所在医院等级为二级甲等医院，占比 50%；有 1 名被告人所在医院等级为二级乙等医院，占比 5.6%；有 3 名被告人所在医院等级为二级乙等以下医院，占比 16.7%。

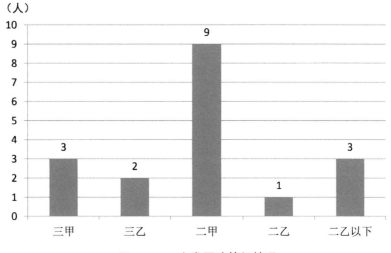

图 4-122　案发医院等级情况

（二）案发年龄

被告人案发年龄情况如图 4-123 所示。分析发现，被告人案发年龄最小的 37 岁，最大的 64 岁，平均为 48.8 岁。从案发年龄分段来看，案发年龄在 31—40 岁的被告人有 4 人，占比 21.1%；案发年龄在 41—50 岁的被告人有 7 人，占比 36.8%；案发年龄在 51—60 岁的被告人有 6 人，占比 31.6%；案发年龄在 61 岁及以上的被告人有 2 人，占比 10.5%。

从个案来看，案发年龄最小的案件是 2014 年陕西省某市人民法院判决的张某滥用职权案。被告人张某为陕西省某市某医院急诊科医生，其在患者既未在医院救治又没有诊查是否死亡的情况下，使用留存在急诊科已加盖公章的"居民死亡医学证明书"，违规开具"居民死亡医学证明书"。案发年龄最大的案件是 2019 年湖北省某市人民法院判决的彭某某滥用职权案，被告人彭某某是湖北省某市某医院党委书记、院长，其在未经集体研究请示上级管理部门同意的情况下，擅自决定从银行贷款5000 万元给医院基建项目承包商周转，医院为此支付贷款利息 1900 万余元，案发时被告人已 64 岁。

（人）

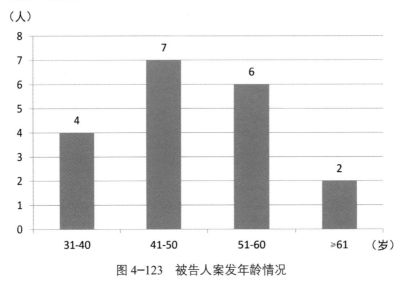

图 4-123　被告人案发年龄情况

（三）涉案职务

被告人涉案职务（层级）情况如图 4-124 所示。分析发现，涉案职务为院级正职的被告人有 8 人次，占比 40%；涉案职务为院级副职的被告人有 2 人次，占比 10%；涉案职务为中层正职的被告人有 5 人次，占比 25%；涉案职务为中层副职的被告人有 1 人次，占比 5%；作案时为一般工作人员的被告人有 4 人次，占比 20%。

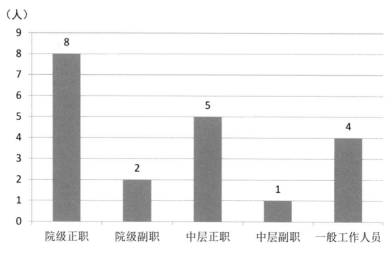

图 4-124 被告人涉案职务（层级）情况

（四）判处刑罚情况

被告人判处刑罚情况如图 4-125 所示。分析发现，19 名被告人中有 8 人免于刑事处罚，占比 42.1%；有 1 人被判处拘役（刑期为 4 个月），占比 5.3%；有 10 人被判处有期徒刑，占比 52.6%。

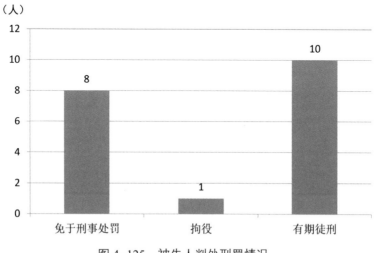

图 4-125 被告人判处刑罚情况

有期徒刑刑期情况如图 4-126 所示。分析发现，有 10 名被告人被判处有期徒刑，刑期最短的 8 个月，最长的 4 年 6 个月，平均刑期为 2 年 9 个月。刑期在 3 年及以下的有 7 人，占比 70%；刑期在 3 年（不含）以上的有 3 人，占比 30%。

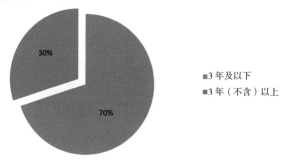

图 4-126　有期徒刑刑期情况

从个案来看，刑期最长的案件是 2018 年安徽省某市某区人民法院判决的何某某滥用职权案。被告人何某某为安徽省某大学附属医院院长，其违规将医院外科中心对外承包，并允许外科中心在医院结算体系内单独采购耗材，违反耗材不得加价规定，以最高限价将耗材销售给患者，套取销售价和采购价之间的差额 5700 万余元，致使国家利益遭受特别重大的损失。

第四节　公立医院腐败的主要特点

通过对前期座谈访谈所取得资料进行整理，以及对 1517 份判决书进行的定量分析，可以归纳出公立医院腐败案件具有如下特点。

一、腐败案件类型多，贪污受贿占比高

从案件类型来看，本研究收集到有效判决书 1517 份，共有被告人

1802人，腐败案件类型较多，共涉及28个罪名，如受贿罪、贪污罪、非国家工作人员受贿罪、单位受贿罪、挪用公款罪、行贿罪、职务侵占罪等（详见表4-2）。其中，贪污受贿类案件占比高，其他案件占比低。从分析结果来看，受贿类犯罪被告人1271人，占全部被告人的70.5%；贪污罪被告人291人，占全部被告人的16.1%；以上合计占全部被告人的86.6%，其他案件类型仅占13.4%。

二、"关键少数"发案多，"能人腐败"较突出

"关键少数"主要指各级领导干部，就公立医院而言，院级领导集决策权、人事权、财务权于一身，权力寻租空间大，是行贿人重点"围猎"对象；中层干部是医院的中坚力量，是上层决策的执行者，在其职务范围内话语权较大，对上级决策有较大影响力。因此，公立医院的"关键少数"主要是院级领导和中层干部。分析结果显示，公立医院腐败案件中院级领导被告人占比30%，中层领导职务被告人占比45.5%，合计75.5%，占全部被告人的大多数。

这些被告人，他们往往既是行政领导又是权威专家，在其领域深耕多年，是推动医院发展或学科建设的能人。笔者在发案医院走访了解到，很多被告人曾为医院发展作出重要贡献，职工和行业主管部门对他们案发前的工作表现、能力、业绩等评价较高。尽管这些能人社会地位高、行业影响大，但在纪律和法律面前没有例外，这也反映出党和国家在查处腐败问题时全覆盖、零容忍的决心。

三、涉案领域分布广，重点岗位风险大

从分析结果来看，公立医院腐败案件涉案领域非常广泛，包括药品、设备、耗材、基建、试剂、人事、后勤、财务、信息化、对外合作等各领域，虽然各领域均有发案，但发案频率差异较大。总体来看，经济活动频繁、资金流量大的领域腐败案件更多，与之对应的相关岗位腐败风险也较大。

在受贿罪案件中，有43.7%的被告人在药品领域发案，有41.9%的被告人在设备领域发案，有35.9%的被告人在耗材领域发案，有20.3%的被告人在基建领域发案，有12.6%的被告人在试剂领域发案，部分被告人是多领域发案，被告人职务主要是院级领导、药剂科、检验科、设备科负责人等；贪污罪案件中，有32%的被告人在财务领域发案，有22%的被告人在医保领域发案，有14.1%的被告人在药品、试剂、耗材、设备领域发案，被告人主要是财务部门工作人员，院级领导、医保部门工作人员、财务部门负责人也占有一定比例；非国家工作人员受贿罪案件中，有53.2%的被告人在药品领域发案，有42.9%的被告人在耗材领域发案，被告人中骨科、神经外科的医生较多；单位受贿罪案件中，有55.9%的被告人在耗材领域发案，有48.3%的被告人在药品领域发案，被告单位主要是骨科、麻醉科、心血管内科等。

四、腐败链条长，窝串案频发

公立医院选择使用药品、医疗器械等产品和服务，往往需要经过很多程序，大致可分为试用、进院、验收、配额管理、使用、付款、维保、评价、供应商管理等环节，使用部门、招标采购部门、药品和医疗器械管理部门、财务部门等多个部门相关人员以及院级领导均参与其中。分析发现，各环节均有案件发生，腐败链条贯穿始终，相关案例见图4-127。

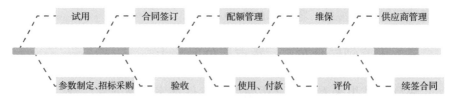

图4-127　公立医院腐败案件常见发案环节

供应商为了开展业务往往会对各环节相关人员行贿，同时还在不同医院不断复制"成功经验"，相关医院案件查办时往往查获一人带出多人，致使公立医院腐败案件中窝串案频发。例如，河南省某医院腐败案件中，药商为了供药便利、及时收款，分别向原分管副院长、财务科主任、药房负责人行贿；江苏省某医院腐败案件中，医疗器械科主任、检验科主任、检验科副主任、财务科主任利用职务便利为供应商谋取利益，并收受贿赂；在四川省某自治州医疗领域系列腐败案件中，2名不法商人采取金钱开路的方式，成功"围猎"该州人民医院、某民族医院、某县人民医院等多家医院的管理者和医务人员，涉案人员达200余人，其中，7名医院领导和科室负责人被查处并移送司法，113人受到党纪政纪处分。

五、发案环节集中，作案手段隐蔽

以受贿罪为例，腐败案件主要集中在进院、使用、付款3个环节，有78.2%的被告人在进院环节发案，有44.4%的被告人在使用环节发案，有29.8%的被告人在付款环节发案，部分被告人在多个环节发案。而且，作案手段隐蔽，被告人往往将帮助进院销售、增加使用量、优先支付等作案手段隐藏在正常经济活动或医疗业务当中，平常监管手段很难查出问题。如贵州省某医院原药械科主任袁某受贿案中，袁某向行贿人透露药品采购计划，并按照行贿人能提供的药品目录调整采购计划，加大行贿人能供应药品的采购量，为行贿人谋取利益；在某医院原药房工作人员受贿案中，被告人在系统中屏蔽其他同类药品，致使医生只能使用行贿人供应的药品，从而使行贿人代理的药品使用量增加；广东省某医院原院长麦某受贿案中，麦某收受贿赂后，在各类应付款项中，优先审批行贿人的药品货款单，并优先支付，为行贿人回笼资金提供帮助。

在非国家工作人员受贿罪中，被告人利用医生处方权受贿，倾向性使用行贿人供应的药品，因为处方的专业性强，如果没有明显的"大处方"行为，很难被发现。如福建省某医院原内科医生阮某某受贿案中，阮某某在开处方时倾向选择行贿人代理的药品，并形成用药习惯，因隐蔽性强，作案时间持续10年之久。

六、主观恶性较小，判决结果较轻

通过对访谈资料整理进行分析发现，纪检监察机关、检察机关、审判机关的办案人员普遍认为医务人员腐败案件中大部分被告人主观恶性较小，也有不少判决书对被告人主观恶性较小作了明确评价，并作为酌定从轻处罚的判决依据。在受贿罪案件中，具有索贿情节的被告人仅占 3.3%，近七成被告人是在没有为行贿人提供特别帮助的情况下收受贿赂，这与医疗销售行业潜规则有关。如海南省某医院原副院长李某某受贿案中，行贿人没有具体的请托事项，只是为了与李某某搞好关系；山东省某医院原院长陈某某受贿案中，医院按照合同正常履行付款义务后，设备销售商韩某某仍然按照行业惯例向陈某某行贿。

从判决情况来看，司法机关往往考虑到医务人员所承担的社会责任，培养医疗卫生专业人才的不易，以及减轻对医院正常运转的影响，而对医务人员处罚较轻。从分析结果来看，1802 名被告人中有 20.1% 的被告人免于刑事处罚，有 32.9% 的被告人被判处缓刑，合计超过被告人总数的一半，尤其是在非国家工作人员受贿罪中，被告人多数都是普通医务人员，被告人免于刑事处罚占比 42.9%，被判处缓刑的占比 37%，合计占被告人总数的 79.9%。

第五章　公立医院腐败问题原因分析

腐败是在一定社会经济条件下产生的，是一个复杂的社会性问题，它的产生是多种因素共同作用的结果，既有惩罚力度不够、制度不完善、监督乏力的原因，也有私欲作祟、侥幸心理等因素，还有政治生态、社会风气和历史文化等的影响。公立医院作为我国医疗服务体系的主体，在市场经济浪潮的冲击下，同样也不可避免地出现腐败问题，它的存在和产生同样是多种因素综合作用的结果，既有腐败的共性，也有医疗行业特性体现出的个性。本章根据前述对公立医院腐败案件的质性分析和定量分析，结合公立医院行业特点，总结分析公立医院腐败问题成因。

第一节　市场经济因素

改革开放以来，市场经济蓬勃发展，我国医药卫生事业也随之进行了一系列改革，取得了一系列显著成就：医疗卫生服务体系不断完善，基本公共卫生服务均等化水平稳步提高，公共卫生整体实力持续提升，我国居民健康水平得到显著提高，主要健康指标总体上优于中高收入国家平均水平。但随着市场经济的发展，医疗卫生事业也出现了一些问题。

一、公立医院逐利现象是滋生腐败的温床

(一)"以药养医"现象的历史演进

"以药养医"是指以医生的劳动带动药品的高附加值,以药品的高利润拉动医院的经济效益,维持医院的正常运转。究其本质,就是公立医院的利益驱动机制,即公立医院为了适应市场规则,建立起的自我运作、自我获益的利益补偿机制。新中国成立之初,公立医院盈亏完全由财政负担。1954年,在经济十分困难的情况下,为了减轻国家财政负担,国家出台了药品加成政策,明确规定西药加成率不得超过15%,中成药不得超过16%,中草药不得超过29%[①]。即县及县以上公立医院销售药品,以实际购进价为基础,顺加不超过加价率上限作价,加价部分的收入主要用于医院人力及各项损耗等医疗成本,成了医院收入的重要来源。逐渐地,"以药养医"现象开始出现。

1981年,为扭转卫生机构不善于经营核算的局面,卫生部下发了《医院经济管理暂行办法》和《关于加强卫生机构经济管理的意见》。在此基础上,1985年,正式启动医疗改革,核心思想可以理解为"放权让利",扩大医院自主权。此次改革虽然可以起到刺激医院创收、弥补收入不足的作用,但也间接地使公立医院的公益性逐渐淡化,逐利性开始凸显,公立医院的发展方向从此被导向企业化、市场化模式。而这一时期,医药代表这一"舶来品"出现,他们成为医药企业与医生之间的重要纽带。在这个逐步推高药品价格的利益链条中,药品零售价格的40%—60%留在了医生和医药代表环节,灰色地带逐渐形成,产生诸如收红包、乱收费等变异行为[②]。

医疗体制改革市场化取向明显,追求经济利益倾向在医疗卫生领域蔓延,公立医院逐渐演化为"以药养医"运营模式,在加速推动公立医

---

① 张默,卞鹰.我国医院药品价格加成政策的历史回顾及其影响[J].中国卫生事业管理,2007(7):465-466.

② 胡涛.对我国医疗卫生体制改革的思考[J].改革与战略,2008(3).

院快速扩张、解决群众基本医疗需求的同时，公立医院天然公益特性被淡化了，负面效应逐渐显现。2009 年，中共中央、国务院出台《关于深化医药卫生体制改革的意见》，开启新一轮医改，通常称"新医改"。"新医改"将公立医院公益属性重新归位，并把以破除"以药养医"为突破口的公立医院改革作为本次医改的重点，规定取消药品加成政策，实行药品零加成。2012 年，国务院出台文件，明确开始在全国范围内的公立医院系统取消药品加成，截至 2017 年年底，国家卫生计生委宣布全国所有公立医院已经取消药品加成，至此，实施 60 多年的药品加成政策正式退出历史舞台。

（二）逐利的现象未得到根本转变

"新医改"之前，公立医院补偿渠道主要由政府财政投入、医疗服务收入和药品加成收入三部分构成。据统计，1984—1994 年全国医疗机构的药品收入上升了 5.6 倍，1994 年药品收入占医疗机构业务收入的比例达到 55.3%，在之后的 10 年里，药品收入占医疗机构业务比例在 50% 上下浮动。2005 年药品收入约占医疗机构业务收入的 43%。

"新医改"之后，随着实行药品零加成，从而将"新医改"前公立医院的三大补偿渠道变为医疗服务收入和政府补偿两大渠道①。这两大渠道依然较为弱势，难以支撑多数公立医院的运营与发展。

一方面，政府财政投入不足。据统计分析，从 2009 年开始，药品收入占公立医院总收入的比重逐步降低，由 2009 年的 42.1% 降到 2017 年的 31.1%，下降幅度高达 11%。药品收入增长率下降也极为显著，由 2009 年的 24.5% 下降到 2017 年的 1.5%。而政府财政投入占比未有显著增加，2010 年以来，在公立医院收入来源中，政府财政补助收入在 8% 左右波动，2017 年达到 9.2%，其增长率呈现不断下降趋势，政府财政补助增加比例甚微，显示出财政补助对公立医院补偿途径的调整作

---

① 参见国务院办公厅《关于全面推开县级公立医院综合改革的实施意见》（国办发〔2015〕33 号），2015 年 5 月 8 日.

用较弱①。2020年,全国三级公立医院财政补助收入占总收入的比例为13.15%,较2019年提高5.21%;二级公立医院的财政拨款收入占总收入的比例为22.02%,较2019年增加9.76%,但提高的部分均主要为新冠肺炎疫情防控的专项补助②③。从上述数据分析来看,2010—2020年,公立医院的财政补助总体水平趋于稳定,始终维持在10%左右,增幅不大,难以维持医院正常运行。

另一方面,医疗服务价格偏低且长期滞后。2016年国家发展和改革委、国家卫生计生委、人社部和财政部四部委联合颁布了《关于印发推进医疗服务价格改革意见的通知》,明确提出:取消药品加成后的补偿主要由调整医疗服务价格来承担。2017年《国家发展改革委关于全面深化价格机制改革的意见》指出:"建立健全价格动态调整机制。综合考虑成本变化、服务质量、社会承受能力,依法动态调整公用事业和公共服务价格。"然而,通过公开资料发现,各地对医疗服务价格的动态调整机制基本没有涉及④。清华大学社会学系联合中国医师协会人文医学专业委员会于2020年12月对全国28个省份各级医院的1万余名医师开展问卷调查,形成《2021医师调查报告》,该报告显示:65.58%的医师都认为当前医疗服务收费水平"低"或"太低")。研究表明,长期以来,公立医院服务价格(尤其是一些治疗类、手术类和中医类医疗服务项目)偏低且长期滞后,致使药品、耗材及大型医用设备检查费用高且存在不合理使用⑤。

---

① 张雅娟,毛振宾.药品零加成背景下公立医院的逐利机制与优化策略 [J].河南师范大学学报(哲学社会科学版),2021,48(01):102-112.DOI:10.16366/j.cnki.1000-2359.2021.01.13.
② 医政医管局.2020年度全国三级公立医院绩效考核国家检测分析情况 [EB/OL].(2022-07-04)[2022-08-02].http://www.nhc.gov.cn/yzygj/s3594q/202207/04928bbf79e64bc3a49b2248f1f97978.shtml.
③ 医政医管局.2020年度全国二级公立医院绩效考核国家检测分析情况 [EB/OL].(2022-07-04)[2022-08-02].http://www.nhc.gov.cn/yzygj/s3594q/202207/fa8c44de3cdb440d89ffa74ec712ecc3.shtml.
④ 孙伟,许光建.新一轮医疗服务价格改革回顾与建议 [J].中国医院管理,2018,38(7):1-4.
⑤ 林凯,王振宇,戴笑韫,等,医疗服务价格调整对公立医院收入结构的影响研究——基于成分数据分析方法 [J].中国医院管理,2021(041-004).

在政府投入不足、医疗服务价格偏低且长期滞后的情况下，公立医院运营压力较大。据国家卫生健康委员会公布的 2020 年度二、三级公立医院的"国考"成绩，可以看出，约四成二级医院出现亏损，其中 7.5% 的医院资产负债率超过 100%；49.5% 的医院资产负债率超过 50%；有 43.5% 的三级公立医院医疗盈余为负。随着药品和耗材加成相继取消，一些公立医院为了生存发展不得不继续追求市场效益，公立医院逐利现象并未得到根本转变。

（三）逐利创收的大环境下容易滋生腐败

北京中医药大学卫生法专家卓小勤曾指出：医疗腐败问题之所以久治不愈，根源是"以药养医"，这是一系列医疗腐败的根源[①]。公立医院"以药养医"年深日久，其逐利特性已经形成一种惯性，后遗症长期存在，一些公立医院在逐利之路上仍然无法刹车。在逐利冲动和创收惯性的驱使下，很多公立医院想方设法提高收入，维持运转，有的在药品实行零加成政策后，将原来的利益链从明处转到暗处，收取回扣。如某附属医院 2012 年 1 月至 2015 年 7 月，对长期供货、供货量大的药品和医疗器械供应商，根据销售总额，按一定比例收取回扣款共计人民币 1100 余万元，用于医院各项支出。有的公立医院"大处方、泛耗材"等过度医疗乱象层出不穷，公立医院向基层医疗机构争夺资源和病人，规模过度扩张，形成"黑洞效应"和"虹吸效应"，导致医疗服务重心上移，冲击分级医疗服务体系[②]，最终导致医疗资源配置扭曲，医疗秩序混乱，在一定程度上为腐败提供了可乘之机。从国家医疗保障局曝光的典型案例看，有不少公立医院涉及重复收费、串换收费、捆绑收费、超量收费、超范围治疗、超范围用药、过度检查诊疗等违规结算医保基金行为；又如，某市一三甲公立医院于 2015 年至 2019 年期间，在医疗管理、服务活动中，未使用物价局规定的常规医

---

① 赵丽 . 医疗腐败"久病不愈"实行医药分业截断贿赂之源 [N]. 法制日报 .2012.06.11.

② 钟东波 . 破除逐利机制是公立医院改革的关键 [J]. 中国卫生政策研究，2015，8（9）：1-5.

用耗材，超范围、超服务使用利益关联药企的耗材，收取物价许可收费以外费用①。

在科室层面，同样面临着创收压力。一方面，医院对科室举办学术会议、参加学术交流等方面的预算较少，科室自己不得不另行筹措，致使科室违规私下接受供应商赞助现象比较突出。另一方面，在现有绩效分配模式下，科室收入的多寡在很大程度上决定了医务人员薪酬待遇的高低，医务人员也常常将收入和院内其他科室与院外同行进行比较，科室负责人面临着为科室职工创收和稳定队伍的巨大压力。因此，一些科室负责人对医务人员搞"灰色收入"也是睁一只眼闭一只眼，甚至带头搞违法创收。从数据分析来看，以科室为单位集体收受回扣的腐败现象不同程度地存在，其案件数占公立医院职务犯罪案件总数的7.2%，占受贿类（受贿罪、单位受贿罪、非国家工作人员受贿罪）案件数的10.0%。从相关案例看，单位受贿违法所得有的按医务人员职称系数发放，有的用于科室其他支出等。如某医院骨科，2013年1月至2016年6月期间，为相关企业销售的医药产品在使用上提供帮助，骨科主任安排科室医生采取账外暗中方式，收受销售方按使用量的比例给予的回扣费共计人民币848万余元，发放给科室医生和用于科室支出。

墨子云："染于苍则苍，染于黄则黄。所入者变，其色亦变。"一些公立医院在逐利冲动和创收惯性的大环境下，容易忽略公益属性，逐步形成追求利益最大化的不正风气，这无疑成为滋生公立医院腐败的温床。

二、市场恶性竞争为腐败提供了生长空间

（一）同质化现象严重，恶性竞争突出

同质化现象是指同一类或系列的不同品牌的产品，在外观设计、理化性能、使用价值、包装与服务、营销手段上相互模仿，以致产品的技

---

① 中央纪委国家监委官网：云南通报4起群众身边腐败和不正之风典型案例 [EB/OL]．（2022-05-28）[2022-09-20].https：//www.ccdi.gov.cn/yaowenn/202205/t20220528_195587.html.

术含量、使用价值逐渐趋同的现象。随着我国医疗卫生事业的不断发展，各地大力发展生物医疗产业，使我国药品、医疗器械的品种品规繁多，同质化现象开始凸显。药品方面，仿制药层出不穷，同一有效成分的药品往往被厂家配以不同的商品名，"一种药千家仿"现象突出。据统计，截至 2020 年底，全国共有药品生产企业 7690 家，药品经营企业 57.3 万家，药品近 20 万种[①]，与欧美主要发达国家大多仅有数百家药企相比，呈现出"多、小、散、乱"格局。医疗器械方面，据《中国医疗器械行业发展报告（2021）》数据显示（见图 5-3 至图 5-5），我国医疗器械生产企业数量众多，且呈逐年递增的趋势，但除少数生产企业有实力与国际知名企业竞争并占据高端市场外，绝大多数企业规模较小，技术水平较弱，也长期呈现"多、小、散"的特征。[②]

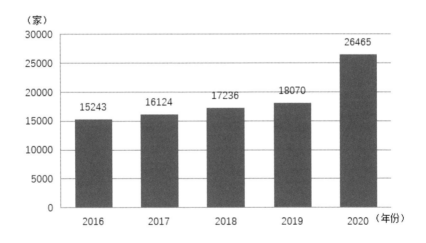

图 5-3　2016—2020 年我国医疗器械生产企业数量统计

---

① 国家药品监督管理局.药品监督管理统计年度报告（2020 年）[EB/OL].（2021-04-20）[2022-09-15].https://www.nmpa.gov.cn/zwgk/tjxx/tjnb/20210420160223150.html.
② 王宝亭，耿鸿武.中国医疗器械行业发展报告（2021）[M].社会科学文献出版社，2021.

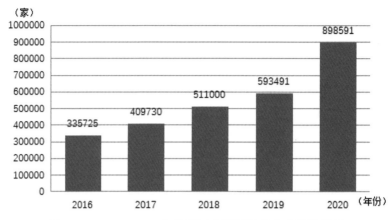

图 5-4　2016—2020 年我国医疗器械经营企业数量统计

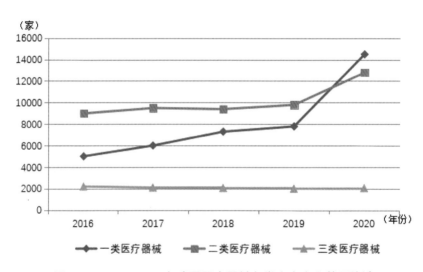

图 5-5　2016—2020 年我国医疗器械各类生产企业数量统计

　　药品、医疗器械同质化现象严重，为医院和医生在自主选择上创造了非常广阔的空间，客观上造成了行业竞争日益激烈的现象，一些低端无研发能力、生产大众药或中低端医疗器械的企业面临多重压力。而就使用端而言，用哪种药品、医疗器械主要由医院和医生说了算，只要药品、医疗器械能用到患者身上，就能拓展市场，过多的生产企业特别是中间环节企业为了生存，便通过商业贿赂等不正当竞争手段来大肆贿赂医院的管理者或医生，以图利用医患信息不对称造就一个需求市场，以此获得竞争优势，从而导致我国医疗市场无序竞争甚至恶性竞争。

（二）市场价格不透明，政府主导不足

按照市场经济理论，市场物价规律可以有效地控制和调节物品的价格。对于药品、医疗器械行业而言，我国的生产企业和品种品规众多，它们之间存在着竞争，按照价值规律，这种竞争可以有效地调节并降低价格。目前，除国家基本药物由政府定价监管外，其余80%的普通药品和所有医疗器械价格都是由厂家和销售方来定，由市场自行调节。随着近些年医疗事业的快速发展，新特药品不断推出、包装不断变化，高科技医疗产品不断面世，市场调节机制的滞后性和被动性开始凸显。而此时，政府对市场调节价格缺乏必要的监管手段和干预机制，流通领域肆意加价，再加上医疗市场混乱，导致药品、医疗器械价格波动浮动加剧，一些企业则浑水摸鱼，不择手段将药品、医疗器械高价销售给医院，以谋取巨额利润。

第二节　医疗行业因素

随着医疗领域反腐败力度的加大，公立医院腐败案件接连被披露。据中央纪委国家监委官方网站报道，仅2022年1—8月，就有近50名公立医院院长、书记落马，而且"拔出萝卜带出泥"的现象较为突出。如，云南省纪委监委开展全省医疗卫生行业行风建设及不正之风专项整治期间，共查处医疗卫生系统腐败案件179起，审查调查133人，给予党纪政务处分261人。这与医疗行业的特殊性不无关系。

一、利润空间巨大，以利猎权现象严重

药品的价格涉及人民群众切身利益，一直是社会关注的重要问题。而药品价格虚高、利润空间大一直被人们诟病，更有民间网络排名将药品列为十大暴利行业之一。据 2011 年中央电视台新闻报道，0.3 克 2 毫升的克林霉素磷酸酯注射液的出厂价仅为 0.6 元左右，在一些地方的中标价却超过 11 元。2014 年搜狐财经披露，葛兰素史克生产的贺普丁，真实成本为 15.7 元，转移定价后到中国工厂的口岸价是 73 元，出厂价（不含税）为 142 元，经物价部门核准的最高零售价为 207 元。2015 年中国财经网披露，广谱抗生素头孢尼西注射剂，每支 0.5 克的规格零售价为 32.8 元，而出厂价仅为 4.9 元；片剂厄贝沙坦氢氯噻嗪片是治疗原发性高血压的常用药，162.5 毫克 7 片装的规格零售价 38.1 元，出厂价却只有 4.8 元，此类报道不胜枚举。

为切实解决这一问题，国家相关部门陆续采取相关措施，如实行药品集中招标采购，在公立医院机构药品采购中推进"两票制"，实施带量采购，并建立国家基本药物制度等。然而，基本药物只是适应基本医疗卫生需求，其在整个药品市场只占很小一部分，一位熟悉医疗行业的专家称，集中采购的药品只有 200 多种，但常用药品就有 2000 多种[1]。从相关案例不难看出，基本药物价格较便宜、利润低，腐败犯罪发案少，创新药品、专科用药等特药多数价格较贵、利润高，不少医药代表"围猎"使用端医生，让医生多开特药使其获得高额利润，成为药品领域腐败犯罪的"主要阵地"。

2016 年，国家明确对处方药销售限定实行"两票制"模式，强制规定成品药从药厂到医院最多只能有两道环节、开两次发票，即"药品生产企业—经销商—医院"经营模式。这种销售模式一定程度上遏制了药品流通环节的层层加码，然而，一些地方却通过厂商自己或第三方联合

---

① 杨智淋.清病灶正本源的长效治理之策［J］.廉政瞭望，2021（17）：29-31.

成立药品营销公司的"厂商—公司—医院"模式来实现两票制，即药厂仍以出厂实价销售给负责药品推广的合同服务组织（Contract Sales Organization，CSO），CSO再按医院中标价开票收款，药品推销推广费用由其消化。CSO模式与原厂商直销模式的区别只是医药代表的身份及发生费用是归属于厂商还是营销公司，只要无票费用存在，其改变的只是风险主体而非风险实质。可见，两票制改革只改变了医药厂商高额销售费用的消化转嫁方式，并未有效遏制药品价格虚高和利益输送问题[①]。

自2018年以来，国家医保局推进了7批全国药品集采，共覆盖294种药品，药品价格平均降幅超50%。国家药品集采揭开了一个隐藏在大众认知中的黑幕，再一次证实了药品的利润空间巨大。随着人们对高质量医疗的需要，新药、特药层出不穷，仅仅依靠基本药物集采和国家层面谈价机制的采购模式还远远不够，绝大多数药品利润空间巨大的状况并没有得到有效解决。

相比药品而言，医用耗材、医疗设备的利润空间更是有过之无不及。2020年12月，国家医疗保障局发布《关于国家组织冠脉支架集中带量采购和使用配套措施的意见》，开启了国家组织耗材集采的实践工作。2021年6月21日，国家组织高值医用耗材联合采购办公室发布了《国家组织人工关节集中带量采购公告（第1号）》，集采产品包括初次置换人工全髋关节、初次置换人工全膝关节，这是继冠脉支架集采以来国家组织的第2次耗材集采。从降价成效来看，冠脉支架集采超90%的价格降幅，均价从1.3万元左右降至700元左右；髋关节平均价格从3.5万元降至7000元左右；膝关节的平均价格从3.2万元降至5000元左右，平均降幅为82%。降价幅度相较于药品更为显著，可见耗材价格虚高更为明显。对于医疗设备而言，成本价因涉及商业机密，很难从

---

① 严才明.两票制，带量采购与药品价格形成机制——基于医药厂商税收风险视角的分析[J].公共治理评论，2019（1）：15.

公开的数据中捕获，但从相关案例可以看出医疗设备的利润空间之大。行贿人销售一台设备进医院给相关医院管理人员的一次性回扣点位普遍在销售价格的10%左右，有些设备的一次性回扣比例远高于10%（见表5-1），这些回扣的背后，隐藏着惊人的利润空间。据一份判决书显示：销售代表销售给某县人民医院的一台医疗设备进价只有370万元，卖给医院的价格却达830万元，相当于翻了两倍多。在某市查处医疗腐败案件后，多部门联合将全市范围内的大型医疗设备统一采购，按照市场调研价格，需用3个多亿购买的一批医疗设备，最终以0.8亿多元成交。

表 5-1　医疗设备高比例回扣案件列表

序号	判决书文号	设　备	中标价格	回扣金额	回扣比例
1	（2020）川 10 刑初 1 号	高端彩超	298.8 万元	40 万元	13.4%
2	（2019）鲁 0687 刑初 239 号	彩超	140 万元	20 万元	14.3%
3	（2018）湘 0724 刑初 206 号	腹腔镜	130 万元	20 万元	15.4%
4	（2019）桂 1302 刑初 836 号	血液分析流水系统	190 万元	30 万元	15.8%
5	（2019）桂 1323 刑初 237 号	官腔镜	50 万元	8 万元	16.0%
6	（2019）桂 1323 刑初 237 号	全高清官腔内窥镜	70 万元	12 万元	17.1%
7	（2019）鲁 0687 刑初 239 号	DR+ 彩超	190 万元	35 万元	18.4%
8	（2015）剑阁刑初字第 80 号	高端 CT	2662 万元	110 万美元	25.3%
9	（2019）鄂 0505 刑初 68 号	不详	1100 万元	371 万元	33.7%
10	（2018）湘 0724 刑初 206 号	彩超	200 万元	77.9 万元	39.0%

二、潜规则较为普遍，带金销售现象突出

（一）医疗行业潜规则现状分析

所谓潜规则是相对于正式规则而言的，是潜存在正式规则背后，在实际中发挥作用的不成文的行为约束。它是对正式规则的有意变通、过滤或曲解，这体现了一个人为化的过程。正式规则经过人为修正后，必然发生一定的变形，而形成一种新的规则，即潜规则。质言之，潜规则

就是正式规则在实践中的异化，它是正式规则异化的产物①。应该说，各行各业，都有潜规则的存在，它无孔不入、无时不有，不断侵蚀着整个社会有机体的根基。

就医疗行业而言，医疗行业潜规则就是在医疗行业内部通行的一些为业内人士心照不宣、暗自遵循的一些灰色规矩，已成为"公开的秘密"。除了已经广为人知的红包之外，医疗行业潜规则还广泛存在于医疗活动的各个链条。从相关案例来看，有的药品、医疗器械进院要缴纳"进院费"，有的在药品、耗材使用过程存在"开单提成费""统方费"，有的在货物验收、货款支付环节要表示"感谢费"等。一位从事多年药品销售的医药代表称，为支付回扣，医药代表需准确了解药品使用情况，一般会以 3% 的回扣比例贿赂医院信息科人员来获得每月的统方信息，然后再根据统方信息按一定比例计算给医生的回扣费用。一位从事麻醉耗材销售的医药代表称，以一件 100 元的耗材为例，销售公司从药厂拿货价大致为 30 元，需要向医院麻醉科主任付 30 元左右回扣，再分给科室医生 20 元，自己留 15 元利润②。从相关案例案看，行贿人没有具体请托事项，单纯为了表示感谢而实施行贿的占绝大多数（见图 4-46）。

（二）带金销售成行业"共识"

带金销售是医药企业通过给予医生、有决策权和影响力人员回扣，以此谋取交易机会或竞争优势的不当行为，其违背了营销伦理的首要原则——效用与效率原则，挑战法律的尊严，违背公平、公正原则，导致社会信用危机，与人本主义思想相悖，属于侵犯患者权益的恶行③。而这颗"毒瘤"的形成可追溯到 20 世纪 80 年代中后期，它是医药代表制

---

① 孙强.哲学视域下的潜规则研究［D］.中共中央党校，2012.

② 南方周末.拔除"带金销售"钉子：137 份判决书里的医疗回扣［EB/OL］.（2022-02-24）[2022-09-16].http：//www.infzm.com/contents/224069.

③ 唐建民、张念萍、方延腾."带金"销售的营销伦理缺失［A］.1002-736x（2005）08-0128-03.

度的衍生品和市场自由竞争的产物。医药代表是 1988 年由西安杨森制药公司首先在国内推出的，它为企业和医生间提供了直接沟通与交流的机会，在一定程度上影响了医生的学术观点和用药习惯，对我国医药行业的发展起到了许多积极的作用，客观上也促进了药品的销售。到 90 年代后期，大量本土药企开始成长，短时间国内涌现出几千家药厂，纷纷加入药品销售竞争的行列。由于医药代表对企业销售业绩增长的巨大帮助，很多国内的药品生产企业开始效仿这种模式并盛行开来。据统计，截至目前，医药代表已达 300 万之多[①]。

随着医药市场竞争日益激烈，许多企业为了在短时期内追求销售业绩，把药品销售情况跟医药代表的收入直接挂钩，却疏于对医药代表基本技能和思想道德素质的培训、管理，致使医药代表队伍良莠不齐。更有甚者，某些企业鼓励、怂恿医药代表采取不正当手段进行药品促销。与此同时，对于药品回扣现象，问题初现时，相关职能部门没有及时采取有效的措施予以禁止和管理，从而使得药品销售过程中的回扣之风逐渐盛行，成为不少药品生产企业完全依赖的促销方式。后虽然国家制定了《反不正当竞争法》等法律法规，采取了一系列措施，然而这些法律法规和措施并未从根本上触及药价虚高的根本环节——"带金"销售。《中国纪检监察报》曾报道，2016—2019 年间全国百强制药企业中有超过半数被查实存在直接或间接给予回扣行为，其中频率最高的企业 3 年涉案 20 多起，单起案件回扣金额超过 2000 万元。

医药企业之所以热衷于违规经营而不愿合规，皆因违规带来高额利润，合规需要支付成本，没有站在药企长远发展的高度去权衡违规成本[②]。而这种私下操作也会让医药代表短时间内获取最大的利益，使一些医药代表只依赖"带金"销售来提高收入，这种轻而易举的事情一旦

---

① 中研网 .2021 医药代表行业发展现状及前景分析 [EB/OL].（2021-10-25）[2022-09-16]. http://www.chinairn.com/hyzx/20211025/154846371.shtml.

② 胡雪峰，吴晓明 . 医药企业营销模式合规性简论 .［A］.1004-2768（2014）08-0144-03.

形成习惯，就会让医药代表、供应商疯狂起来，很容易把自己工作重心都放在带金销售上。如重庆市某县人民医院院长郭某受贿案，药品供应商胡某在 2004 年就已进入该医院配送名单，但其销售量始终处于低位，甚至呈现负增长。胡某为了提升药品销售量，通过各种手段结识、拉拢腐蚀郭某，最后二者达成"利益默契"，郭某大肆收受贿赂的同时，利用其手中的权力为胡某谋利，使该公司药品销售额一路飙升，在众多同行公司中"脱颖而出"①。

只要带金销售的暗道依然存在，背后的利益链就会"斩不断，理还乱"。不论规模大小，都会让药品、医疗器械多了一个不正当的竞争手段。其后果是，少数药品和医疗器械即使品质不好或价格虚高，也有渠道打开销路，久而久之，就会形成新的潜规则，这也是公立医院腐败久久不能根治的原因之一。

第三节　制度监管因素

18 世纪法国启蒙时代的著名思想家、法学家孟德斯鸠曾经说过："一切有权力的人都容易滥用权力，这是万古不易的道理。有权的人使用权力一直到有界限的地方才休止。要防止滥用权力，就必须以权力制约权力。"权力一旦不受制度约束、缺乏有效监督，整个社会道德和法律风险就难以避免。就公立医院而言，影响公立医院功能运行的要素多（见图 1–1），管理工作涉及面广、技术含量高，难度较大。大部分公立医院建立起了内控制度和监督制约机制，在一定程度上提升了医院内部管理水平和风险防范能力，对预防腐败起到了一定的积极作用，但仍存在不少薄弱环节。

---

① 澎湃政务. 从医院院长贪腐看医疗卫生领域的破与立 [EB/OL]. （2022-03-23）[2022-09-16].https://m.thepaper.cn/baijiahao_17262015.

一、制度约束缺位

（一）决策机制尚不完善

2017 年 7 月，国务院办公厅印发《关于建立现代医院管理制度的指导意见》，就"建立现代医院管理制度"作出具体部署安排，其中一项就是"健全医院决策机制"。但时至今日，公立医院的决策机制仍有不完善的地方。一是不少医院对党委会、院长办公会的制度建设重视不够，直接导致其议事决策质量不高，主要表现在：会议议题审核把关不严，不该上会的上会，该上会的却规避上会；以党政联席会议代替党委会议；会前酝酿、沟通不充分，突击上会、临时开会；会议讨论未执行"一把手"末尾发言；参会人数未达到规定要求贸然开会；会议记录质量不高、内容不详，不能客观反映决策过程和参会人员发言要点，有的医院甚至以会议纪要代替会议记录等。二是部分医院组建了专家委员会和职工代表会议，但其象征意义大于实际。比如，医院专家委员会聘请哪些人、单次决策前又选择哪些专家参加等，往往带有院领导层的主观倾向[①]。部分医院在决策过程中，由于专家委员会组织机构不合理和专家素质良莠不齐，导致流程流于形式，从而使整体决策缺乏科学有效的支撑。因此，医院管理人员的权力缺乏监督与制约，"一人说了算"的现象时常发生，如果自律不严，就容易走上违法犯罪的道路。三是科室管理架构过于简单，一般没有专业化管理人员。科室主任在本科室业务安排、绩效管理、学术任职等方面具有绝对的话语权。科室主任的权力在本科室难以受到制约，加上院领导较少监管、职能科室监管无效或缺位，容易在完成科室指标任务压力和自身逐利动机的诱导下，出现腐败行为，并对普通医务人员产生"上行下效"的效果[②]。

---

① 朱莲，徐青松.新时代构建公立医院预防和治理腐败长效机制探究［J］.中国卫生法制，2022，30（03）：103-107.DOI：10.19752/j.cnki.1004-6607.2022.03.021.

② 李江，李万冬，丁维光.论医院的腐败与医院管理［J］.医学与哲学，2019，40（18）：41-44.

（二）采购制度尚不健全

医院采购环节涉及巨大的商业利益，往往是医院贪腐案高发的"重灾区"。据前述对 990 名受贿罪被告人发案环节的统计分析，有 669 名被告人的发案环节涉及进院采购，占比 78.2%，排名第一。

公立医院的采购从类型上分为政府采购和院内采购（自行采购）。除基建项目外，公立医院政府采购中主要的品类是医疗设备。由于不同医院的需求千差万别，多数医疗设备采购之前，需求方会有意向的品牌和型号，采购参数一挂网，行业内的人就都知道谁家的产品会中标，采购前端的需求论证、参数设置环节就成了设备供应商"围猎"的重点。药品、试剂、耗材采购金额占医院采购总额达到 60% 以上，而药品、试剂、耗材均不在政府采购目录内，需要医院自行采购，但由于缺乏具体规定，多数公立医院的院内采购比较随意。在走访调研中发现，每一家医院院内采购的程序和要求都不一样，虽然在药品、医疗器械等采购方面各医院一般设有药事委员会等组织，但由于缺乏规范化、具体化的采购制度，这些组织往往并不能发挥应有的作用。从相关案例看，医院自行采购"明招暗定"现象比较突出，部分医院的自行采购在以《政府采购法》为指导的大框架下，虽然也经过了层层审批，表面上看不出任何问题，然而在一些关键环节上缺少相应的制度约束，随意性较大，存在"暗箱操作"空间且不易被发现。如有的采购预算编制粗糙且与实际业务需求脱离，存在"为了采买而采买"现象；有的直接"复制 + 粘贴"供应商提供的设备参数，需求论证不充分；有的内定供应商，让招标采购成为摆设；有的采购方式选择不规范，主观随意性和可操作性较大。由于缺乏具体的制度标准和程序要求，公立医院院内采购极易滋生腐败。

（三）信息公开尚不到位

公立医院作为由政府举办的向公众提供公益性、社会性医疗服务的公共事业单位，信息公开是其应尽的社会责任。同时，信息公开有利于缩小医患之间的"信息差距"，保障公众的"知情权"，让公众能够参与医院外部监督；还可以为公众选择就医提供有效参考，有利于提高医院医疗服务质量[1]。为此，我国对公立医院信息公开作出了一系列规定，如2009年，《中共中央 国务院关于深化医药卫生体制改革的意见》中指出要"建立信息公开、社会多方参与的监管制度"；2017年，《国务院办公厅关于建立现代医院管理制度的指导意见》中强调要"加强社会监督和行业自律。加强医院信息公开，重点公开质量安全、价格、医疗费用、财务状况、绩效考核等信息"。但是，我国公立医院的信息公开普遍不到位，具体表现为：一是信息公开的内容不全面，医院对于信息公开内容具有选择性，除了需要强制公开的如院务信息等以外，对于医院财务等信息一般不愿意公开；二是信息公开渠道不畅通，目前我国尚未搭建统一的医疗信息公开平台，医院在医疗、运营与管理过程中产生的数据没有互联互通，信息之间壁垒严重，无法实现更新与共享[2]；三是对医院信息公开监管力度不强，一方面，公众不知晓医院应该公开的信息内容，无法参与监督；另一方面，卫生行政部门更关注医院医疗质量和医疗安全的监管，对信息公开的监管相对宽松[3]。信息公开不到位会滋生权力腐败的空间，如药品、设备、医疗器械和项目工程的结算信息，如果没有及时公开或公开内容不到位，就容易滋生腐败。在同等条件下，先供货的供应商理应先获得结算款，但部分医院在回款方面缺乏透明度和规则支撑，导致后供货的供应商反而先获得了结算款[4]。这样的事情发生几次后，很多供应商就知道了医院回款管理的无序状态，为其精准"围猎"医院财务管理等重点人员提供了方向。

---

① 马骋宇.医疗机构信息披露与服务质量关系研究[J].中国医院管理，2015，35（06）：24-26.

② 张春梅，叶欢瑶，吴亚美.医疗服务信息公开的PEST分析及政策建议[J].医院管理论坛，2018，35（5）：5-7.

③ 王绚，韦雪芬，许冰冰，段智炜.南昌市三级公立医院信息公开情况调查[J].医学与社会，2021，34（1）：119-123.DOI：10.13723/j.yxysh.2021.01.025.

④ 甄奕婷.基于WBS RBS法的我国医疗领域廉洁风险识别与防控对策研究[D].天津大学，2018.DOI：10.27356/d.cnki.gtjdu.2018.000382.

（四）选人用人尚不科学

医院工作专业性强、管理要求高，这要求医院管理者不仅需要具备业务能力，还需同时具备一定管理能力。不过，业务能力容易量化，易于评价，管理能力则相对主观，难以准确评价。在实践中就形成了这样的局面：业务能力指标成为选拔和考核的核心指标，管理能力则异化为扣分项（即在管理上只要求没有重大过错）。这样就导致了两方面结果，一方面，医院高中层管理者基本上是"医而优则仕"的技术专家。这些技术专家被提拔为高中层管理者后，往往更重视技术能力的发展，如医疗水平、科研教学等，而对医院管理的其他方面关注较少、重视不够，出现"主业是医疗、业余搞管理"的机会主义"偷懒"现象[1]。但在考核中，这类干部因业务成绩显著反而更容易受到关注和重用。这样的导向不仅不利于提升医院的规范管理能力，还会诱使个别人员"钻漏洞"，引发廉洁风险。另一方面，医院管理者对内部管理问题倾向于"内部消化"。无论是选拔还是考核干部，管理指标尤其是廉政指标是"扣分"项。有的医院管理者虽然知道本院内部某些科室、某些医生存在腐败行为，但只要这些行为没有被纪检监察机关发现，为了避免"扣分"，就往往高举轻放，作了内部处理[2]。有的医院管理者认为整个医疗行业都充斥着不规范的现象，管理不力不是自己的责任，对于本医院内部发生的不良行为"容忍度较高"。这种"只要不被发现就没事，被发现了管理者也没责任"的管理思想，客观上助长了部分医院的不良风气。

（五）交流任职尚难实现

在我国，交流任职是一项重要制度安排，对于预防干部腐败能够发挥较大作用。不过，这一预防腐败制度在医疗系统却难以落实。一是因为我国公立医院管理层次不统一从而影响交流。比如，位于四川省成都市的医院，有的归属中管高校管理，有的归属省级相关部门管理，还有

---

① 李江，李万冬，丁维光.论医院的腐败与医院管理［J］.医学与哲学，2019，40（18）：41-44.
② 南京市职务犯罪与预防研究课题组，狄小华，葛冰，陈子军.医疗体制改革中的职务犯罪预防［J］.江苏社会科学，2009（4）：77-82.

的归属成都市管理。这些医院的干部任免权限不统一，在实践中基本不可能交流。二是因为医院管理者行政级别有差异从而影响交流。处于同一管理层次的公立医院，行政级别并不完全一样。行政级别不同必然会影响交流任职。三是因为医疗行业专业性较强从而影响交流。医学生在校期间学习某个特定专业，进入医院后又在相应特定科室工作，学习、实践和积累都在同一细分领域，多数不能转到其他细分领域上。比如，心内科主任不可能转岗去做骨科主任。种种因素导致医院领导容易在一个岗位长期任职，有的长达十几年，甚至 20 年，极易滋生腐败。

二、监督制约失位

（一）医院内部监督执纪力量薄弱

根据党章规定，纪委是党内监督专责机关，主要任务是：维护党的章程和其他党内法规，检查党的路线、方针、政策和决议的执行情况，协助党的委员会推进全面从严治党、加强党风建设和组织协调反腐败工作。职责是监督、执纪、问责。医院纪委作为医院的党内监督机构，履行着重要的监督职能，但多数公立医院不重视纪检力量。

本研究对全国部分地区的 100 家公立医院的纪检力量配备情况进行了抽样问卷调查，其中包含三甲医院 56 家，三乙医院 26 家，二甲医院 18 家。调查结果显示：一是部分医院纪委无内设机构。100 家公立医院中，有 22 家医院纪委无内设机构，占比 22%，其中，二甲医院 13 家，占比 59.1%。二是公立医院监督执纪人员偏少。100 家公立医院职工总数 13.1 万人，专职纪检干部仅 237 人，意味着平均每名纪检干部要监督 553 名医院职工。三是纪检干部专业性不强。经分析 100 家公立医院中的 105 名纪检干部履历发现，从事过纪检工作或有纪检相关专业背景的仅有 14 人，占比 13.3%，有 46 人为医护人员转岗，占比 43.8%，另有 45 人为其他行政后勤人员转岗，占比 42.9%。四是公立医院内设纪委监督执纪力度偏软。和派驻纪检监察组不同，由于公立医院纪委是内设纪委，医院纪委干部的人事任免及工资待遇的管理权限都在医院，因而在实际工作中会受到多种因素掣肘。调查对象普遍表示存在监督难、执纪难的困惑和顾虑，作用发挥不明显。

（二）对专业技术人才的管理失之于宽

科学技术是第一生产力，掌握科学和管理技术的专家型人才则是有效发挥第一生产力作用的重要因素。对医疗行业而言，医疗人才是医院发展的核心竞争力，医院培养一名优秀的医生不容易，培养一个既精通业务又善于管理的专家更不容易，特别是对高端医疗人才更是不惜重金引进。这些医疗人才往往有较高的学术地位，对一个医院的学科发展、科研创新、影响力和竞争力的提升等都有极大的促进作用。医院在对这些医疗人才倍加重视和悉心培养的同时，往往忽视了对其的监督管理，普遍存在"只厚爱不严管"的问题，对违规违纪行为容忍度较高。有的发现苗头性问题不纠正，有的对违纪问题批评教育了事，有的因担心人才流失不敢大胆处理，甚至对涉嫌犯罪问题都只是内部"消化"。久而久之，"小病"不治终成"大患"，一旦这些人才走上腐败犯罪的道路，党、国家、社会都将遭受无法弥补的巨大损失。

（三）行业主管部门监管力度偏软

作为医疗行业主管部门，卫生行政部门对公立医院承担着监督管理职责，比如行政审批、日常监管、考核评价等，但是面对公立医院的违纪违法行为，个别地方将监管利剑"高高举起、轻轻放下"。部分卫生行政部门在对医疗机构的监督管理上，存在重业务实绩、轻队伍建设的倾向。对于出现问题的医疗机构，由于涉案的医务人员往往是该机构的业务骨干，且涉及面广，一经查处可能导致相关科室瘫痪，损失的代价太大，卫生行政部门出于维护医疗机构的形象和效益等考虑，不愿查处或查处不力，对于医务人员收受回扣的行为多倾向于政策处理，只要退回回扣、红包便不再追究责任①。另外，医疗行为具有极强的专业性，且

---

① 中国共产党新闻网. 医疗卫生领域职务犯罪缘何高发［EB/OL］.（2015-06-30）［2022-09-01］.http://fanfu.people.com.cn/BIG5/n/2015/0630/c64371-27230535.html.

点多面广，卫生行政主管部门即使想要实现对公立医院的监管全覆盖，有时候也会出现"心有余而力不足"的现象。

（四）行业学（协）会自律作用发挥不够

行业学（协）会是介于政府和企业之间的第三方组织，作为社会组织，其可以通过行业规则实行自律管理。但不管是医院系统的行业学（协）会还是医疗企业的行业协会，对于医生执业及医疗企业的市场行为都未发挥应有的监督作用。在医院系统，学（协）会主要有中华医学会、中国医院协会、中国医师协会、中华护理协会等。医院系统行业学（协）会对于成员具有一定的监督和管理职能，但实际中，由于缺乏法律的保障和公信力，学（协）会的相关管理规定并未对会员形成有效的约束。如2014年，国家审计署公布对某协会的审计报告指出，该组织于2012年至2013年在召开的160个学术会议中，用广告展位、医生通讯录和注册信息等作为回报，以20万元至100万元价格公开标注不同等级的赞助商资格，收取医药企业赞助8.2亿元[①]。医药企业通过赞助该组织召开学术会议，就有机会接触到业内核心人物，进而为"围猎"打下了基础。而医疗企业方面的行业协会主要有中国医疗器械行业协会、中国医药商业协会等，它们对各自会员都有行业自律管理和诚信建设等职能，与政府部门相比，医疗企业行业协会最大的优势在于熟知行业的现状与各家公司动态，也对于企业的销售推广手段比较了解，应该作为政府监管的重要补充，发挥重要作用[②]。但实际上，不管是医院行业学（协）会还是医疗企业行业协会，其行业自律作用均未完全发挥。

（五）"关键少数"权力制衡机制不够健全

邓小平同志指出，权力过分集中于个人或少数人手里，多数办事的

---

① 央视网.中华医学会2年拉赞助8亿　卫计委官员：学美国［EB/OL］.（2014-07-01）［2022-09-01］.http://news.cntv.cn/2014/07/01/ARTI1404164629077376.shtml.

② 李睿.医药销售推广领域反商业贿赂的法律规制［D］.华东政法大学，2019.DOI：10.27150/d.cnki.ghdzc.2019.001238.

人无权决定，少数有权的人负担过重，必然造成官僚主义，必然要犯各种错误，必然要损害各级党和政府的民主生活、集体领导、民主集中制、个人分工负责制等①。大量案例表明，"关键少数"尤其是"一把手"腐败案件突出，究其原因，主要还是权力过于集中、权力运行不透明、权力暗箱操作所致。

从公立医院自身特性来看，公立医院与其他公共权力部门有很大差异。一是公立医院的院领导、科室主任等关键少数在其领域深耕多年，绝大多数既是行政领导又是权威专家，与"家长制的一言堂"不同，公立医院"关键少数"集行政决策权和技术决定权于一身，更容易让人信服，容易形成"权威性的一言堂"，监督往往失效；二是医院领导和科室主任对一名医务人员的工作安排、绩效待遇、学术任职和职业发展有很大影响力，由于医疗系统相对封闭，这种影响力不是短期式的，而是长期的甚至贯穿整个职业生涯；三是医院内部师生关系、师承关系较为普遍，受传统文化的影响，医务人员一直注重师徒相授、医学传承，民间自古就有"师徒如父子""天下无不是的父母，有最对的师傅"的说法，现如今学生对老师形象地称为"老板"。因此，医院管理者的权力更为集中，制约更少，缺乏有效的监督。

因此，行贿人便有机可乘。医院领导或科室主任对本单位、本科室的药品、医疗器械引进、使用、评价等起到关键作用，容易成为医药代表、供应商的主攻对象，只要把"关键少数"搞定，招标采购、入库验收、结算审批等一切环节都可以畅通无阻，特别是医疗器械进院环节中，产品参数是至关重要的招标条件，也具有很强的排他性，参数确定了也就直接确定了产品品牌。而到具体环节中，参数制定的建议权、设置权、决定权往往掌握在科室主任和医院领导手中，供应商只要事前勾兑好"关键少数"，设定具有倾向性、单一性和排他性参数，后面的招采程序便极易出现走过场、走形式的现象。如宁夏回族自治区某市人民

---

① 邓小平文选（第2卷）[M]．人民出版社，1994：329．

医院原院长胡某通过设定招标参数，帮助 24 家企业顺利中标，收受财物 930 多万元。

从公立医院内部权力运行来看，各级公立医院近年来深入推进反腐倡廉建设，在规范权力运行、防止权力滥用等方面取得了一定成效，普遍建立了分权机制制衡权力运行，实行了党委会、院长办公会、职代会等集体议事规则，一些医院科室内部也建立了科干会等权力运行机制。但从实际运行来看，三级公立医院尤其是大型三甲公立医院领导班子配备齐全、内设机构相对健全，职责分工相对明晰，有一定权力制衡，行贿人想通过单独搞定院领导或科室负责人某一个人往往行不通，要么自上而下通过院领导对下施加影响，要么自下而上层层"买通"。因此，一些医药代表、供应商为了达到目的，往往在科室负责人和医院领导之间相互渗透，这也是三级公立医院容易发生窝案的主要原因。如，云南省某医院腐败窝案、哈尔滨市某医院腐败窝案、四川省某医院腐败窝案、广西壮族自治区某医院腐败窝案等。

二级及以下等规模较小的公立医院权力事项少，医院"一把手"往往"一竿子"插到底，而内设机构负责人的权力相对较小，所以很多行贿人把"一把手"作为重点"围猎"对象。从受贿罪相关案例看，二级及二级以下公立医院"一把手"发案频次和百分比明显高于三级公立医院（见表 5-2）。

表 5-2　受贿罪案件案发职务情况

职务	三级医院		二级及以下医院	
	频次	百分比（%）	频次	百分比（%）
院级正职	57	16.1	146	30.4
院级副职	53	15	6	13.8
中层正职	170	48.2	179	37.3
中层副职	52	14.7	40	8.3
一般工作人员	21	6	49	10.2
总计	353	100	480	100

在访谈一家案发医院过程中，有关管理人员揭开了该医院原"一把手"权力运行的内幕：医院没有设立专门的招标采购部门，医院在自主采购项目时，都是院长带队做市场调研，具体经办部门不固定，有时是办公室、有时是医务科、有时是医保办。具体经办人员也都是院长临时指定，而且这些人基本都是学医出身，对招标采购并不很懂。

三、党建工作有待加强

一个时期以来，公立医院的党建工作存在一定程度的虚化、弱化和边缘化的现象。近年来部分公立医院发生系列医疗腐败窝案串案，都与公立医院党的建设薄弱有着一定的关系。

（一）党委领导下的院长负责制落实不到位

纵观我国公立医院领导体制变革史，1978 年，我国公立医院实行党委领导下的院长分工负责制，1982 年起实行党委领导下的院长负责制，到 1997 年后逐步改革转型为院长负责制。为加快和深化公立医院的改革，2018 年，中共中央办公厅印发《关于加强公立医院党的建设工作的意见》，明确公立医院实行党委领导下的院长负责制，强调凡属重大问题由党委集体讨论决策，以加强党对公立医院的领导。

党委领导下的院长负责制有着重大意义，一是可以加强党对公立医院的全面领导，将党的政治路线、卫生工作方针政策落实到医院各项工作的全流程[1]；二是可以与时俱进有效推进公立医院精益管理升级；三是可以推动深入贯彻践行现代医院管理制度[2]。但是，这项制度在贯彻落实中还是会有一些问题。一是对党委会和办公会会议范围提出了框架性、原则性、指导性意见，但有的医院只是照搬照套，未建立具体的操作规范，加之多年来实行院长负责制的影响，使得部分医

---

① 王晨.党委领导下的院长负责制下公立医院党委书记绩效考核体系探讨［J］.中国医院管理，2019，39（07）：42-43、46.

② 郭儒雅，姜雪，周蕾，刘温文，金昌晓.公立医院治理机制演变、问题与展望［J］.医院管理论坛，2021，38（11）：5-8.

院的党委议事规则与行政议事权责边界不明晰，某些本该由院长办公会提出建议方案，再提交党委会讨论的，却因各种原因直接提交党委会，或者某些重大问题应该由党委会讨论决策，却在院长办公会拍板确定①。如某医院原院长吴某某受贿案，吴某某在担任院长期间，大搞"一言堂"，不管是后勤服务、项目基建还是设备采购等，都直接由吴某某决定，然后以院长办公会名义通过并执行，院长办公会直接代替了院党委会，院党委书记和院党委会形同虚设。二是集体决策程序不够规范，部分医院对于专业性强的问题没有体现专业委员会的作用，在"表决"阶段，主要负责人的"末位发言"制执行不到位，可能的倾向性发言导致决策表决的形式化情形发生。诸如此类的现象，使得医院党委的权威未充分树立，作用未完全发挥，从而影响党风廉政工作成效。

（二）党风廉政建设主体责任履行不到位

据相关报道，近年来，部分地区省委市委在巡视巡察当地公立医院党委时多有指出，公立医院党委存在党风廉政建设责任体系不完善，主体责任履行不到位，管党治党宽松软，发挥政治站位、思想引领和责任担当不够高、不充分等问题。在公立医院党风廉政建设上，院级党组织履行主体责任是应有之责、法定之责。但是，部分医院党组织对此认识不足、谋划不实、推动不力，主体责任履行不够到位，致使在党风廉政建设上出现诸多问题。有的医院党组织虽然每年都会对党风廉政建设工作进行专题部署，但缺乏具体工作举措，存在形式化嫌疑，年年开会、年年未见起色；有的医院领导干部认为抓党风廉政建设是纪委的事，对自己管理范围内的不良现象不管不问；有的领导干部存在"好人主义"思想，怕得罪人，认为廉洁风险防控工作不容易出成绩，甚至担心医院出现违纪违法案件会对医院造成不良影响，因而不愿意开展相关工作。这

---

① 杨春白雪，冯晓红，林霄，陈文强.公立医院议事决策机制实践与探讨［J］.医院管理论坛，2021，38（12）：9-11+51.

些认识上的偏差、行为上的偏离，显然不利于医院的党风廉政建设和反腐败工作[①]。

（三）"重业务、轻党建"现象突出

公立医院以临床医疗业务工作为核心，医院职工的工资绩效、福利待遇大多与工作量挂钩，这就易导致医院将主要精力都用在业务工作上，而忽视党建工作与业务工作相互促进的关系，出现"业务优先，党建靠边"现象。最为明显的表现是对党务工作重视不够，党务工作人员力量配备普遍较弱。据国家卫生健康委医疗管理服务指导中心2017年对全国328所公立医院调查问卷显示，三级公立医院基本能够单独设置党务工作部门，但二级及以下公立医院大多数未单独设置党务工作部门[②]。公立医院的党务工作者多为卫生专业技术人员兼任，缺少党的系统理论指导和实践培训，党务工作经验不足，工作精力投入不够，党务工作开展因循守旧，仍停留在"三会一课"、组织关系转接等日常工作层面，党建工作落实力度欠缺，工作能力不高[③]。这种情况必然会弱化党组织的领导作用，在一定程度上限制了党建工作的开展。党建工作的弱化又导致党组织对于普遍具有高学历和高素质的医务群体的吸引力不足，入党积极性普遍不高，"宁当主任、不做书记"的现象突出[④]。据对100家公立医院调研发现，100家公立医院共有职工13.1万人，其中党员为4.9万人，仅占37.4%。医院党组织的核心作用没有体现出来，党的监督规范作用也就不能得到有效发挥和落实。

---

① 李江，李万冬，丁维光.论医院的腐败与医院管理［J］.医学与哲学，2019，40（18）：41-44.

② 罗昊宇，王强，蒋帅，薛其刚.全面从严治党背景下公立医院党建工作研究［J］.中国医院，2019，23（3）：27-28.DOI：10.19660/j.issn1671-0592.2019.3.10.

③ 李艾晔，佘宛达，季国忠.新时期公立医院党建工作的实践与思考［J］.江苏卫生事业管理，2021，32（10）：1372-1374.

④ 陈清江，姚冰洋.新时代公立医院党建工作的重构［J］.现代医院，2019，19（05）：625-628.

第四节　惩戒力度因素

近年来，国家层面剑指医疗腐败，重拳出击整治医疗领域腐败和行风问题，查处力度空前，多地掀起反腐风暴，已经形成了强大的震慑。目前，我国对行贿打击采取的是多头执法形式，包括刑事责任追究，行政处罚以及被处罚后可期待权益的限制（如"黑名单"制度等）。但长期以来，对行贿的惩戒力度有所欠缺，行贿受贿一起查这一治理腐败问题的最根本良策作用发挥还不到位。行贿犯罪的成本低、风险低、收益高，是行贿人不收敛不收手、行贿行为屡禁不止的重要原因。

一、行贿犯罪打击力度不够

贿赂犯罪中受贿犯罪和行贿犯罪具有犯罪共同体性质，受贿犯罪是从国家权力内部腐蚀，行贿犯罪是从国家权力的外部腐蚀，属于一根藤上的两个"毒瓜"。而且行贿犯罪具有很强的传染性、腐蚀性，社会危害性极大，严重侵害国家工作人员职务行为的廉洁性，扰乱正常市场经济秩序，危及公权力的公信力。党的十八大以来，中央始终保持反腐败高压态势，对腐败犯罪零容忍，相继查处了一大批贪污贿赂腐败分子，净化了政治生态和社会风气。然而在严厉打击贪污、受贿腐败犯罪同时，对行贿犯罪的打击力度却远远不够。根据《2022年最高人民检察院工作报告》显示，2021年全国检察机关起诉受贿犯罪9083人、行贿犯罪2689人，同比分别上升21.5%和16.6%。这样计算下来，2021年行贿犯罪人数与受贿犯罪人数比为29.6%，2020年则为30.8%。据前章数据统计（见图4-50），被处理或另案处理的行贿人为289人，受贿人为990人，行贿犯罪人数与受贿犯罪人数比值为29.2%，与2022年最高人民检察院工作报告数据相近。然而行贿犯罪与受贿犯罪并非一一对应的关系，一个受贿人绝大多数都对应多个行贿人，行贿人总数量 4839 人，可以看出一个受贿人背后平均约有 5 个行贿人，由此计算，被处理或另案处理的行贿人仅占总人数的 5.9%。

虽然司法机关多次出台规定要求严打行贿犯罪，但"重受贿，轻行贿"的局面仍然没有从根本上得到改观。造成这一现状的原因是多方面的，有行贿方较受贿方处于弱势地位，容易受到伦理道德上的谅解的原因；有立法明确的宽宥条款，导致行受贿在调查、定罪、量刑上区别对待的原因；有办案高度依赖口供搞诉辩交易的原因；还有打击行贿企业与保护地方经济发展难以平衡的原因等。总而言之，行贿与受贿是一种互为因果、互相利用、互相促进的关系，仅仅重视对受贿犯罪的查处，行贿人却没有受到应有的惩罚，对行贿行为的警示、遏制效果大打折扣，久而久之会在社会上形成"行贿罪轻甚至无罪"的不良风气，致使"围猎"现象有增无减。

二、联合执法没有形成合力

反商业贿赂的行政执法涉及多个职能部门，但几个职能部门长期单打独斗，互不沟通，甚至与司法机关也缺乏沟通。尽管中央有关部门和司法机关单独或联合下发了一系列规范性文件，但对行贿的处理仍没有形成联合惩戒格局。究其原因，一是《反不正当竞争法》对规制行贿行为的作用有限，市场监督管理局等行政执法部门没有查办受贿案件的职能，缺乏相关手段，很难发现商业领域贿赂，对行贿行为处罚更是无从谈起。二是上有政策、下有对策，作案手段翻新升级，给查处带来困难。据相关媒体报道，2017 年至 2021 年 5 月，广州市某 3 家药品生产企业为规避"两票制"政策和监管，与下游 50 多家药品代理商相互串通，对注射用头孢硫脒等 87 种药品采取用虚高价格采购原料药的方式套现，并向下游药品代理商转移资金，涉及金额巨大，其中部分资金用于行贿医务人员或特定关系人，开展药品违规促销。其套现的主要操作方式是：药品生产企业与药品代理商签订合作协议，在原料药采购环节增加指定的"经销商",由"经销商"按正常价格购进原料药,提价数倍至十数倍再销售给药品生产企业。药品生产企业以"原料药涨价、生产成本高"的名义,将原料药的虚高价格进一步传导至出厂和投标挂网价格。原料药"经销商"受药品代理商实际控制,将低买高卖原料药获得的差价收入套现,转移至药品代理商,供其实施医药商业贿赂,逃避监管①。三是办案机关在办理商业贿赂案件中,长期重视对行贿人个人行为的矫治,对于企业对个人行为的影响以及企业应承担的法律责任则较少涉及,对有行贿行为但未构成犯罪的经营者没有移送市场监管等部门进行处理②;四是行政执法和刑事司法"两法衔接"的实践运作状况依然不理想,"以罚代刑""有罪不究""有案不移""司法认定扩大化"现象较为普遍,导致一些行贿没有受到应有的刑事责任追究③。在访谈中,一位长期从事反商业贿赂的执法人员称:"我们在查办商业贿赂案件时,需要几个部门形成合力,特别是需要纪检监察机关、公安部门的支持,单靠我们查商业贿赂往往办不下来,难度很大,尤其是对受贿方的调查,我们是行政执法,缺少强制手段,受贿方不承认,我们一点办法都没有。目前,除了我们与公安部门有双向移送的机制外,纪检监察机关与我们行政执法部门之间尚未建立通畅高效的信息沟通和协作配合工作机制,行贿人信息不能互通共享,线索移送、沟通协同机制不畅,行政执法部门缺乏及时掌握行贿人信息和相关材料的途径,导致对行贿人的惩戒措施难以完全落实,没有形成惩治行贿的合力。各地纪检监察机关办理的公立医院受贿案件,也基本没有向当地的市场监督管理部门移送线索。"

---

① 中国新闻网.与下游50多家代理商串通 三家药企套现转移资金被查[EB/OL].(2022-08-09)[2022-09-16].http://www.chinanews.com.cn/cj/2022/08-09/9823514.shtml.

② 邢军权.我国惩治行贿罪的现状及其对策研究[D].安徽大学,2019.DOI:10.26917/d.cnki.ganhu.2019.000060.

③ 王春丽.行政执法与刑事司法衔接研究:以医疗两法衔接为视角[M].上海社会科学院出版社,2013.

三、行政"黑名单"制度执行效果欠佳

行政"黑名单"制度是行政主体通过对违反法律、法规等行为的主体设置"不良信息记录",以一定方式向社会公布,并对其相关行为或权利予以限制的综合监管措施①。在行政执法实践中,行政"黑名单"制度得到了广泛的适用,学界同样对行政"黑名单"制度的监管有效性予以了认可,行政"黑名单"制度被视为"风险预警和失信惩戒机制""市场进入类行政审批的替代制度""治理工具创新",成为社会信用体系的一部分②。目前,我国行政"黑名单"制度建设还处于起步阶段,2004 年《行政许可法》实施,大量行政审批被取消的情况下,部分地方开始尝试使用行政"黑名单"来提高执法威慑力,弥补审批取消后行政强制力的弱化。在国家政策层面上正式提出则是在 2014 年,国务院《社会信用体系建设规划纲要(2014—2020 年)》提出"在现有行政处罚措施的基础上,健全失信惩戒制度,建立各行业'黑名单'制度和市场退出机制"的总要求,到现在也才 8 年时间。以往检察系统运行的行贿犯罪档案查询系统,可以为招标采购、招聘、录用、选人用人、金融机构放贷等进行资格审查,在具体执行过程中需要各地政府招标采购中心、机关事务管理局、组织部门、银监会等机构的相关配套规定才能起到失信惩戒作用,因为协调机制不到位等因素,很多领域都没有执行,客观上使得行贿犯罪档案查询制度的惩戒功能未能有效发挥,监察体制改革后,行贿犯罪档案查询系统停用。

就医疗领域而言,一些省、市也在不断探索建立"黑名单"制度,规定对于采取不正当交易行为获得商业机会的药品、医疗器械生产经营企业实行"黑名单"管理,但这些都有地域局限性。2013 年 12 月,国家卫生计生委印发《关于建立医药购销领域商业贿赂不良记录的规定》,

① 范伟.行政黑名单制度的法律属性及其控制——基于行政过程论视角的分析[J].政治与法律,2018(9):93-104.DOI:10.15984/j.cnki.1005-9512.2018.09.008.
② 冯健鹏,胡璟.行政黑名单制度的双重性及其规制[J].法治论坛,2021(1):194-210.

要求各省级卫生计生行政部门应当制定本行政区域医药购销领域商业贿赂不良记录实施办法，建立商业贿赂不良记录，"黑名单"制度对打击行业内医药企业商业贿赂起到了一定的威慑作用。但在执行过程中还存在很多问题，一是中央相关部门没有直接参与"黑名单"管理，而且还增加了各省市医疗系统的人力成本，各地监管部门的积极性不高，还有涉及对本地区企业的保护，如判决书中隐去行贿企业名称等，各个省市在"黑名单"制度执行过程中大打折扣，执行也有很大地域限制。二是在执行"黑名单"制度过程中，卫生行政部门要与纪检监察机关、法院、市场监督管理部门等密切合作，及时收集这些部门对行贿企业的处理情况，把相关涉案企业列入"黑名单"，才能发挥"黑名单"制度应有的作用。但卫生行政部门与其他部门之间的沟通协调机制尚不完善，惩戒信息封闭，致使震慑力大打折扣。三是精准打击商业贿赂企业比较困难。医药购销领域大量由药品、医疗器械生产商通过一级或多级代理商进行销售。一些代理商因为行贿被列入"黑名单"后，通过注销企业，然后改头换面又重新进入行业，继续通过贿赂的方式获得订单；一些药企对自家产品的商业贿赂行为往往"甩锅"给医药代表、代理商，以"医药贿赂是代表、代理商个人行为"为托词，很难追究到药企的法律责任[①]。2020 年 8 月，国家医保局出台《关于建立医药价格和招采信用评价制度的指导意见》，截至 2022 年 8 月，国家医保局先后多次公布价格招采信用评价"严重"和"特别严重"失信评定结果，但两年时间里仅涉及 13 家药企和耗材经营企业，其所依据的是法院生效判决，显然没有实行全覆盖。由此可见，行政"黑名单"制度的建立和运行还有很长的路要走。

---

① 丁继华.完善"黑名单"制度促进医药购销领域合规反腐［J］.新产经，2019（3）：4.

第五节 个人主观因素

美国早期著名社会学家、社会心理学创始人库利说过："大多数罪犯及不法行为者都是他们思想的合乎逻辑的结果。他们的职务犯罪行为决不是从天而降、突然发生的。"①权力的腐败都是从思想腐败开始，而理想信念的动摇、法纪意识的淡薄几乎是医疗行业腐败分子共有的思想特征。

一、理想信念动摇，未能坚守初心

价值观是个人认定事物、辨别是非最重要的思维和价值取向，它贯穿于个人的思想活动之中，并指导着个人的实践。公立医院的职务犯罪分子之所以会实施犯罪行为，和他们自身价值观偏离、理想信念动摇密不可分。公立医院的工作人员大多具有较高的文化水平，受到过良好的专业知识教育，他们应救死扶伤、敬佑生命，但离开了"象牙塔"，面对社会纷繁复杂的诱惑，个别工作人员的价值观逐渐被拜金主义、享乐主义、利己主义占据，曾经的理想信念在金钱、物质的诱惑面前变得不堪一击，"医者仁心、厚德敬业"的初心也早被抛诸脑后，一部分人为了获取不正当的利益，滥用手中的权力，成了金钱的奴隶，走向犯罪的深渊。如某医院原设备科科长王某受贿案，王某出生于农村，生活艰辛，因其母亲生病长期瘫痪在床，久治不愈，王某从小立志当医生，经过努力，王某以优异的成绩考入名牌医科大学。毕业后，王某如愿进入某三甲医院成为一名医生，因表现优秀，王某逐步走上了领导岗位，成为设备科科长后，王某渐渐丧失了从医之初的理想信念，利用手中的权力，在医

①［美］库利.人类本性与社会秩序［M］.包一凡、王源译，华夏出版社，1999：292.

疗设备、耗材的采购过程中，大肆收受供应商的回扣，为其提供便利，彻底沦为金钱的奴隶，最终锒铛入狱。

二、纪法意识淡薄，拒腐防线失守

我国的医务工作者每天的业务工作量较世界平均水平普遍较重，在长期辛劳的业务工作中，医务工作者"重业务、轻法纪"的现象也较为严重①。由于一些医务人员长期只注重专研自身业务，而忽视了对党纪国法的学习，导致不知法、不守法，缺乏对纪法的敬畏之心。有的认为"法不责众"，医生收受回扣乃是多年来的行业潜规则，既然收回扣的人数众多，自己也就随大流，甚至有的认为不收回扣会显得自己"不合群"。一办案人员在访谈中讲到：在一些集体受贿案中，作为医院科室团体中的一员，如果科室主任带头收钱，并在科室里进行分配，如果你不收钱，你就会成为科室团体的异类，无法在科室立足。在"大家都收"氛围的感染下，个人很难做到"独善其身"。有的抱着"侥幸心理"，认为收回扣是医疗行业潜规则，即便被查到了也可以"退钱了事"，对收回扣导致的违纪违法的严重后果认识不足。如某市纪委办案人员谈道："医疗系统管理人员大部分都纪法意识淡薄，心安理得现象十分严重。他们觉得收回扣的情况已有很多年，形成了一种惯例，已经见怪不怪了，而且作为医生，即使正常开药也有回扣拿，不收回扣只是让供应商赚得更多，并没有降低患者的负担。甚至有一名医院领导在被宣布留置并对其进行谈话后，他还没有意识到事情的严重性，准备起身回家，还对办案人员说：'不用你们送了，我自己回家就行'。"

医务人员纪法意识淡薄与医学教育中职业道德和法治教育的缺失不无关系。据调研，无论是医学生的在校教育、住院医师规范化培训还是在职职工继续教育，其课程设置都主要集中在医疗专业知识及技术方面，

---

① 王梓丞，谈在祥.医疗机构药品购销职务犯罪情况研究——以中国裁判文书网82份判决书为样本［J］.医学与哲学，2020，41（03）：59-63.

鲜少有职业道德教育及法治教育方面的内容。从原因上分析，医疗技术水平关系着医务人员的职业发展以及薪资收入，也关系着医院的长远发展，因而医学院、医院和医生都把教育培训和学习的重心放在了提高业务水平上。同时，医务人员日常承担的工作和学习任务已经非常繁重，即使有相关纪法知识等内容的培训机会，多数医务人员也无暇顾及。

第六章　公立医院一体推进"三不腐"机制的实施路径

习近平总书记强调，要加深对新形势下党风廉政建设和反腐败斗争的认识，提高一体推进不敢腐、不能腐、不想腐能力和水平，全面打赢反腐败斗争攻坚战、持久战。一体推进"三不腐"机制，不仅是反腐败斗争的基本方针，也是全面从严治党的重要方略，凝结着对腐败的发生机理、管党治党规律的科学认识。公立医院深化全面从严治党，开展党风廉政建设和反腐败斗争，要坚定落实"三不腐"方针方略，保持高压态势、规范权力运行、加强思想建设，坚持用战略思维、辩证思维和创新思维一体推进，高质量做好公立医院腐败治理等各项工作，助力健康中国建设。

第一节　保持高压态势　因敬畏而不敢腐

不敢腐是前提，指的是纪律、法治、威慑，解决的是腐败成本问题，只有严厉惩治，一旦腐败就会付出惨重代价，才能让意欲腐败者不敢越雷池半步。公立医院腐败问题涉及多个环节，既要让公立医院工作人员不敢，也要让药品、医疗器械生产经营企业和医药代表不敢，同时还要增强监督力量，让监督"长牙带电"。

一、强化管理与惩治，让医院工作人员不敢腐

强化管理，通过常态化开展"大处方、泛耗材"等突出问题整治，定期开展专项审计，加大飞行检查力度，进一步提高违纪违法问题的查出概率；同时加强惩治，提高违反医疗领域法律法规和《医疗机构工作人员廉洁从业九项准则》（以下简称《九项准则》）等行业规范的成本。通过强化管理与惩治，形成强大震慑，进而让公立医院工作人员因害怕被查处而不敢。

（一）常态化开展"大处方、泛耗材"问题治理

"大处方、泛耗材"是医疗行业顽疾，需要从主管部门加强行业管理和公立医院加强内部管理两个维度，持续整治药品、耗材过度使用问题。

1. 加大对公立医院药品、耗材使用的管理力度

卫生行政部门应当定期组织点评公立医院的药品、耗材使用情况，可以根据监督平台记录信息，例如四川省卫生健康委开发的医疗"三监管"平台，利用统计和大数据分析技术，筛选出超过平台预警"安全阈值"一定比例的药品、耗材。同时，结合群众反映突出和有关问题线索涉及的药品、耗材。随机抽取一定比例门诊处方和病房医嘱单、医用耗材使用记录等病历资料，组织专家团队对使用的合理性进行点评。点评重点关注三个方面：一是关注高值医用耗材和药品使用情况。二是关注药品、耗材用量超过同学科、同病种平均水平的医务人员。三是关注违反诊疗指南等行业规定使用药品、耗材的情况，特别是使用量异常增长、无指征、超剂量使用等问题。卫生行政部门对于违反卫生健康相关法律法规、行政规章制度、技术操作规范，出现不合法、不合理的医疗行为或相关指标不达标的，依法依规追责、问责，并将药品、耗材点评情况纳入公立医院绩效考核，进行公开通报。

2. 压实公立医院对药品、耗材合理使用的主体责任

根据《处方管理办法》《医院处方点评管理规范（试行）》《抗菌药

物临床应用管理办法》《医疗机构医用耗材管理办法（试行）》等规定，医疗机构有责任对药品、耗材是否合理使用进行评价。大型公立医院可以开展药品、耗材"三级点评"，明确医院、职能部门、临床科室分层分级对药品耗材使用情况进行点评的职责，促进医师规范执业，合理使用药品耗材。"一级点评"即科室点评，由科室自行组织每月对药品耗材使用情况进行点评，每月随机抽取每个医疗组5%以上的病历、处方进行点评。科室将点评情况报送医务管理部门；"二级点评"即部门点评，由医务管理部门、药学部门组织院内外专家对全院药品耗材使用情况进行点评及对各科室开展点评的情况进行"再点评"；"三级点评"即医院点评，由医院聘请院外专家，对医务管理部门、药学部门开展点评的情况进行抽查及"再点评"。把"三级点评"纳入医院质控管理考核，对点评、"再点评"中发现的问题依纪依规严肃处理。

（二）加强公立医院专项审计

审计机关加强对公立医院专项审计，有利于查出公立医院工作人员在药品、耗材采购、使用，医保政策执行等方面的违纪违法问题，进一步纠正损害群众切身利益的突出问题和不正之风。审计机关对公立医院定期开展专项审计，可以重点关注四个方面。

1. 权力运行。重点关注"三重一大"决策制定和执行、内控制度建设及执行、基建项目、综合目标任务完成、廉洁从业等方面，做好医院负责人任期经济责任履行情况审计。

2. 财务管理。重点关注医院财务制度建立、资产管理、财政资金使用绩效等情况。检查是否建立健全财务管理内控制度；是否存在资金使用绩效不高或资金挪用、违规使用等问题。

3. 药品、医疗器械等采购、使用情况。重点关注大型医疗器械、重点药品、高值耗材、高用量试剂的采购管理及使用情况。检查其采购行为是否合法合规，重点关注采购风险控制机制，预算、论证、采购、验收以及对设备投放的效益进行评估等情况。

4.政策执行。重点关注收费政策、医保政策等政策执行情况。检查是否存在违规收费、乱收费情况；是否存在医保应报未报、超范围报销、违规套取财政补助资金等问题。

审计机关对公立医院开展专项审计，有利于发现药品、医疗器械采购、使用等环节的违纪违法问题并推动问题整改。例如，《审计署移送违纪违法问题线索的查处情况》公示，经审计发现，陕西省西安市三家医院涉嫌违规分包诊疗业务问题，重庆某医院眼科原副主任李某某涉嫌利用职权谋利问题，移送相关部门调查后，给予相应处理。①浙江省审计厅2020年对省级公立医院药品和医疗耗材采购管理及使用情况进行了专项审计调查，发现了医疗耗材采购、使用管理和药品使用管理方面的问题。根据审计监督建议，浙江省医保局出台了《浙江省医用耗材集中采购产品动态调整改革方案》，完善耗材采购管理②。

（三）持续加强医疗保障基金飞行检查

医疗保障基金飞行检查，即医保部门对定点医药机构、医保经办机构、承办医保业务的其他机构等被检查对象不进行预先告知的现场监督检查。当前，医疗机构及其工作人员违规使用医疗保障基金现象依然严峻。从使用医疗保障基金来看，医疗机构违法、违规、违约使用医疗保障基金的行为仍然较多。《2021年全国医疗保障事业发展统计公报》显示，2021年全国各级医保部门共检查定点医疗机构70.8万家，追回医保资金234.18亿元。被检查的定点医药机构中违法、违规、违约使用医疗保障基金的约占六成；从公布的违法、违规、违约使用医疗保障基金典型案例来看，无病程记录用药、超范围用药、过量用药、过度治疗、重

<hr>

① 中华人民共和国审计署.2018年第1号公告：审计署移送违纪违法问题线索的查处情况［EB/OL］.（2018-01-18）［2022-09-19］.https：//www.audit.gov.cn/n11/n536/n537/c130943/content.html.

② 浙江省审计厅.2021年第2号公告：省级公立医院药品和医疗耗材采购管理及使用情况专项审计调查结果［EB/OL］.（2021-05-11）［2022-07-20］.http：//sjt.zj.gov.cn/art/2021/5/11/art_1229147064_4631927.html.

复收费、无指征用药等行为仍未肃清[1]，挂床住院、冒名住院、分解住院、串换项目等情况仍然存在[2]，伪造药品购销票据、虚开增值税普通发票、编造住院病历等手段不断翻新等[3]。2021年，全国各级医保部门处理违法违规机构41.4万家，其中解除医保服务协议4181家，行政处罚7088家，移交司法机关404家；处理参保人员45704人，其中暂停医疗费用联网结算6472人，移交司法机关1789人[4]。通过日常检查尤其是加强飞行检查，对医保领域违法违规行为和隐藏在背后的腐败问题形成强大震慑，倒逼公立医院和医务人员规范医疗行为。

（四）加大对公立医院工作人员违纪违法行为处罚力度

加大对公立医院工作人员违纪违法问题的处罚力度，提高其违纪违法成本，有利于形成震慑。《九项准则》全面总结了医疗机构工作人员廉洁从业负面清单，是面向医疗机构内全体工作人员的廉洁从业基础性规范文件，是行业道德、执业规范、群众诉求的具体化呈现。通过加大对公立医院工作人员违反《九项准则》行为的惩处，在一定程度上能够有效预防公立医院腐败问题。同时，健全执业禁止制度，将严重违反职业道德、医学伦理规范的人员清理出医疗行业，进一步增加违纪违法成本。

1.加大对违反《九项准则》行为的惩处力度

根据《九项准则》规定，对于违反《九项准则》要求的工作人员，按照管理权限依法依规处理。但是《九项准则》没有直接的处罚措施，需要引用《中华人民共和国医师法》《中华人民共和国药品管理法》《中华

① 甘肃省医疗保障局.甘肃省医疗保障局向社会曝光10起欺诈骗保典型案例［EB/OL］.（2020-04-27）［2022-09-19］.http：//ylbz.gansu.gov.cn/ylbzj/c105243/202004/434165.shtml.
② 甘肃省医疗保障局.甘肃省医疗保障局向社会曝光10起欺诈骗保典型案例［EB/OL］.（2020-04-27）［2022-09-19］.http：//ylbz.gansu.gov.cn/ylbzj/c105243/202004/434165.shtml.
③ 国家医疗保障局.国家医保局曝光台2021年第六期曝光典型案件（9例）［EB/OL］.（2021-12-14）［2022-09-19］.http：//www.nhsa.gov.cn/art/2021/12/14/art_74_7476.html.
④ 国家医疗保障局.2021年全国医疗保障事业发展统计公报［EB/OL］.（2022-06-08）［2022-09-19］.http：//www.nhsa.gov.cn/art/2022/6/8/art_7_8276.html.

人民共和国刑法》《中华人民共和国公职人员政务处分法》《护士条例》《事业单位工作人员处分暂行规定》等法律法规进行处理，包括行政处罚、组织处理、党纪政务处分等，情节严重的还会涉及刑事处罚。但多数医疗机构内工作人员对于违反《九项准则》的严重后果认识并不到位。因此，对于违反《九项准则》的行为需要抓早抓小，加大惩治力度，防止小苗头演变为大问题。《九项准则》禁止的行为中，收受回扣、参与欺诈骗保、泄露患者隐私是常见可能导致刑事责任的行为。

（1）接受回扣的刑事处罚

医务人员违反《九项准则》规定，接受商业提成、收受企业回扣、牟利转介患者等，金额累计达到6万元以上的，按照《中华人民共和国刑法》和《最高人民法院　最高人民检察院关于办理贪污贿赂刑事案件适用法律若干问题的解释》等规定，涉嫌构成非国家工作人员受贿罪。如果是公立医院从事管理的人员，利用职务上的便利为他人谋取利益，收受财物累计3万元以上，则涉嫌构成受贿罪。

（2）参与欺诈骗保的刑事处罚

实施欺诈骗保数额较大的，涉嫌构成诈骗罪。相关司法解释明确规定："以欺诈、伪造证明材料或者其他手段骗取养老、医疗、工伤、失业、生育等社会保险金或者其他社会保障待遇的，属于《刑法》第二百六十六条规定的诈骗公私财物的行为。"《刑法》第二百六十六条规定，诈骗公私财物，数额较大的，处3年以下有期徒刑、拘役或者管制，并处或者单处罚金；数额巨大或者有其他严重情节的，处3年以上10年以下有期徒刑，并处罚金；数额特别巨大或者有其他特别严重情节的，处10年以上有期徒刑或者无期徒刑，并处罚金或者没收财产。根据相关司法解释，诈骗公私财物价值3000元至1万元以上、3万元至10万元以上、50万元以上的，应当分别认定为《刑法》第二百六十六条规定的"数额较大""数额巨大""数额特别巨大"。

（3）泄露患者隐私的刑事处罚

违规收集、使用、加工、传输、透露、买卖患者在医疗机构内所提供的个人资料、产生的医疗信息，情节严重的，涉嫌侵犯公民个人信息罪，根据《刑法》第二百五十三条之一规定，处 3 年以下有期徒刑或者拘役，并处或者单处罚金；情节特别严重的，处 3 年以上 7 年以下有期徒刑，并处罚金。违反国家有关规定，将在履行职责或者提供服务过程中获得的公民个人信息，出售或者提供给他人的，依照前款的规定从重处罚。通常情况下，医务人员实施上述行为，属于从重处罚的情形。根据《最高人民法院　最高人民检察院关于办理侵犯公民个人信息刑事案件适用法律若干问题的解释》第五条规定，非法获取、出售或者提供健康生理信息 500 条以上的，或者违法所得 5000 元以上的，则应当认定为"情节严重"。但是，将在履行职责或者提供服务过程中获得的公民个人信息出售或者提供给他人，数量或者数额达一半以上的，则应当认定为"情节严重"，达到入罪标准。简言之，医疗机构从业人员将在履行信息管理责任或者提供医疗服务过程中获得的公民个人信息出售或者提供给他人，达到 250 条或者违法所得达到 2500 元，即符合入罪标准，应当从重处罚。

2. 健全从业禁止制度

《医师法》首次从法律层面规定了医师终身禁业制度。但是，该规定中"严重违反""医师职业道德""医学伦理规范"和"恶劣社会影响"等概念高度抽象。实践中，由于没有具体认定标准，可能会造成不敢使用或者滥用的现象，可操作性差。除此之外，医疗机构中除医师外，还有护士、药学技术人员和医技人员等专业技术人员，同样实行资格管理制度，均未制定终身禁业制度。故有必要健全从业禁止制度，强化对医务人员的震慑作用。

（1）准确适用医师从业禁止制度

《医师法》第五十八条规定，严重违反医师职业道德、医学伦理规范，造成恶劣社会影响的，由省级以上人民政府卫生健康主管部门吊销医师执业证书或者责令停止非法执业活动，5 年直至终身禁止从事医疗卫生服务或者医学临床研究。要准确适用医师从业禁止制度，需要明确以下两个方面的内容。

一是明确职业道德与医学伦理规范的范畴。职业道德,从本质属性上来说,是具体的行为规范,解决人们应该做什么以及应该如何做的问题,对行为选择作出明确的界定,其产生具有外在规范性和强制性①。《医师定期考核管理办法》规定"职业道德"包括医师执业中坚持救死扶伤,以病人为中心,以及医德医风、医患关系、团结协作、依法执业状况等。《医疗机构从业人员行为规范》也明确规定了医师要遵守"医疗机构从业人员行为规范"和"医师行为规范"。《医师法》进一步明确了医师"应当做什么"。因此,界定医师职业道德范畴,需要把握是否有规范性文件明确规定,是否属于命令性规定、禁止性规定,是否与医师执业直接相关。如医师在医疗服务活动中收受患者红包或收受供应商回扣,属于在执业活动中违反禁止性规定,属于违反医师职业道德行为。

医学伦理规范是开展相关医事活动所必须遵循的,与人的生命、健康有关的各种道德准则,主要包括临床诊疗的知情同意、医疗新技术伦理、涉及人体的医学研究伦理、脑死亡与死亡控制伦理、器官移植伦理等。是否违反医学伦理规范,要按照《人类辅助生殖技术管理办法》《药物临床试验质量管理规范》《医疗器械临床试验规定》等规定进行界定。

二是明确"造成恶劣社会影响"认定标准。《医师法》第五十八条规定的"恶劣社会影响"缺乏认定标准,将成为适用难点。从法律文义解释来看,"恶劣社会影响"包括三个词汇,即"恶劣""社会""影响"。其中"恶劣"是指"很坏"②;"社会"是指由一定的经济基础和上层建筑构成的整体,泛指由于共同物质条件而互相联系起来的人群③。"影响"

---

① 卜丽娟.医生职业精神研究[D/OL].山东大学,2015:38-40[2022-08-05].https://xuewen.cnki.net/ArticleCatalog.aspx?dbname=CDFDLAST2016&dbtype=CDFD&filename=1016028307.nh.

② 中国社会科学院语言研究所词典编辑室.现代汉语词典(第7版)[M].北京:商务印书馆.2016:341.

③ 中国社会科学院语言研究所词典编辑室.现代汉语词典(第7版)[M].北京:商务印书馆.2016:1154.

是指对人或事物所起的作用①。结合文义、立法目的,《医师法》第五十八条规定的"恶劣社会影响"是指医师违反职业道德和医学伦理规范的行为,对社会公众的思想或周围事物发生作用,引起群众强烈不满、严重损害医疗行业形象或者造成了严重的损害后果等情形。因此,以下三种情况可认定为"造成恶劣社会影响":一是医师违反职业道德、医疗伦理规范的行为构成刑事犯罪并判处刑罚的。例如,非法行医罪、非法进行节育手术罪、组织出卖人体器官罪、侵犯公民个人信息罪、非法植入基因编辑、克隆胚胎罪、医疗事故罪、非国家工作人员受贿罪等;二是医师严重违反职业道德、医疗伦理规范的行为,虽未构成犯罪,但是造成恶劣的社会影响、严重影响行业形象的;三是因违反职业道德、医疗伦理规范的行为被两次吊销医师执业证书。

(2)建议扩大终身禁业制度适用范围

公立医院除了医师外,还有护士、药学、检验等专业技术人员。除《医师法》明确规定了医师终身禁业之外,公立医院内的其他专业技术人员无相关规定。例如,《护士条例》第三十二条规定,护士自执业证书被吊销之日起两年内不得申请执业注册。《执业药师职业资格制度规定》第二十八条规定,发证部门撤销《执业药师注册证》,3年内不予执业药师注册。《护士条例》和《执业药师职业资格制度规定》均无终身禁业制度。同样作为检验人员,《食品安全法》则明确了因食品安全违法行为受到刑事处罚或者因出具虚假检验报告导致发生重大食品安全事故受到开除处分的食品检验机构人员,终身不得从事食品检验工作。检验、药学、护理等专业技术人员是医疗活动的直接参与者,其严重违背职业道德、伦理规范的违规违法行为同样损害医疗安全和患者权益。因此,应将终身禁业制度适用范围扩大至医院所有与医疗相关的专业技术人员。

---

① 中国社会科学院语言研究所词典编辑室.现代汉语词典(第7版)[M].北京:商务印书馆.2016:1573.

（五）加大典型案例曝光力度

建立全国信息平台，加大典型案例曝光力度，引导社会舆论进行谴责，形成强大震慑力。《全国医疗机构及其工作人员廉洁从业行动计划（2021—2024年）》要求"地方各级卫生健康行政管理部门要加强对本辖区医疗卫生机构开展专项整治行动计划的监管，综合运用通报、约谈、警示、曝光等行政措施，加强督促检查"。相关部门要按照《九项准则》要求，加大对典型案例的通报力度，充分利用新媒体、新技术，将违反《九项准则》等规定的典型案例向社会公开曝光，让违规违法者暴露在社会公众和媒体面前，发挥群众评议、媒体监督作用。通过社会舆论谴责、道德评价，增加违纪违法成本，同时对其他意欲违纪违法人员形成强大震慑，真正做到查处一起、通报一起，形成"惩治一个、威慑一片"的纪法效果和社会效果。

二、坚持受贿行贿一起查，让供应商和医药代表不敢行贿

在治理商业贿赂过程中，将惩戒的重点仅放在受贿方的做法失之偏颇，其结果是对行贿人的打击不足甚至缺失，从而让行贿人产生行贿不一定被处罚的错误认识，必然影响惩戒对真正的"受惠方"产生的震慑效果。当前，"围猎"公立医院工作人员行为屡禁不止，主要是因为"围猎"的"性价比"极高，"回报"丰厚，被查处的风险极低。只有建立完善行贿犯罪查处机制，加强行贿犯罪处罚力度，及时公开行贿犯罪信息，提高行贿犯罪成本，才能让药品、医疗器械生产经营企业和医药代表不敢，才能让更多的医院工作人员避免被"围猎"的风险。

（一）依法查处行贿犯罪行为

中央纪委国家监委、中央组织部、中央统战部、中央政法委、最高人民法院、最高人民检察院联合印发《关于进一步推进受贿行贿一起查的意见》（以下简称《意见》）指出，要清醒认识行贿人不择手段"围猎"党员干部是当前腐败增量仍有发生的重要原因，深刻把握行贿问题的政治危害，多措并举提高打击行贿的精准性、有效性，推动实现腐败

问题的标本兼治。医药购销领域商业贿赂中，行贿人为了追求利益最大化，通常实行带金销售模式，给予销售人员高额提成，明示或者默示销售人员给予客户回扣，最终谋取竞争优势。随着持续加大商业贿赂打击力度，药品、医疗器械生产经营企业不断翻新营销手段，同直接行贿人员划清界限，增加执法机关调查难度，从而降低受处罚的风险。《意见》要求对查办案件中涉及的行贿人，依法加大查处力度，该立案的坚决予以立案，该处理的坚决作出处理。实践中，对于行贿犯罪，法律规定的认定标准偏高，调查后移送处理率偏低，同受贿犯罪调查处理情况不匹配，刑事处罚普遍偏轻且行贿犯罪信息权威发布不足，这进一步降低了行贿犯罪成本，导致对行贿人的震慑力不足。因此，有必要重新审视行贿犯罪法律规定，加大对行贿犯罪的打击力度，形成震慑，遏制医疗购销领域腐败现象。

1. 建议删除行贿犯罪中"谋取不正当利益"构成要素

根据《刑法》第三百八十九条、第一百六十四条规定，构成行贿罪和对非国家工作人员行贿罪都要具备"为谋取不正当利益"这一主观要素。但是，在商业贿赂中，"为谋取不正当利益"这一要素没有太多实际意义。根据最高人民法院、最高人民检察院2012年12月26日《关于办理行贿刑事案件具体应用法律若干问题的解释》第十二条第二款规定，违背公平、公正原则，在经济、组织人事管理等活动中，谋取竞争优势的，应当认定为"谋取不正当利益"。根据《反不正当竞争法》第七条的规定，商业贿赂的目的是谋取交易机会或者竞争优势。因此，在医药购销领域，药品、医疗器械生产经营企业暗中给予药品、医疗器械使用者回扣，其本身就包含了谋取交易机会或者竞争优势的目的，没有必要再另行认定"谋取不正当利益"这一要素。甚至国外刑法未要求行贿罪出于"为谋取不正当利益"的目的①。综上所述，商业贿赂案件中，对于行贿犯罪、对非国家工作人员行贿罪，建议删除"为谋取不正当利益"这

---

① 张明楷.刑法学（第四版）[M].北京：法律出版社.2011：1082.

一主观要素，降低认定标准，有利于提高打击力度。

2.加大对行贿犯罪的处罚力度

现实中对行贿犯罪的处罚力度往往轻于受贿犯罪，并且司法实践中普遍存在"重受贿、轻行贿"的现象[①]。这不利于医疗行业商业贿赂问题治理。我们应当高度重视行贿犯罪的严重社会危害性，只有持续以零容忍的态度对行贿、受贿犯罪问题一起调查，严肃处理，才能起到全面的震慑作用。一方面，要提高行贿犯罪移送率。十九届中央纪委六次全会上的工作报告（2022年）显示，"留置行贿人员5006人、处分4806人、移送检察机关2822人"。根据《监察法》第二十二条和《监察法实施条例》第九十二条规定，对行贿人员采取留置措施的基础条件是"监察机关已经掌握其部分违法犯罪事实及证据"。其实，行贿人员被采取留置措施，已经涉嫌行贿犯罪，但是调查终结后移送起诉率并不高；另一方面，需提高行贿犯罪处罚率。根据《意见》要求，检察机关和审判机关要严格行贿犯罪从宽情节的认定和刑罚适用，加大财产刑运用和执行力度。相关部门要认真履行追赃挽损职责，尽力追缴非法获利。对于行贿所得的不正当财产性利益，依法予以没收、追缴或者责令退赔。只有改变对行贿犯罪的宽容态度，持续加大对行贿犯罪的处罚，让行贿人员也付出应有的代价，才能震慑其他意欲通过行贿犯罪攫取不当利益的人员。

3.全面实行商业贿赂"双向查处"

行贿罪与受贿罪是对向犯，审查调查时二者不可偏废。现实中，行贿受贿犯罪手段多样且隐蔽性强，二者利益勾结关系密切，容易形成"攻守同盟"，导致调查取证难度大。这也增强了行贿人的侥幸心理。全面实行商业贿赂"双向查处"，有利于增强对行贿犯罪的打击力度。所谓"双向查处"，是指查受贿带行贿、查行贿带受贿的案件查处模式。实践中，多数贿赂案件的行贿人与受贿人并非"一对一"的直线关系，而是

---

①方列，杨维汉，徐硙.让贪官"不敢收"还要让行贿人"不敢送"[EB/OL].（2014-10-28）[2022-08-01].http://politics.people.com.cn/n/2014/1028/c1001-25923344.html.

"一对多"或者"多对一"的网状关系。查办贿赂案件,如果留置一名涉嫌受贿罪的公职人员,往往会牵出一批行贿人员。但是,有关反向操作的报道却比较少见。如果能够对牵出的符合行贿犯罪构成要件的行贿人员采取留置措施,再进一步挖出、挖尽公职人员受贿问题,震慑效果必将更加明显。例如 2018 年 6 月 5 日中央纪委国家监委网站登载一篇题为"从调查 1 名行贿人入手挖出 33 名受贿人"的文章,报道了安徽省蚌埠市某区纪委监委直接从调查行贿犯罪线索入手,顺藤摸瓜,挖出多名公职人员长期收受企业礼金、购物卡的问题,使得"受贿行贿一起查"发挥出更充分的作用。江苏省纪委监委制定《关于加强"受贿行贿一起查"工作的意见》及配套协作方案,逐步构建"查受贿带行贿、查行贿带受贿"的双向查处机制,充分运用党纪和法律赋予的各种审查调查手段形成双向打击①。坚持行贿受贿一起查,如果把同一个行贿、受贿网络中各个交叉点上人员存在的问题查清、查透,久久为功,必定能够形成强有力的震慑。

4. 及时发布行贿犯罪查处信息

加强信息公开,定期发布药品、医疗器械生产经营企业、医药代表行贿犯罪信息,接受社会、同行监督,提高违法犯罪成本。实践中,各级纪检监察机关经常发布国家公职人员涉嫌严重违纪违法问题被纪律审查和监察调查或者有关处理情况的信息。但是,经过网络搜索,有关行贿犯罪方面的发布非常少。向社会公开发布案件信息,既是监察机关接受社会监督的一种方式,也是加强反腐斗争宣传、形成持续震慑的一种手段②。同样,查处行贿也是反腐败斗争中的重要一环,根据《意见》要求,要加大查处行贿的宣传力度,案件办理机关应当及时向社会公开发布医疗领域行贿案件信息,通报曝光典型案例,彰显对行贿犯罪零容忍

---

① 孙权,顾敏.江苏构建"受贿行贿一起查"工作机制 运用党纪和法律赋予手段双向打击贿赂行为[N].中国纪检监察报.2018-05-04(1).

② 中共中央纪律检查委员会、中华人民共和国国家监察委员会.《中华人民共和国监察法》释义[M].北京:中国方正出版社.2018:188.

的坚定决心，在全社会倡导廉洁守法理念。通过广泛宣传行贿受贿一起查的反腐政策，突出行贿具有严重的社会危害性，引导社会形成"问受贿必问行贿"的群众监督氛围。

（二）加强对药品、医疗器械生产经营企业的管理

行政管理部门要加强对药品、医疗器械生产经营企业的专项监督、联合检查，提高相关企业违法问题查出概率。还要加强部门间联系，实现信息互通，统筹推进"监督检查—依法处罚—信息公开—再监督检查—再依法处罚—再信息公开……"循环监督，提高违法成本，形成高压态势。

1. 加强行政"专项＋联合"监督检查

行政管理部门要定期开展专项监督检查，充分发挥专业特长、利用技术优势、信息优势、资源优势，依法依职权严肃查处违法违规企业，严肃追究相关责任人的责任。特别是对多次违法、拒不整改的，要进一步加大处罚力度。根据违法行为不同，可依法灵活运用配套措施，比如禁止违规违法药品、医疗器械生产经营企业参加公立医疗机构采购，限制公司上市，降低信用等级，增加检查频率，列入失信企业名单等。以财政部门对药品、医疗器械生产经营企业实施会计信息质量专项检查为例，国家财政部会计信息质量检查公告（第四十号）显示：财政部会同国家医疗保障局于2019年对77家药品、医疗器械生产经营企业实施会计信息质量检查。发现了企业使用虚假发票、票据套取资金体外使用问题；虚构业务事项或利用医药推广公司套取资金问题；账簿设置不规范等其他会计核算问题等，并依据《中华人民共和国会计法》第四十二条规定，对相关药品、医疗器械生产经营企业作出行政处罚。同时，将检查发现的其他违法违规等问题，根据管理权限，及时移交有关单位处理。行政管理部门定期开展专项检查，持续提高监督检查专业化水平，优化监督检查人员配置，实现监督检查全覆盖，提高违法问题查出概率，持续打击违法行为。

行政管理部门之间要建立联动机制，定期开展联合检查，相互配

合、通力合作，形成监督合力、共享信息资源，提高问题查出概率，实施联合惩戒，增加违法成本。例如卫生、税务、财政、市场监督管理等部门定期开展联合检查，严厉打击租借证照、虚假交易、伪造记录、非法渠道购销药品、商业贿赂、价格欺诈、价格垄断以及伪造、虚开发票等违法行为，依法从重处罚；涉嫌犯罪的，及时移送司法机关处理。同时，将检查结果、处罚情况及时向社会公开。

2. 全面推行"双随机一公开"监管模式

行政监督检查要坚持常态化、突击式、随机性，增强其震慑力。《国务院办公厅关于推广随机抽查规范事中事后监管的通知》要求在政府管理方式和规范市场执法中，全面推行"双随机一公开"的监管模式。所谓"双随机一公开"，是指在监管过程中随机抽取检查对象，随机选派执法检查人员，抽查情况及查处结果及时向社会公开。卫生行政部门、医疗保障部门、中医药管理部门、商务部门、市场监督管理部门、财政部门、税务部门等国家行政管理部门应对药品、医疗器械生产经营企业加强监督管理，深入推进"双随机一公开"监管模式，吸收医疗保障基金"飞行检查"经验，制定检查方案和随机抽查事项清单，合理确定随机抽查的比例和频次，特别对投诉举报多、列入经营异常名录或有严重违法违规记录等情况的市场主体，要加大随机抽查力度。监督检查中，要充分利用大数据平台信息，根据统一安排部署，随机抽取检查对象，随机选派执法检查人员开展监督检查活动，抽查情况及查处结果及时向社会公开。

3. 压实企业反商业贿赂责任

企业对于反商业贿赂有不可推卸的责任。根据《中华人民共和国公司法》等有关规定，药品、医疗器械生产经营企业作为市场经济主体，从事经营活动，必须遵守法律、行政法规，遵守社会公德、商业道德，自觉接受行政管理部门和社会公众的监督，主动承担社会责任。但是，部分药品、医疗器械生产经营企业，为了获取竞争优势，追逐利益最大化，实行带金销售，导致商业贿赂行为大量存在。为了规避风险，药品、医疗器械生产经营企业采用各种方式同直接行贿人员划清界限。要从源头上治理商业贿赂，需要明确和压实药品、医疗器械生产经营企业反商业贿赂责任。一方面，通过立法明确药品、医疗器械生产企业反商业贿赂的责任及法律后果，明确生产企业对代理商、经销商、医药代表负有管理和监督责任；另一方面，将企业反商业贿赂情况纳入企业信用信息评价体系，负面信息较多的公司禁止参与公立医院招标采购，引导企业合规经营；此外，加强对药品、医疗器械生产经营企业销售费用的监管。对于销售费用明显高于行业平均水平的，市场监管、税务等部门进行重点监管执法。通过各种举措，压实市场主体反商业贿赂的责任，使其降低销售费用，降低"围猎"可能。

（三）建立高效的举报制度和问题线索移交机制

建立高效的举报制度和问题线索移交机制，有利于进一步提高执法效率。

1.建议建立商业贿赂有奖举报机制

《国务院办公厅关于改革完善医疗卫生行业综合监管制度的指导意见》明确，要加大对举报违法行为的奖励力度。有奖举报可以提高社会公众参与监督的积极性，有不少先例可循。例如国家医疗保障局制定的《违法违规使用医疗保障基金举报奖励办法》第六条规定："医疗保障行政管理部门对符合奖励条件的举报人按照'案值'的一定比例给予一次性资金奖励，最高不超过20万元，最低不少于200元。"奖励标准以激发社会公众参与监督为目标，结合当地经济发展水平和违法严重程度，确立相应的奖励标准。同时健全举报人保障措施和被举报人"澄清正名"机制，保障举报人和被举报人的合法权益。执法机关可以在公立医院院内醒目位置张贴举报方式和奖励标准，鼓励群众积极参与监督。

2.建立全国医疗行业不正之风举报平台

借鉴110、12315平台成功经验，国家卫生行政部门建立全国医疗行业不正之风举报平台，设置统一举报电话，畅通举报渠道，统一受理医疗行业不正之风问题线索。同时，建立举报投诉、转办跟踪、督导反馈的闭环管理机制，着力解决医药购销领域和医疗服务领域中的突出问题。

3. 健全问题线索快速移交机制

强化行政执法部门之间、行政执法部门同纪检监察机关、司法机关、公安机关之间的协作配合，规范问题线索移交机制和线索处置反馈机制。行政执法部门办理的相关单位及人员涉嫌违法犯罪问题的，应当及时将违法犯罪问题线索移送纪检监察机关或公安机关。纪检监察机关、公安机关、人民检察院在调查相关问题线索时，如果发现涉及行政执法部门管理的问题线索，建议及时与行政执法部门沟通。问题线索坚持一案一移送、一案一通报，严格规范问题线索的接收、登记程序和办理情况反馈程序。

4. 定期召开联席会议

行政执法部门、纪检监察机关、公安机关、人民检察院可以定期召开联席会议，相互通报问题线索移交情况和处置情况，共同研究案件协同办理等问题，增强监督打击合力。

（四）加强对医药代表的监督管理

医药代表是连接药品生产经营企业与医疗机构的重要桥梁，有其积极作用。但由于监督管理不到位，有的医药代表成为医疗腐败的重要推手。行政主管部门、企业、公立医院要共同加强对医药代表的管理和监督，严肃查处违规违法行为，促进行业良性发展。

1. 医药企业应履行医药代表管理的主体责任

根据《医药代表备案管理办法（试行）》规定，医药代表由其代表企业履行管理责任。相关责任包括：药品上市许可持有人有义务公示医药代表的劳动合同或者授权书的起止日期等信息，同时按照要求将医药代表人员信息上报"国家医药代表备案平台"并动态管理、及时维护更新信息；企业不得安排医药代表到医疗机构从事药品推广之外的事务，更不得安排未经备案和医疗机构批准的企业人员在医疗机构进行药品推广活动；企业应当建立医药代表管理制度。加强医药代表日常监督管理、开展考核培训，建立健全管理机制。同时，与医疗机构开展商业活动时，应当主动向医疗机构提供医药代表名单等信息。

2.行政主管部门加强对医药代表的监督管理

药品监督管理部门应当履行职责，加强对医药代表行业的监督管理。包括建立医药代表管理指南，明确医药代表的范围、从业资格、禁止行为、评定考评、监督管理、违规责任、执业禁止等内容，规范行业管理；强化日常监督，开展专项检查，督促企业完成医药代表平台备案。医药代表给予使用其药品的有关人员财物或者其他不正当利益的，依照《药品管理法》《反不正当竞争法》等相关法律法规进行调查处理。同时，对履行管理责任不到位的药品上市许可持有人，可以约谈其负责人，责令整改，压实主体责任；加强医药代表信用信息管理。充分利用大数据平台记录医药代表信用信息，开展信用评级，同时将医药代表有关信用信息纳入药品上市许可持有人的企业信用信息管理体系。根据《医药代表备案管理办法（试行）》规定，对不再从事相关工作或者停止授权的医药代表，药品上市许可持有人应当在30个工作日内删除其备案信息。从行业治理的角度来看，该规定存在不合理之处。医药代表的违规信息，应该长期保留，防止存在严重违规行为的医药代表换个"马甲"重新进入医药行业。

3.公立医院应加强对医药代表的监督管理

根据《医药代表备案管理办法（试行）》第十一条规定："医药代表在医疗机构开展学术推广等活动应当遵守卫生健康部门的有关规定，并获得医疗机构同意。"第十五条规定："医疗机构不得允许未经备案的人员对本医疗机构医务人员或者药事人员开展学术推广等相关活动；医疗机构可在备案平台查验核对医药代表备案信息。"公立医院要加强对医药代表的监督，明确医药代表院内活动必须遵守法律法规和单位管理制度，完善医药代表监督措施，掌握医药代表相关信息，防止医药代表违规违法行为发生。

（1）登记建档。医院可以每年开展一次医药代表登记备案工作，主要备案生产经营企业法定代表人签字或盖章的授权委托书原件、被授权人身份证原件及复印件;具体授权开展的业务和授权期限;加盖企业公章的廉洁承诺书。同时建立电子档案,到国家医药代表平台核对登记情况,将信息接入单位监控系统,方便身份核实。

(2)规范接待。公立医院应建立接待日管理制度,实行预约接待,由行风管理部门负责组织实施,相关职能部门共同落实,按照"三定两有"(定接待时间、定接待地点、定接待人员,有接待流程、有接待记录)原则进行接待,严禁医药代表、医疗器械推销人员未经医院同意在院区随意活动。公立医院可以固定医药代表集体接待日,明确固定接待地点,按照预约情况确定接待人员,完善接待流程,并做好接待记录。医药代表进院要佩戴标明身份的工作证件,实行入院登记制度。同时,医院要提升硬件设施水平,重点场所应当加强监管措施,利用人脸识别技术、现场调查等进行身份识别。

(3)从严查处违规行为。公立医院可以建立以医院安保人员为主体的监督员队伍,通过明察暗访收集医药代表违规线索,查证属实的给予奖励。公立医院可以将"医药代表在院从业规范"等内容纳入招标采购文件中的购销合同模板,作为廉洁购销协议的内容。医药代表有违规违法行为的,可以采取限制其所代表的相关产品采购量,或者暂停、终止合作等处理措施。

三、整合监督力量,让监督"长牙带电"

强化不敢腐的震慑,除了行之有效的监督措施外,更需要高素质、专业化的监督力量。只有持续加强纪检组织和队伍建设,整合监督力量,提高监督水平,才能真正让监督"长牙带电",才能让医院工作人员和供应商不敢越矩、不敢碰电。

(一)加强纪检组织建设,增强专责监督力量

中共中央办公厅印发的《关于加强公立医院党的建设工作的意见》(以下简称《意见》)明确要求,加强医院纪检机构和纪检干部队伍建设,

提高履行职责能力，充分发挥监督职能作用。公立医院纪检组织是推动医院全面从严治党纵深发展，加强党风廉政建设和反腐败工作的中坚力量。必须高度重视公立医院纪检组织。首先，要健全组织机构。相关部门应当督促公立医院认真落实《意见》中加强纪检组织建设的要求，明确公立医院纪检组织建设的原则、标准和纪检工作人员配备的具体要求。建议公立医院职工数在 500 人以上的，应当设置纪检工作机构，至少配备专职纪检干部 3 名。医院职工数 1000 人以上的，按至少每 1000 人增加 1 名专职纪检干部；其次，要加强队伍建设。优化人员结构，注重从地方纪委监委等主干线选调纪检工作人员。提升监督水平，注重监督能力培养，分层分类强化跟班学习、交叉顶岗和实战练兵。加强思想教育，深入开展纪检干部忠诚教育，强化思想淬炼、政治历练、实践锻炼，做到敢于坚持原则、敢于动真碰硬、敢于执纪问责，坚决同一切消极腐败现象作斗争，以行动践行责任、用担当诠释忠诚；再次，要强化责任落实。公立医院纪检组织要认真落实"三转"要求，坚守主责主业。要严格执行《中国共产党纪律检查机关监督执纪工作规则》，按照法定权限、规则、程序办事，落实请示报告、回避等制度。自觉接受监督，对不忠诚、不干净的严肃查处，对不担当、不称职的坚决调整，零容忍防止和解决"灯下黑"，打造忠诚、干净、担当的纪检监察队伍。

（二）强化纪检委员履职，延伸党内监督触角

按照《关于加强公立医院党的建设工作的意见》，公立医院党的总支委员会和支部委员会设纪律检查委员。纪检委员工作在一线，更了解科室现状，更清楚科室存在的廉洁风险。强化纪检委员履职，可以有效延伸党内监督"触角"、打通监督执纪"最后一公里"。实践中，公立医院党支部纪检委员普遍存在职责定位不清、作用发挥不好等问题。要充分发挥纪检委员监督探头作用，可以从三个方面着手。

1.选好配强纪检委员

纪检委员人选要具备较高政治素质和业务素质。在党支部委员分工中，要让政治素质高、公道正派、敢于监督的同志担任纪检委员。医院

纪委要加强对纪检委员的领导和管理，纪检委员人选原则上应征求医院纪委的意见。明确将纪检委员作为科干会、科务会成员，搭建履职平台。

2. 指导纪检委员履职到位

医院纪委可编制纪检委员工作手册，厘清权责界限。根据各党支部所辖科室工作内容、权力运行特点等，针对性编制纪检委员履职清单，明确监督重点任务。建立专职纪检干部分片区联系纪检委员制度，对纪检委员反映的问题线索认真对待，帮助纪检委员大胆履职、善于履职。如四川省人民医院纪委结合工作实际，编制纪检委员履职手册，用简明扼要的方式总结出公立医院纪检委员履职的要求和重点，即"五紧盯，五关注"，纪检委员按照此要求精准履行职责，取得了明显成效。"五紧盯，五关注"的内容如下：

一是紧盯"当官的"，关注"调皮的"。"当官的"是指对科室、部门或某方面事项有决策权或话语权的人员，比如科主任、副主任、医疗组组长、库房管理人员等。"调皮的"是指法纪意识、规矩意识淡漠，时常违反医院规章制度、医疗核心制度的人员或多次被投诉、举报且存在过错的人员，比如违反医疗核心制度滥用耗材、"大处方"受到处理的人员、有"违规转诊"行为的人员等。

二是紧盯采购事项，关注使用异常。医院的腐败问题，绝大多数与采购密切相关。对采购事项的监督，重点关注：采购项目是否是科室必需的；参数设置是否具有明显倾向性；采购预算价格、限高价是否高于市场价；采购事项决策是否是科室集体讨论决定，讨论记录是否完善，程序是否符合医院采购制度要求等。关注使用情况包括：医疗科研设备、教学设备等是否存在采购后长期闲置或使用效率不高的问题；耗材、试剂、药品使用是否存在明显异常的问题；是否存在可以使用效果好、价格低的产品，却长期使用效果不占优势且价格高的产品的问题。

三是紧盯科干会决策，关注执行情况。科干会决策重点关注：科干会组成是否符合医院规定；是否存在科室大事（如绩效分配、学会任职等）不上会、小事频上会或者久拖不决、议而不决的问题；科室主要负责人是否存在落实民主集中制不到位或"一言堂"的问题；科干会记录是否明确专人负责、记录是否准确翔实。关注执行情况包括：科室是否认真传达、执行医院重大决策部署，是否执行科干会议决定事项等。

四是紧盯月度报告制度落实，关注问题解决。党风廉政建设责任制月度报告制度是压紧压实科室、部门党风廉政建设主体责任的重要抓手，要紧盯是否按照月报制度的要求真正集体研判、定期梳理、及时报告等。关注问题解决是指对发现的问题是否敢于面对，通过及时提醒、跟踪督促、向上级报告、配合调查处理等方式千方百计去解决。

五是紧盯中央八项规定精神实施，关注《九项准则》落地。作风建设是党的建设金色名片，中央八项规定是长期有效的铁规矩、硬杠杠。紧盯中央八项规定精神在医院落实，重点关注：是否存在公款吃喝以及是否接受供应商吃请、买单；是否违规收受红包礼金；是否直接接受供应商赞助外出旅游、参加学术会议等；党员领导干部是否存在形式主义走过场、官僚主义不作为、违规违纪乱作为等问题。

3. 严格管理考核纪检委员

医院纪委应当建立纪检委员考核评价机制，坚持日常考核和年终考评相结合，全面、客观评价纪检委员的工作成效，压实监督责任。建立健全纪检委员履职档案，每年度评选优秀纪检委员，同时对履职不到位的给予相应的处理或进行岗位调整。

（三）探索"室组院"联动机制，提升监督实效

公立医院监督执纪力量薄弱，长期受熟人监督、同体监督难题困扰，可以探索建立"室组院"联动机制，提升监督效能。"室组院"联动机制，即实行"纪委监委监督检查室＋派驻纪检监察组＋公立医院纪委"监督模式。按照线索处置、案件查办以上级纪委监委领导为主的总体要求，采用合作换位、资源整合、联动监督、联合办案等方式，适度统筹区域内公立医院监督办案力量，弥补公立医院监督执纪力量薄弱问题；"室组院"联动机制，要着眼一体推进不敢腐、不能腐、不想腐体制

机制，高度关注区域内的医疗行业行风问题，坚持把"以案促改"贯穿案件查办全过程，将个案审查调查同强化对案发单位的监督和案发单位内部监督结合起来，注重同步分析、查找问题发生的深层次原因，厘清共性问题与个性问题，准确提出针对性强、操作性强的整改建议和措施。充分发挥查办案件和"以案促改"的震慑作用，破解熟人监督、同体监督难题；充分利用"室组院"的整合优势，推动区域内全行业全领域的整改，从"以点带面"深入到"整体推进"，充分发挥办理案件的治本作用，实现"查处一案、警示一片、治理一域"的综合效应，破解行业作风痼瘴顽疾。

（四）推动"党委巡视巡察"与"大型医院巡查"贯通融合

中共中央办公厅印发的《关于加强巡视巡察上下联动的意见》明确要求推进巡视巡察上下联动、与其他监督贯通融合。国家卫生健康委制定了"大型医院巡查"工作制度和具体工作方案，确定了公立医院党建、行业作风建设、运营管理三个巡查重点。"党委巡视巡察"重点是政治监督，而"大型医院巡查"是行业监督。二者在实施主体、重点内容、检查时间和监督力度等方面存在差异，但是二者监督对象都涉及公立医院，检查内容存在部分重合，例如党的建设、"三重一大"事项决策等事项。可探索建立"党委巡视巡察"与"大型医院巡查"贯通融合机制，进一步提高监督针对性和实效性，形成监督合力。贯通融合机制，主要包括对大型医院巡查前，应当向党委巡视巡察工作办公室了解上一轮"党委巡视巡察"相关公立医院的情况，掌握相关公立医院存在的问题和整改情况。同时，将党委巡视巡察整改情况作为大型医院巡查的一项重要内容。对大型医院巡查结束后，应将巡查情况报告抄送公立医院所在地党委巡视巡察工作办公室。同样，党委开展巡视巡察工作，可以将"大型医院巡查"发现的问题和整改，情况作为巡视巡察工作的一个内容。通过建立"党委巡视巡察"同"大型医院巡查"贯通融合机制，实现信息互通、资源共享，提升监督合力。

第二节　规范权力运行　因制度而不能腐

不能腐，侧重于制约和监督，扎紧制度笼子，靠科学配置权力，把发现问题、推动整改、促进改革、完善制度贯通起来，加强重点领域监督机制改革和制度建设，推动形成严格有效的监督体系、不断完备的制度体系，让试图腐败者无机可乘。

一、压紧压实主体责任，落实全面从严治党各项制度

全面从严治党相关制度是国家治理体系的重要内容。公立医院压紧压实全面从严治党主体责任、落实好全面从严治党相关制度，对于扎紧制度笼子、建立现代医院管理制度、防范廉洁风险意义重大。

（一）深化全面从严治党是建立现代医院管理制度的根本保障

2022 年是党的十八大以来第十个年头，十年磨一剑，党中央把全面从严治党纳入"四个全面"战略布局，以前所未有的勇气和定力推进党风廉政建设和反腐败斗争，刹住了一些多年未刹住的歪风邪气，解决了许多长期没有解决的顽瘴痼疾，清除了党、国家、军队内部存在的严重隐患，管党治党宽松软状况得到根本扭转，探索出依靠党的自我革命跳出历史周期率的成功路径。党的十八大以来，全面从严治党取得了历史性、开创性成就，产生了全方位、深层次影响，必须长期坚持、不断前进。党中央坚定不移推进全面从严治党，为全面建设社会主义现代化国家开好局、起好步提供了有力政治保障。

制度建设是全面从严治党的可靠手段。习近平总书记指出，"推进全面从严治党，既要解决思想问题，也要解决制度问题""全方位扎紧制度笼子，更多用制度治党、管权、治吏"。国务院办公厅 2017 年出台了《关

于建立现代医院管理制度的指导意见》，现代医院管理制度是中国特色基本医疗卫生制度的重要组成部分，要建立现代医院管理制度，首先是要加强公立医院党的建设，深入落实全面从严治党各项制度，通过管党治党制度的有力有效落实，引领和推动医院现代管理制度的建立和完善，在风清气正的良好政治生态中，实现医院治理体系和管理能力现代化。

（二）推动主体责任落地，落实全面从严治党责任制度

明责任方有担当，敢担当才不失责。完善和落实全面从严治党责任制度，是管党治党严起来、紧起来、实起来的有力保证。要把全面从严治党的主体责任具体落实到位，明确党委书记管党治党第一责任人职责和领导班子成员"一岗双责"，推动各责任主体把管党治党责任记在心上、扛在肩上、落在行动上，坚定斗争意志，增强斗争本领，通过以身作则、以上率下，把完善和落实全面从严治党责任制度工作抓具体、抓深入。

落实党风廉政建设主体责任是深化全面从严治党的重要抓手。实际工作中，公立医院院级党组织落实主体责任情况相对较好，但普遍存在责任落实层层递减、责任落实具体措施不多的问题。科室的事科室最清楚，支部的人支部最明白。为压实医院内设科室的责任，四川省人民医院党委建立党风廉政建设月度报告制度，各内设机构和直属单位每月梳理排查、研判处置所辖范围内党风廉政建设方面存在的苗头性、倾向性问题并上报院纪委，要求做到"三个第一时间"，即纪律规定和党风廉政建设方面的部署第一时间传达学习；存在的问题第一时间掌握和处置；重大问题第一时间报告。科室发现问题不报告、不处置或者应当发现而没有发现，科室负责人将直接承担相应责任。2020年以来，该院通过严格执行党风廉政建设月度报告制度，共排查涉及高值耗材管理、合同管理、信息系统管理等方面问题共计244项，部门科室自行纠正、处置208项，通过院纪委转分管院领导和相关职能部门处理36项。该院某直属单位通过党风廉政建设月度报告系统上报"一公司长期拖欠股权转让款600万元，国有资产存在风险"的问题，院纪委高度重视，对该直属单位主

要负责人及时提醒谈话，后该单位按照院纪委要求在半年内成功收回拖欠的股权转让款600万元，避免了国有资产损失风险。

（三）加强对公立医院落实全面从严治党相关制度的考核

国家卫生健康委自2018年起对全国2000余家三级公立医院进行绩效考核，因其考核的公正、客观、全面、权威，备受医疗系统和社会的关注，被称为三级公立医院的"国考"。建议在三级公立医院绩效考核中，单独对党的建设包括一体推进"三不腐"机制制度建设进行考核，把落实全面从严治党相关规定、公立医院纪检组织、纪检队伍建设作为重点内容。考核指标设计上要避免"凡是有案件发生就一票否决"，需要区分医院是主动查还是被动查，对以案促改、以案促治、以案促建工作卓有成效的应给予鼓励、加分。党的建设、全面从严治党部分的考核不一定计入总分，但可单独计分，如有达不到一定分数的，可以按规则倒扣总分或做直接降低排名等次的处理。对正在全面推进的全国二级公立医院绩效考核，也建议增加上述考核内容。

二、突出政治监督，压实日常监督

强化监督是构建不能腐的重要保证，政治监督是纪检监察机关的首要职责。习近平总书记在十九届中央纪委四次全会上强调，要"强化政治监督保障制度执行，增强'两个维护'的政治自觉"。因此，公立医院的监督工作，首要任务是做好政治监督，在此基础上深化日常监督，提高监督效能。

（一）聚焦"两个维护"，强化政治监督

政治监督是加强党的政治建设的基础保障，是国家治理体系有效运转的关键支撑，是深化全面从严治党的重要举措，必须深刻理解政治监督对于坚持党的全面领导、加强党的建设、推进全面从严治党的重大意义。要坚持把拥护"两个确立"、践行"两个维护"作为政治监督的首要任务，紧紧围绕党中央关于医疗卫生领域的重大决策部署，充分发挥监督保障执行、促进完善发展作用，跟进监督、精准监督、做实监督，在党和人民群众最需要的时候、最需要的地方攻坚克难、保驾护航，使围绕中心、服务大局成为公立医院干部职工的共识和自觉行动。

然而政治监督容易虚化、泛化、随意化，在公立医院做好政治监督，一方面要从大处着眼，对国之大者要心中有数，时刻关注党中央在关心什么、强调什么；另一方面又要从细处做实，结合公立医院的职责定位，重点关注医疗质量是不是过硬，病有没有看好、患者是不是满意，医德医风是否存在问题，新冠肺炎疫情防控措施有没有落实到位等，让政治监督融入日常、做在经常。政治监督的效能，最终体现在督促做到"两个维护"的实际行动上，必须严明政治纪律，及时发现和纠正政治问题，消除政治风险隐患，涵养政治生态，确保"两个维护"融入血脉、付诸行动。

（二）坚持精准发力，深化日常监督

《黄帝内经》云："上工治未病，不治已病，此之谓也。"加强日常监督就是防患于未然。公立医院纪检组织要始终坚持问题导向，大量运用约谈、函询、诫勉、日常问题抄告、纪律检查建议等手段，推动问题查纠和整改，使"红脸出汗"成为常态，把保护专家和干部职工落实到日常的从严要求之中。要盯住作风行风顽疾，坚持风腐同纠。一刻不停歇推动落实中央八项规定精神，紧盯"四风"新动向，不断擦亮监督"探头"。坚持日常监督和专项督查相结合，着力营造"监督无处不在"新格局，锲而不舍匡正风气，切实防止"四风"问题反弹回潮；加强干部作风建设，坚决整治为官不为，对不担当、不作为的严肃查处，坚决整治形式主义、官僚主义作风顽疾；开展"大处方、泛耗材"、欺诈骗保、医药代表"满院飞"、违规转诊、违规外送检查等医疗领域腐败和不正之风专项整治，维护群众切身利益，防范由风及腐。

（三）努力做到"三性"，提高监督效能

1. 要树立监督的权威性

"只有权力对权力的监督才是最为有效的。因为只有权力才能对权力构成真正意义上的威慑和限制，也才能够更为有力地打通监督权力所必需的各种有效渠道，从而获得监督权力所必需的更多的'知情'。"①公立医院实行党委领导下的院长负责制，党委的监督自然最有权威。要落实上级党组织对下级党组织的监督责任，把管理和监督寓于实施领导的全过程。综合运用目标考核、检查抽查、指导民主生活会、督促问题整改等方式，做到责任清晰、主体明确、措施管用、行之有效。四川省人民医院党委在四川省委巡视办的指导下，自2019年起，学习借鉴巡视的工作方式方法，率先在全国公立医院探索开展院内巡查，对行政后勤部门、临床医技科室和直属单位进行全方位的政治体检，包括党的建设、医德医风、执行医疗机构十八项核心制度等各方面，被巡查后的单位在党的建设、学科发展、运营效率等各方面进步明显，彰显了全面从严治党、全面从严治院的利器作用。

2. 要突出监督的针对性

监督既要无处不在，更要突出重点，要针对公立医院易发、多发的廉洁风险进行监督，比如在招标采购、合同管理、财务报销、高值耗材使用等领域，要分门别类有针对性的进行监督。四川省人民医院纪委针对其所在医院主要的廉洁风险点，建立"五项抽查"制度，即由纪检监察室牵头每半年组织专家随机抽查、点评10%招标采购项目；审计部每季度随机抽审上季度10%财务报销凭证；医务部每年随机抽查、点评科室耗材使用；医务部每年组织对医疗核心制度落实情况进行抽查；法律事务部每年组织抽查10%经济合同。仅2021年，该院通过开展"五项抽查"制度，查究和解决问题上百个、问责多人，推动了多项制度落地落实，取得明显成效。

3. 要体现监督的专业性

专家对话专家，内行监督内行，既能有效精准发现问题，被监督者也会口服心服。如四川省人民医院纪委在组织对政府采购项目的事后监督中，大胆创新方式方法，邀请过去参与医院招标代理机构遴选中的

---

① 戴焰军. 以党内监督为主导贯通各类监督 [J]. 中国党政干部论坛，2021（8）：41-44.

"落选者"点评目前与医院合作的招标代理机构的工作情况,第一次点评政府采购项目13个,发现问题71个。医院的其他各项工作也可以借鉴此思路强化监督实效,如在大型医疗设备验收时,邀请落标的供应商参与验收,等等。

三、紧盯"关键少数",规范权力运行

"一把手"是党的事业发展的领头雁,领导班子是带领和组织干部群众干事创业的指挥部。通过盯住"一把手"和领导班子、关键岗位,实现"四两拨千斤",有利于形成监督"关键少数"抓监督的良性循环,带动监督效能整体提升。

(一)落实好党委领导下的院长负责制

要深刻认识党委领导下的院长负责制的现实意义。从1978年、1982年分别明确的党委领导下的院长分工负责制、党委领导下的院长负责制,到1985年国务院批准实行院(所、站)长负责制,1997年中共中央、国务院要求实行院(所、站)长负责制。院长负责制之所以能够取代党委领导下的院长负责制,一方面是受当时党政分开改革尝试的影响;另一方面是当时的党委领导下的院长负责制下,院长职业化基础薄弱。随着改革开放的深入,医改亦步入改革的深水区,院长负责制在发挥重要作用、完成历史使命的同时,其不足之处也逐步显现。习近平总书记在2018年召开的全国组织工作会议上指出,党的领导落实到基层还有不少"中梗阻"。在中小学、医院、科研院所,党组织领导的校长(院长、所长)负责制还没有建立起来。

2018年6月,中共中央办公厅印发了《关于加强公立医院党的建设工作的意见》,确立公立医院实行党委领导下的院长负责制。公立医院实行党委领导下的院长负责制,同样与党的建设不断深化和公立医院所处发展阶段有关。要坚持党对医院工作的集中统一领导和保持公立医院的公益方向,都需要从党委领导来体现。全面推行党委领导下的院长负责制,是确保公立医院科学决策和决策有效执行的根本途径,是坚持和加

强党对公立医院全面领导、以高质量党建引领高质量发展的重要制度保证。从权力配置的角度看，落实好党委领导下的院长负责制，能有效解决"一言堂"问题，避免权力过于集中，防范廉洁风险。

（二）加强对公立医院"一把手"和班子成员的监督

2021年3月，中共中央出台《关于加强对"一把手"和领导班子监督的意见》。加强对主要领导干部和领导班子的监督，是新时代坚持和加强党的全面领导，提高党的建设质量，推动全面从严治党向纵深发展的必然要求。同样，加强对公立医院"一把手"和班子成员的监督，让"关键少数"不能，权力受到制约和规范，始终在正确的轨道上运行，领导干部才能以上率下，形成好的示范带动作用。

对于公立医院"一把手"和班子成员选拔任用和管理，《事业单位领导人员管理暂行规定》和《公立医院领导人员管理暂行规定》等已经作了明确而具体的规定。但是，对公立医院"一把手"和班子成员的监督仍然存在薄弱环节，尤其是对"一把手"的监督往往存在上级监督太远、同级监督太软、下级监督太难的问题。要破解上述问题，需要结合医疗行业实际和公立医院主要廉洁风险点进行精准监督。

1. 充分体现自上而下监督的权威

梳理相关案例发现，有的上级党组织注重对下级"一把手"和班子成员工作情况的监督，对其思想、作风，特别是廉洁自律和履行管党治党责任情况的监督往往重视不够；有的监督方式单一，局限在定期汇报、书面报告、目标考核等方面，没有形成规范化、常态化的制度机制。对各级"一把手"来说，党组织自上而下的监督最直接、最权威。因此，上级党组织和行业主管部门要统筹巡视、巡察、审计等各种有效监督方式，全面落实党内各项监督制度，突出政治监督，紧盯全面从严治党责任制落实、民主集中制执行情况等重点，切实做好对公立医院"一把手"和班子成员的全面监督。"一把手"要管好班子、带好队伍，经常开展谈心谈话，切实履行好教育、管理、监督责任，督促领导班子其他成员履行"一岗双责"，抓好职责范围内管党治党工作。自上而下监督过程中发现的问题进行分类处置，该整改的整改，该问责的问责。发现领导干部德、能、勤、绩、廉与所任职务要求不符的，不宜在现岗位继续任职的，坚决按照中共中央办公厅印发的《推进领导干部能上能下规定》相关要求进行调整。

2. 强化领导班子成员之间相互监督

领导班子成员之间应当经常交换意见，发现问题坦诚向对方提出。发挥领导班子近距离、常态化监督优势，领导班子成员应当本着对自己、对同志、对班子、对党高度负责的态度，相互提醒、相互督促，把加强和规范党内政治生活各项任务落到实处，增强领导班子战斗力；发现领导班子其他成员有违纪违法问题的，应当及时如实按程序向党组织反映和报告，对隐瞒不报、当"老好人"的要连带追究责任。

3. 严明程序规矩，扎牢权力"笼子"

健全党委领导班子权力运行制约机制，合理分解、科学配置权力。"一把手"不直接分管人、财、物和项目建设、招标采购等；涉及招标采购的论证、采购执行、付款等关键环节应由不同的班子成员分管；纪委书记要严格落实中央纪委"三转"的工作要求，不能分管纪检业务之外的其他工作。纪委的工作要聚焦主业主责，确保职能转变到位，不能参与招标采购过程中的监督；不得以专题会议代替院长办公会、党委会作出决策，决不允许领导班子成员将分管工作、分管领域变成不受集体领导和监督的"私人领地"；领导班子成员不得插手招标采购、人事任免、工程建设等重大事项，建立领导干部插手干预重大事项记录制度。不得纵容配偶、子女及身边工作人员利用本人影响干预，对违规干预的，受请托人应当及时向所在部门和单位党组织报告。领导班子和领导干部对来自其他领导干部家属亲友的违规干预行为应当坚决抵制，及时向党组织报告。

4. 破解公立医院"一把手"和班子成员轮岗不到位的难题

领导干部在一个地方、部门或一个岗位长期任职，容易"近亲繁殖"并滋生腐败。近年来落马的广西壮族自治区某市医院原院长陈某某任

"一把手"21年，湖南省某市医院原院长申某某任"一把手"20年，四川省某市医院原院长吴某某任"一把手"14年。某发案医院中层干部谈到刚落马不久的院长："他在任上工作10多年，医院从三乙到三甲，收入从几千万到几个亿，职工收入也大幅度增加，为医院发展做出了重要贡献，甚至有人戏称他为'开国皇帝'。当院长久了，逐渐膨胀、强势了，听不进意见。医院多数班子成员和中层干部都是在其任上提拔的，没有人敢去反对他！"

《公立医院领导人员管理暂行规定》明确：领导人员在同一岗位连续任职一般不超过10年。工作特殊需要的，按照干部管理权限经批准后可以延长任职年限；《事业单位领导人员管理暂行规定》要求：领导人员在同一岗位连续任职一般不超过10年，工作特殊需要的，按照干部管理权限经批准后可以适当延长任职年限。虽然对事业单位和公立医院领导人员的任职年限有上述明确规定，但实际执行不够到位，往往以工作特殊需要、"院长不好选""找不到接班人"为由延长任职年限。诚然，医院"一把手"的视野和综合能力直接决定了其所在医院的发展空间、发展速度，也直接关乎当地医疗事业发展水平。公立医院优秀的"一把手"是稀缺的宝贵人才。尽管如此，也不能以此为由随意开口子延长任职年限。相关主管部门应该未雨绸缪，加大对公立医院管理人才尤其是"一把手"后备干部的培养力度；组织部门可探索公立医院"一把手"跨地区交流。如某县人民医院"一把手"任职期满需要交流轮岗时，往往在县内找不到"对等"的医疗机构可去。那么所在地的市级相关部门，可探索统筹其所辖县（区）人民医院主要负责人跨地区的交流轮岗。

5. 坚持"亲""清"引领构建新型院商关系

公立医院经济活动频繁，招标采购的品种多、金额大，各种供应商的推销活动活跃在医院上下，借助同学圈、朋友圈"围猎"医院管理者的案例举不胜举。公立医院领导干部特别是"一把手"应当带头落实"亲""清"要求，与企业家尤其是医院供应商交往不得以权谋私、搞官商勾结和利益输送；同时要管住管好家属亲友，严格家风家教，决不允许他们利用本人职权或影响力敛财谋利。2022 年 6 月,中共中央办公厅印发了《领导干部配偶、子女及其配偶经商办企业管理规定》,适用对象主要是厅局级副职及相当职务层次以上的领导干部。对于该职务以下的领导干部配偶、子女及配偶经商办企业则没有相关规定。2021 年 10 月以来,最高人民法院、最高人民检察院、公安部、司法部分别出台了干警亲属的"禁业清单",从上到下禁止政法干警及亲属违规经商办企业,包括对最基层干警的限制。2021 年 2 月开始的全国政法队伍教育整顿中,"干警违规经商办企业和配偶、子女及其配偶违规从事经营活动"被列为必须彻底整治的问题。可借鉴政法系统的做法,明确公立医院班子成员(厅局级及以上干部的按照《领导干部配偶、子女及其配偶经商办企业管理规定》执行)和中层干部的配偶、子女及其配偶不得在管辖的业务范围内从事经商办企业活动,同学、其他亲属等利害关系人在管辖范围内从事经营活动也需主动报告。

(三)加强关键岗位的管理与监督,严防"小官大贪"

除"一把手"和班子成员外,医院内部还有不少关键岗位需要强化管理与监督,应从以下三个方面入手。

1. 要管好关键人

管好关键人的重点是弄明白哪些人关键。根据本书第三章、第四章分析的情况来看,公立医院行政职能部门中,发案率较高的群体主要集中在设备、基建、财务、信息、后勤等职能部门正副职(包括单独设立招标采购机构的正副职);临床医技科室中,药剂、检验、骨科、放射、心内等科室负责人发案风险也明显高于其他科室。以上群体共同的特征就是所在部门(科室)采购量大、采购金额高,其在相关领域产品的采购、使用、验收或付款中有较大话语权。另外,设备、药剂、信息、财务部门普通工作人员,如出纳、库房管理人员、采购经办人员、设备工程师等发案率也较高。如四川省某自治州某市医院财务科一名普通会计季某,在 2018 年 9 月至 2019 年 6 月间,将单位账户的公款 549 万元转至其个人账户上,先后作案 154 次;浙江省某县某医院一名药剂科普通职工的受贿金额超过 1200 万元。以上"小人物"没有担任任何职务，但手中掌握的资源或自由裁量权却很大，这样的"小人物"在医院还有不少。因此，公立医院在廉洁风险防控中在关注重点权力部门负责人的同时，也要关注关键岗位普通工作人员，谨防"小官大贪"。

2. 要管到关键处

对上述关键人在选拔任用环节要严格把关，中层干部按照相关管理规定选拔任用。对关键岗位的一般工作人员选用也要慎重，特别要注意平时德、廉表现；严格落实轮岗交流制度。廉洁风险较低的中层干部在同一岗位任职不得超过 10 年，药学、招标采购、医学装备等高风险岗位中层干部任职不得超过 5 年，招标采购、医学装备、药学、信息等部门的采购项目负责人、库房管理等关键岗位人员也要落实轮岗要求。由于医院多数岗位的专业技术性较强，在落实轮岗要求时往往面临着诸多困难，这就需要提前做好人才储备。如某大型三甲公立医院医学装备部门有 8 个工程师，每一个工程师分工负责一个片区的设备参数论证、维修等工作，这样分工的优势是责任明确、边界清晰，有利于工程师在某一个领域精耕细作，缺点是工程师之间对彼此业务陌生，设备的参数论证和维修往往是这个领域的工程师说了算，无法轮岗，有较大的廉洁风险。在该院纪委的提醒下，医学装备部门建立 AB 岗制度，每一个类型设备，至少保证有两个以上的工程师熟悉，在设备维修方面实行 AB 角双论证、双签字，在一定程度上减少了廉洁风险，也为今后定期轮岗做好了业务能力储备；对廉洁风险较高的内设机构议事决策情况要加强日常监督检查，涉及药品、耗材、设备采购、项目论证等要予以重点关注，确保科学决策、民主决策、廉洁决策。

3. 要管在关键时

在做好日常监督的同时，要把更多目光投向关键时刻、关键节点。在重大项目建设和涉及大额资金采购项目时，尤其需要加强一线考察、一线管理、一线监督，引导和推动关键岗位人员担当作为、干净干事。要突出用好第一种形态，挺纪在前、咬耳扯袖、抓早抓小，发现小问题早提醒、早纠正，防止小毛病演变为大问题。

四、加强关键制度建设，扎紧从严治院"篱笆"

从访谈调研和相关案例看，公立医院在行政管理、招标采购方面的制度建设还比较薄弱，不少发生严重违纪违法案件的单位，往往都是在案发后才开始审视内部制度建设问题。制度建设具有根本性、全局性、稳定性、长期性，要实现不能腐，就必须要扎紧织密制度"笼子"，把"管"的制度优势转化为"治"的实际效能。医院管理是一个庞大而复杂的系统，需要建立和完善的制度很多，各层级的议事决策制度是其中最关键、最核心的内容。从落实全面从严治党要求、做好廉洁风险防控的角度，需要重点做好以下几个方面的制度设计。

（一）加强院级层面议事决策制度建设

公立医院院级层面的议事决策制度最重要的就是党委会议（或常委会会议，下同）和院长办公会会议。《关于加强公立医院党的建设工作的意见》明确了健全医院党委与行政领导班子议事决策制度：党委会议由党委书记召集并主持，研究和决定医院重大问题。院长办公会议是医院行政、业务议事决策机构，由院长召集并主持。重要行政、业务工作应当先由院长办公会议讨论通过，再由党委会议研究决定。健全医院党委会议、院长办公会议等议事决策规则，明确各自决策事项和范围，不得以党政联席会议代替党委会议。坚持科学决策、民主决策、依法决策，坚决防止个人或少数人说了算。重大问题在提交会议前，党委书记和院长要充分沟通、取得共识。各地区制定的实施办法中进一步对党委会议、院长办公会的决策范围进行了明确。

从某种意义上讲，党委会、院长办公会的会议质量直接决定了这家医院议事决策的质量。因此，公立医院加强制度建设的首要任务是加强党委会、院长办公会的制度建设。领导班子及其成员要坚决维护党委会、院长办公会决策制度权威，决策过程中班子成员应当充分发表意见，形成决策后坚决落实，对不讲组织原则，"会上不说会后乱说，会上赞成会后反对"的要严肃处理。意见分歧较大时应当暂缓表决，对会议表决情况和不同意见应当如实记录、存档备查。

（二）夯实内设机构的议事决策制度建设

内设机构高质量的议事决策是院级层面科学决策的基础。科室层面主要是议事、提出建议，决策较少。需要议的事情中，部分关乎科室职工切身利益，如进修学习、绩效分配等；部分关乎科室发展，如学科建设规划、学会任职、设备耗材的选择等。但多数医院对内设机构的决策制度建设并不重视，这样容易导致科室的事情主要由科室主任一个人说了算，影响决策的科学性，引发科室内部矛盾，产生廉洁风险。

从广义上讲，内设机构议事决策制度包括科室行政决策和党支部参与决策两个方面制度。建立科学的内设机构议事决策制度，需要注意以下几个方面：一是必须由院级层面来制定。科室行政议事决策制度应由院长办公会审议通过，党支部参与决策的制度由党委会审议通过；二是要明确议事决策机构名称和组成人员范围。名称方面，有的医院叫科务会，有的称科干会；组成人员方面，一般包括科室主任、党支部书记、科室副主任、护士长等，根据各医院的情况和科室规模大小决定。组成人员中要有优秀的青年骨干，既能倾听青年群体的意见，也起到培养锻炼的目的。党支部纪检委员应纳入议事决策机构成员，便于纪检委员近距离监督，科室的议事决策也更有权威性；三是议事决策机构组成人员须按照一定程序产生，报医院审核批准；四是要明确议事决策的具体范围和程序，这是该制度的核心内容；五是院级层面要定期不定期对科室执行议事决策制度的情况进行检查，包括会议记录、签到情况等细节，让民主决策、科学决策在科室成为习惯。

近年来，已有部分医院开始重视内设机构议事决策制度建设。如四川省人民医院出台了科干会管理规定，推动了科室民主决策、规范管理。其制定的科干会管理规定明确的议事决策范围包括：传达学习党的路线、方针、政策，国家法律法规，上级的决策部署和医院规章制度，研究贯彻落实措施；通报医院及科室近期重大事项、重大问题、重要工作；讨论研究科室"三重一大"事项，即重大决策事项、重要人事任免事项（含班组长、专业组长的设置或调整建议等）、重要项目安排事项、大额资金使用（预算、招标采购等）；研究科室年度工作计划、年度工作总结以及重要工作安排等；研究科室人才队伍建设、学科发展规划等重要事项，包括进人计划、专家返聘、人才引进、外出进修、短期培训、对口支援、科研教学等人事安排，医疗质量安全分析会等；研究科室医疗质量安全等重要业务管理工作；研究决定科室工作人员绩效考核与分配方案、奖惩制度、岗位职责与分工、推优评先、推荐学术兼职等事项。科干会管理规定明确的议事程序主要包括：召开时间，原则上每月至少召开1次，如遇重大或急办事项等特殊情况可由科室主要负责人临时发起；会议主持，科干会应由科室主要负责人主持，如遇特殊情况可委托副职或指定专人代为主持；参会人数，科干会须有半数以上成员到会方能召开，讨论决策重要事项须有三分之二以上成员到会方能召开。必要时可扩大参会人员范围；会议研究，按照民主集中制原则，参会人员进行充分讨论并发表意见，科室主要负责人和党支部书记应严格执行末位发言制度，不得先入为主，不得在主持时发表引导性意见，确保决策规范、监督有力；会议决策，在充分讨论的基础上，科干会成员应对需要表决的事项进行表决，表决可采取口头表决、举手表决、投票表决等方式进行；结果通报，科干会表决通过的事项应在科室内部或一定范围内进行公开通报，涉密或因工作需要不能公开通报的除外。

（三）重视各类专家委员会的议事制度建设

医院是以医疗为主体的知识密集型单位，需要不同专业的专家参与决策和管理。国务院办公厅《关于建立现代医院管理制度的指导意见》要求："充分发挥专家作用，组建医疗质量安全管理、药事管理等专业委员会，对专业性、技术性强的决策事项提供技术咨询和可行性论证。"卫生行政主管部门对此也有具体要求，根据三甲评审标准要求，三甲医院应有质量管理委员会组织体系，包括医院质量与安全管理委员会、伦理委员会、医院感染管理委员会、药事管理与药物治疗学委员会，等等。

这些专业委员会介于院级层面与科室层面之间，有的发挥技术咨询的作用，有的对医院决策进行可行性论证，还有的甚至有一定决策权限。公立医院的高质量发展需要专家参与治院，各类委员会的作用毋庸置疑。但在实际运转过程中，部分委员会存在职责定位不清晰、职责履行不到位、运作流程不规范、工作流于形式等问题，成为医院管理中重要的风险节点。从大量违纪违法案例中可以发现，不少医院的药事委员会被赋予药品引进的决策权，为此这些医院的药事委员会成员就成为药品供应商竞相"围猎"的对象。要真正发挥好各类专家委员会的作用，防范失职失责和廉洁风险，需要从以下几个方面规范管理。一是明确职能定位。专业委员会"对专业性、技术性强的决策事项提供技术咨询和可行性论证"，是院党政领导班子决策重大事项的咨询议事机构，主要就相关事项的政策制定、事项处置等提出咨询建议。没有特别授权，专业委员会不能代替党委常委会、院长办公会对相关事项作出决策；二是优化委员组成。突出专家特性，专业委员会委员必须是该专业的专家。减少非主管、非专业的行政领导人员参加。根据具体情况，有的专业委员会应有一定比例的院外专家参加，确保专业委员会议事依法、客观、公正，防范人情干扰委员的遴选，聘任须经过资质审查、公示等严格程序。长期不能按时参加会议、独立负责发表专家咨询论证意见的人员，不得聘任为委员；三是规范议事流程。主管领导和职能部门要认真履行职责，经过充分调查研究制定出较为成熟的方案，方可提交专业委员会咨询、讨论。委员会会议一般应就专门议题召开，有充分的时间保证委员充分讨论，并独立发表意见建议。专业委员会议决重大、敏感事项，应当推行不记名投票。主管部门将议题提交院领导班子决策时，应当完整提交专业委员会讨论意见（包括分歧意见）和表决结果；四是明确议事责任。专业委员会咨询讨论议题方案应在会议召开前一定时间前送达委员。委员应认真研究、并准备书面意见。委员应在会议作出的咨询论证意见书上签名背书。委员接受利益输送等对咨询论证议题发表违反法律法规规定意见的，依法依规追究责任。

五、改革采购管理，建立标准流程

公立医院最大风险点就在采购环节上，绝大部分腐败案件都与采购相关，即使在药品耗材使用环节方面的回扣也与采购价格有关，如采购的价格足够低，也就没有回扣的空间。从某种意义上讲，化解了采购环节的廉洁风险，就防住了公立医院大部分廉洁风险。要从根本上化解公立医院采购方面的风险，既需要国家层面深化公共采购管理体制改革，也需要下大力气改革现有公立医院采购的模式，建立院内采购的标准和流程体系。

（一）深化公共采购管理体制改革

作为我国公共采购领域的主要规范，《招标投标法》和《政府采购法》在深化市场化改革和规范公共采购方面发挥了重要作用。两法诞生时我国市场经济尚不成熟，如今市场经济已日趋成熟稳定。现阶段公共采购体系存在的重程序轻实质、重规范轻实际，重中间轻两头的问题较为突出，也成为公共采购领域廉洁风险易发、高发、频发的重要制度性因素。在中央深化公共采购管理体制的背景下，《政府采购法》和《招标投标法》已启动修订工作。为强化政策与市场的协调统一，尽快解决公共采购领域沉疴痼疾，需加快修法进程。

公共采购修法应重点实现公共采购制度的衔接和统一，避免因顶层设计问题造成系统性风险；应加快推进全国统一大市场和数据平台建设，突破类似医疗设备等专业设备市场的市场封闭性、知识垄断和打破数据割裂状态；应优先理顺采购人、代理机构、评审专家、供应商、监管部门几者之间的关系，重点将采购权交还采购人并压实采购人责任，切实压缩不必要的中间环节，避免层层经手无人负责，代理机构、评审专家应回归专业本位，为采购人提供专业技术支撑；应着力开展行业标准化建设，结合公立医院分级诊疗标准，分类分层制定细化到配置清单的医疗设备采购需求标准，为医疗设备采购需求制定提供参照；应着重优化采购交易机制，建立符合真实市场规律的交易规则，切实降低制度性交易成本和门槛，增加交易透明度，激发市场活力。

（二）建立院内采购的标准和流程体系

本研究发现，多数公立医院的院内采购比较随意，每一家医院院内采购的程序和要求都不一样。除 2007 年卫生部发布实施的《关于进一步加强医疗器械集中采购管理的通知》和 2010 年卫生部等七部委联合发布实施的《医疗机构药品集中采购工作规范》对医疗机构医疗器械集中采购和药品采购的原则作了规定外，国家相关部门对公立医院耗材、试剂院内采购并无具体规定，更无程序上的要求。《医疗机构医用耗材管理办法（试行）》第十八条只是要求："医用耗材采购工作应当在有关部门有效监督下进行，由至少 2 名工作人员实施。"国家相关部门或行业协会可参照国有企业采购标准体系建设模式，制定公立医院院内采购工作标准，明确药品、医用耗材（含体外诊断试剂、下同）遴选及采购管理规范，制定医用耗材准入论证及评价标准，让院内采购像政府采购一样有章可循，切实规范公立医院院内采购行为。

（三）巩固"医药分开"，借鉴"医药分业"

"医药分开"是医药卫生体制改革的核心内容之一，是为了改变以药养医现状的重要举措。"医药分开"是指在医院内部实施医和药的收入与支出分开核算，收支两条线管理；取消药品在公立医院销售的加成政策，药品销售零差率。"医药分业"是指为了规范医师和药师的执业活动，医师和药师分别负责各自专业范围和业务工作的分工。医药分业的具体表现形式是医院不设门诊药房，只设住院部药房，门诊患者凭医师处方，自主选择社会药店购药。

2016 年《国务院深化医药卫生体制改革领导小组关于进一步推广深化医药卫生体制改革经验的若干意见》提出所有公立医院取消药品加成。经相关研究证实，自实施药品零加成政策以来，显著降低了医院的药品收入占比、患者的自付费用以及单次诊疗费用。改革后贫困家庭平均药费占比下降 4.48%，自付比例下降了 8.15%，均高于非贫困家庭①。

---

① 李静，虞燕君，彭飞，路伟."药品零加成"政策能否缓解患者负担？——基于中部某省公立医院试点的效果评估［J］.财经研究，2021，47（12）：49-63.

"医药分开"政策取得明显成效，但药品购销领域回扣的顽疾显然无法通过"医药分开"的方式得到解决。要进一步降低患者和医保负担，还需要更进一步深化改革，探索符合中国国情的"医药分业"机制。盲目学习国外部分国家完全取消门诊药房的做法并不可取，但可以探索缩小公立医院门诊药房规模，只保留基药和国家集采药物，其他药物由患者凭处方到院外药房购买或医药公司直接配送。要实现上述目标的前提是不增加患者负担甚至让患者享受更加便捷的药事服务、医保结算服务，这需要相关部门协作配合、共同推进。通过这样的"医药分业"，能够明显减少医院的药品采购量，减少医生"大处方"的冲动，切断大部分药品回扣的利益链条。

（四）探索实行公立医院基建项目代建制

近年来，各级政府持续加大对公立医院的投入，公立医院的基建项目大幅增加。基建工程涉及资金量大、专业性强，多数医院并没有能完全胜任管理这些基建项目的专业队伍，既影响项目进展，也留下了廉洁风险隐患，"盖好一栋楼，倒下一批人"的悲剧时有发生。鉴于公立医院基础建设的公益属性以及上述廉洁风险，公立医院的基建项目应主要实行代建制，即医院提出具体的功能需求，由各级政府机关事务管理局或国有平台公司作为业主单位实施建设，建好后"交钥匙"给医院方。部分地区对公立医院、学校的基建项目已经开始探索实行代建制。如四川省内江市从2021年起市属医院的基础建设已经开始全面推行代建制，此举有助于从根本上化解了公立医院在基建项目方面的廉洁风险。

六、严格药品、医疗器械的审核准入关，全面清理整治不合理品规

据新华网报道："过度医疗和医疗资源浪费是世界各国普遍存在的问题，在我国也不例外，根据某权威网站在线调查，有47.4%的网友都表示曾经有过度医疗经历。"上海市卫生和健康发展研究中心主任金春

林曾公开表示医疗资源浪费严重："全世界医疗资源浪费在 20%—40%之间，我国一年的医疗费用为五六万亿，20% 的浪费就是一万多亿。"①有专家指出，个别药品和耗材对患者根本就没有任何价值，但这些无用的药品与耗材却依然在医院销售流通。要解决过度医疗和医疗资源浪费的问题，对医院和医生来讲需要规范医疗行为，对主管部门来讲，则要在源头上严把药品、医疗器械的审核准入关，全面清理整治不合理品规。

（一）医药产业应高质量发展与严格准入并重

据药智网 2017 年统计，国内市场上市药品共计有 16.9 万种（以批准文号计），其中国产药物有 16.5 万种，进口药品有 0.4 万种。2021 年中国公立医院、零售药店、公立基层医疗三大终端药品销售额达 1.8 万亿元；《中国医疗器械行业发展报告（2021）》显示，2020 年我国医疗器械生产企业为 2.6 万家、经营企业 8.9 万家，医疗器械生产企业主营业务总收入在 8725 亿元左右。2020 年全国医疗器械产品注册 3.9 万件，全国有效医疗器械产品数量达到 18.7 万件（不含进口和注销产品），其中一类产品10.7 万件，二类产品 6.9 万件，三类产品 1.1 万件。

医药生物产业近年来高速发展，多地明确提出要把医药生物产业作为支柱产业，不少地方药监部门还承担着医药生物产业方面的招商引资任务，并按地方政府要求为药品、医疗器械生产企业在产品注册等方面开辟绿色通道，相关公开的新闻报道屡见不鲜。2016 年 9 月，国家食品药品监管总局发布公告称，在对 2012—2014 年间已上市药品进行梳理时发现，甲硝唑、葡萄糖、氯化钠、左氧氟沙星等 282 种药品过度重复，即已获批准文号企业数多于 20 家且在销批准文号企业数超过 20 家，说明部分正常流通使用的药品存在严重的过度重复问题。根据国家药监局发布的信息，自 2014 年开始实施《创新医疗器械特别审批程序》以来，截

---

① 广州日报 . 快评 | 治"过度医疗"，需联合用药［EB/OL］.（2020-07-16）［2022-09-21］. https：//baijiahao.baidu.com/s?id=1672321969974237945&wfr=spider&for=pc.

至 2021 年 1 月 13 日，仅批准注册创新医疗器械 100 件。医药生物产业直接关系民生，也是国民经济的支柱产业，应该大力发展，但应该创新发展、高质量发展。低水平的重复建设、低水平的重复审批必然导致恶性的市场竞争并滋生行业腐败，后果却是由医保和患者埋单。相关主管部门要进一步提高药品、医疗器械生产企业和产品的准入门槛。各级地方政府要坚持依法行政，牢固树立监管到位才能真正服务发展的理念，让药监部门回归监管的主责主业。

（二）全面清理整顿对患者无价值的医药产品

在集中带量采购逐渐常态化之下，低质量不具竞争优势的仿制药逐渐被淘汰，过度重复药品目录的发布，在源头上"劝退"相关过度重复药品的做法，有力地帮助了企业投资经营决策，科学引导企业及研发机构有序研发、优化资源配置，促进医药行业健康发展。对医用耗材而言，仍需要药监部门、卫生行政主管部门加强监管和评估，对患者临床价值不大的耗材品类，要采取果断措施，该停用就停用，该取消注册就取消，及时止损。医院内部同样需要加强对医用耗材品规的清理，对长期不用的"僵尸"品种、性价比不高的品种、经实践检验对患者临床价值不大的品种及时予以剔除。在相关案件中，我们也可以看到，恰恰"围猎"最狠的，就是可用可不用、对患者没有多少价值的产品。剔除这些产品，就是剔除廉洁风险。

七、改革医保支付方式，合力规范医疗行为

医院自身规范医疗行为，主管部门加强对医疗行为的规范、改革医保付费方式，是提高医疗服务质量，减少过度医疗行为，防范廉洁风险的重要一环。

（一）强化临床路径管理，改革医保支付方式

临床路径是指针对某一疾病建立一套标准化治疗模式与治疗程序，是一个有关临床治疗的综合模式，以循证医学证据和指南为指导来促进治疗组织和疾病管理的方法，最终起到规范医疗行为、减少变异、降低

成本、提高质量的作用。20 世纪 60 年代美国人均医疗费用为每年 80 美元，到了 20 世纪 80 年代末，人均医疗费用上涨到每年 1710 美元，增加了 21 倍。美国政府为了遏制医疗费用的不断上涨，提高卫生资源的利用率，1983 年 10 月 1 日以法律的形式确定了"诊断相关分类为付款基础的定额预付款制（DRGs-PPS）"，用于老年医疗保险（Medicare）和贫困医疗补助（Medicaid）方案的住院医疗费的支付。即同一种诊断相关分类（DRGs）病人均按同样的标准付费，与医院实际的服务成本无关。这样，医院只有在所提供服务花费的成本低于 DRGs-PPS 的标准时，医院才能盈利。在这样的背景下，1985 年美国马萨诸塞州波士顿新英格兰医疗中心的护士第一个运用临床路径，这种方法被证实既可缩短住院天数，节约护理费用，又可以达到预期的治疗效果。新英格兰医学中心是公认的美国最早采用临床路径概念和在临床上应用的医院。此后，该模式受到了美国医学界的重视，许多机构纷纷效仿，并不断发展，逐渐成为既能贯彻质量保证法以及持续质量改进法，又能节约资源的治疗标准化模式，较为普遍地被称为"临床路径"。

2019 年 12 月，国家卫生健康委组织对 19 个学科有关病种的临床路径进行了修订，形成了 224 个病种临床路径（2019 年版），供各级各类医疗机构参考使用。临床路径本来是侧重医疗质量管理和控制费用上涨的速度，在医保支付方式尚未改革之前，反而影响了供应商和部分医生的利益，因此在各地推行并不够顺利。

2022 年 7 月 22 日，国家医保局医药管理司副司长李淑春在一场新闻发布会上谈道："目前，全国共有 200 多个地区正在推进住院费用 DRG/DIP 支付方式改革（DRG 为按疾病诊断相关分组付费；DIP 为按病种分值付费）。从改革进展情况看，一些试点地区确实产生了参保群众个人医疗费用负担水平下降、医疗机构内部管理加强、医保管理服务能力提升的效果，初步达到了患者得实惠、医保基金可持续、医疗机构得发展的目标。"2022 年初，国家医保局发布《DRG/DIP 支付方式改革三年行动计划》，明确从 2022 年到 2024 年底，全国所有统筹地区全部开展 DRG/DIP

支付方式改革工作，到2025年底，DRG/DIP支付方式覆盖所有符合条件的开展住院服务的医疗机构。

此前医保支付是按项目付费，由于医疗存在严重的信息不对称，容易导致"过度消费"，例如部分医院和医务人员偏好使用昂贵的新技术、新材料、新药品等，以致医疗费用不断攀升。在新型支付方式下，医院回归功能定位，医生回归治疗定位。医院只有在节省成本的基础上，提高诊治水平、服务质量，提升效率，才能收治更多患者，使运营效益最大化。医生在医院的绩效规范下，需要通过提升技术来获取更多报酬，放弃不必要的药物、检查，避免医疗资源的浪费。

综上所述，临床路径管理和医保支付改革是规范医疗行为、提高医疗质量、治理"大处方""泛耗材"的"大招""绝招"，需要加快推进、尽早落地。

（二）加强对医疗行为的管理，公开各病种平均住院费

随着综合国力的增强和人民生活水平的提高，医疗卫生资源和服务量迅速增长，医疗卫生服务新产业、新业态、新模式不断涌现，医疗卫生领域"放管服"改革不断深化，技术手段不断进步，医疗卫生行业监管面临新的机遇和挑战，亟需通过完善相关制度，推动转变监管理念、增强监管合力、创新监管手段、提升监管效能。从防范廉洁风险的角度，行政执法部门尤其要重点加强对医疗机构采购和使用药品、耗材、医疗器械等医疗相关产品的监管，通过日常信息化监测和必要的现场检查，实施外部质量控制，加强对重点部门、重点专业、重要岗位、关键环节、高风险人员的全方位监管。建立完善临床用药超常预警制度和对辅助用药、高值医用耗材等的跟踪监控制度，对违反《医师法》《药品管理法》《医疗机构工作人员廉洁从业九项准则》等法律法规和行业规范的行为严肃查处并定期进行通报。各地医保部门可每年度定期公开各病种各医院平均住院费用，接受患者的监督和选择。

第三节 加强思想建设 因觉悟而不想腐

不想腐是根本，指的是认知、觉悟、文化，解决的是腐败动机问题，要通过加强理想信念教育，提高党性觉悟，涵养廉洁文化，夯实不忘初心、牢记使命的思想根基，让医院干部职工因觉悟而"不想"。

一、坚定理想信念，永葆为民情怀

理想信念是民族的魂魄，是力量的源泉，是一个人的精神支柱，是人们思想和行动的"总开关"。理想信念滑坡，就会在各种错误思想和腐朽生活方式中丧失判断力和抵抗力。1945 年，毛泽东同志在《中国共产党的三大作风》中说道："房子是应该经常打扫的，不打扫就会积满灰尘；脸是应该经常洗的，不洗也就会灰尘满面。我们同志的思想，我们党的工作，也会沾染灰尘的，也应该打扫和洗涤。"然而，理想信念不同于一般的社会行为意识，它不可能自发地产生，而是需要有意识、有计划地去教育和引导。

（一）强化理论学习，筑牢思想根基

公立医院姓"公"，党组织姓"党"。公立医院是我国医疗服务体系的主体，肩负着推进健康中国建设的神圣使命。目前，全国共有公立医院 1.2 万家，公立医院职工更是一个庞大的群体，只有加强理论学习，做理想信念的坚定信仰者和忠实践行者，才能完成建设健康中国的历史使命。某县医院一落马院长谈道："做一名领导难、做一名能守住初心的好领导更难，可这就是共产党员必应具备的素质啊！这也是共产党员先进性的表现之一，而我呢？没能守住初心，没有以一名党员的标准来约束自己，只能说明一点，就是我的党性不够坚定，丧失了当初的理想与信念，我痛悔自己所犯下的罪行！真的是惨痛的顿悟！"说到底，就是理想信念产生了动摇，世界观、人生观、价值观这个"总开关"出了问题。公立医院各级组织要主动承担对职工理想信念教育责任，下硬功夫、真功夫提高思想政治工作本领。要引导职工坚持学习习近平新时代中国特色社会主义思想，深刻领悟"两个确立"的决定性意义，增强"四个意识"，坚定"四个自信"，做到"两个维护"，不忘初心、牢记使命。要紧密联系实际，深化党史学习教育成果，加强对职工的政治理论培养，树立正确的世界观、人生观、价值观。要解决党员思想入党的问题，帮助其坚定共产主义信念，树立全心全意为人民服务的宗旨意识。引导职工加强自我学习、自我修炼，在学懂弄通做实上下功夫，以理论上的坚定保证行动上的坚定，以思想上的清醒保证用权上的清醒，自觉抵制腐败、杜绝腐败、远离腐败。

（二）发挥先锋作用，激发担当作为

一个支部就是一座堡垒，一名党员就是一面旗帜。公立医院各级党组织要严格党内组织生活，认真落实"三会一课"学习教育制度，加强党员日常教育管理和思想政治建设，引导党员筑牢信仰之基、补足精神之钙、把稳思想之舵，使其从思想上正本清源，筑牢道德防线，保持仁爱之心，坚守从医初心。要充分发挥党员先锋模范带头作用，按照新时期共产党员先进性要求，发现、挖掘医院党员先进事迹，设立党员先锋模范岗位，用身边事去影响、带动更多的党员，激发引导广大党员"平常时候看得出来，关键时刻站得出来，危急关头豁得出来"，形成"先锋勇带头，党员齐发力"的工作格局。在加强医疗业务和科研人才培养的同时，基层党组织要注重发现、吸纳医疗专家、学科带头人、优秀青年医务人员等高知群体入党，着力将党员培养成人才、人才发展为党员，有效改善公立医院干部队伍和人才梯队结构，为公立医院健康发展凝聚奋进前行的正能量。

（三）弘扬宗旨意识，践行初心使命

医务人员是我国医疗卫生事业发展的主力军，是建设健康中国的排头兵，必须要有爱国之心、为民情怀，才能不忘医者仁心，不负患者相托。因此，公立医院各级组织要通过专题讲座、政治学习、启发研讨等形式，引导广大医务人员树立远大理想，为祖国为人民永久奋斗、赤诚奉献，并把爱国情、强国志、报国行自觉融入为病人服务工作中。要加强宗旨教育，培养医务人员仁爱、正直、严谨、好学、忠诚的品质，增强对工作认真负责的职业素养，对技术精益求精的进取精神，把为民服务落实到每一个岗位、每一个细节。督促医务人员加强业务学习，博览群书，好古敏求，精勤不倦，慎思慎行，将为患者服务的宗旨意识转化为实际行动。不断加强主流意识形态教育，大力倡导"舍小家，为大家"的奉献精神，"厚德载物，道济天下"的广阔胸襟，"自强不息，艰苦奋斗"的昂扬锐气，坚持不懈凝聚医务人员为民服务情怀，努力汇聚成建设健康中国的爱国之气。

二、加强职业道德教育，促进医德医风正向发展

要不断强化医德医风建设，弘扬医务工作者敬佑生命、救死扶伤、甘于奉献、大爱无疆的职业精神。提高医德修养，增强人文关怀，自觉摒弃有损医院声誉、有损自身发展、有损医患关系的行为，牢固树立患者至上的良好风尚，努力构建和谐医患关系。

（一）重视医学生职业道德教育

在我国，通过高考录取的临床医学生学习年限分为 5 年制或 8 年制。5 年制，即为临床医学本科生，毕业后获得学士学位；8 年制，分为"5+3"本硕一体化和临床医学本博连读，毕业后获得硕士学位或者博士学位。但对于大多数临床医学本科生来说，仅有本科学历，要进入大医院就业，难度是非常大的，所以即使本科毕业后，也会选择继续考研、考博。这些医疗行业的"后备军"，在校学习的年龄大多在 18—28 岁之间，正是形成人生价值观的重要时段，如果这些后备力量在校期间没有形成正确的价值认识，没有牢固的思想定力，在进入医疗卫生行业后，面对金钱的诱惑和花样百出的"围猎"，理想信念就容易坍塌。因此，加

强在校医学生的职业道德教育,让其在参加工作前,形成正确的人生观尤为重要。

1.增加医学本科生职业道德教育课程占比

与临床医学专业课程相比,医学院校在职业道德教育课程设置的种类和课时上都相对较少,占医学生整个学习生涯课时比例较低,如国内某医学院校5年制临床医学专业,学生毕业最低总学分为239分,其职业道德课程必修课分值仅为5分,职业道德选修课程为3分。加拿大多伦多医科大学的职业道德教育课程,穿插在医学生为期4年的学习和实习过程中。医学的本质是人学,医学承载着"除人类之病痛,助健康之完美"的神圣使命,本应是爱的表达。医学要前行,不能单纯依赖科学技术的进步,而需要人文精神的滋养。在医生的眼里,不能只见疾病,不见痛苦;不能只有技术救助,没有心灵抚慰。医生在病人身上,不仅要投入时间和技能,更要投入情感。如果医生的心中没有同情、怜悯和关爱,再先进的技术也会贬值。各医学院校应增强对医学生职业道德教育重要性的认识,提高职业道德相关课程在医学院校必修课程中的分值比例。在常规选修课程中,增加相关选修课程的设置,让学有余力的学生有更多选择的机会。

2.丰富课程内容设置

目前,国内两家排名靠前的医学院校8年制临床专业,在课程设置上都包含诸如神经生物学、预防医学、流行病学、生理学、药理学、局部解剖学、体检诊断学、实验诊断学等40多门专业课程,可以看出,专业课程体系相当完备、教材内容也很丰富。但与职业道德教育相关的课程仅有医学心理学、医学伦理学、卫生法学等,与专业课程相比,其课程丰富程度相差甚远,职业道德教育课程内容设置亟须改进。2020年5月,教育部印发《高等学校课程思政建设指导纲要的通知》,指出职业道德教育作为思政课的组成部分,要紧紧围绕国家和区域发展需求,结合学校发展定位和人才培养目标,构建全面覆盖、类型丰富、层次递进、相互支撑的课程体系。因此,应从医学生的长远发展考虑,在重视专业课程学习教育的前提下，丰富、完善职业道德教育课程体系。如以医学人文课程为载体，将职业道德教育课程与人文类课程相结合，将中国特色社会主义和中国梦教育、社会主义核心价值观教育、法治教育、心理健康教育、社会医学等纳入医学院校职业道德课程体系，使课程更加新颖、丰富、完善。

同时，在医学生实习阶段，也可以通过增加职业道德教育实践教学丰富课程内容。国内 5 年制医学本科生有 36—52 周的实习时间，研究生阶段第二、第三学年根据专业不同到科室实习的时间长短略有差别。在校内或临床基地，虽然设有人文教室、心理健康中心，但更多的是注重医学生的思想品德和心理健康，对职业道德教育涉及较少。要压实临床实习基地和老师职业道德教育责任，结合临床实际，有针对性地拟定教学计划，充分发挥导师言传身教的作用，用身边的正反面典型引导、警示，让学生有榜样、知敬畏。

3. 完善双向激励机制

由于医学专业的专业性、复杂性，医学生的专业课程负担较其他专业更为繁重。对大多数学生来说，往往比较重视和关注专业课程的学习，职业道德教育课程就是"副科"，不影响其毕业后行医的技术。对职业道德教育课程老师来说，与专业课程相比较，自己的课程缺乏"分量"，加之学生不重视，往往没有心思创新教学方式方法，以完成教学任务为主。这就导致职业道德教育课程缺乏吸引力，学生很难对其认同，老师得不到教学的成就感，更无心创新性地教学，职业道德教育陷入学生和老师都不认同的两难境地。

因此，医学生阶段的职业道德教育，要充分考虑各临床专业特点，建立适合医学生的职业道德课程学习激励机制。激励机制要以考评为依托，以量化细则为依据，学校可以在医学生国家奖学金、国家助学金、学业奖学金的评选标准中增设医学职业道德课程学习的考核内容，将职业道德课程学习和日常表现与国家、学校奖惩挂钩，与评奖评优等方面建立真正的联系。让学生更加重视职业道德课程学习，医学院校要深入开展教师医学职业道德教育专题培训，创新课堂教学模式，激发学生学习兴趣，设立医学职业道德教育奖项，奖励在教学中创新方法、学生认可的老师，以此提升"副科"老师地位，激励老师创新教学模式、大胆教学，摒弃单一的理论教学模式，让教学内容更具有吸引力，达到老师学生双向认可的目的。

（二）加强在职人员医德医风教育与考评

1. 加强对医务人员医德医风教育

一个思想纯洁的人，不会因为受到外部力量的影响而突然跌入犯罪的泥潭。犯罪的思想长期在内心被秘密地培植，一旦时机来临，它所蓄积的力量就会迸发出来。要实现让医务人员不想腐的目标，需要加强教育培训，筑牢思想道德防线。我国公立医院对在职医务人员医德医风的管理主要是事后考评，在教育培训上略显不足。目前，医务人员的职称晋升考试中，只有4门专业课程，在医务人员容易被繁忙的临床工作"麻痹"的情况下，可以探索以考促学、以考促教，在不增加医务人员课业负担的情况下，将《九项准则》等常识性内容纳入职称晋升考试，做到常学常新。

相关主管部门要落实好《国务院办公厅关于加快医学教育创新发展的指导意见》，创新继续教育方式，将涉及医德医风、廉洁行医的法律法规、行业规范等纳入继续教育必修内容，将医务人员接受继续教育的情况纳入其年度考核的必备内容。要在督促医院加强医务人员医德医风教育上下功夫，督促医院严格落实《全国医疗机构及其工作人员廉洁从业行动计划（2021—2024年）》等规定，引导医务人员坚决与收红包、吃回扣等腐败行为作斗争。制订年度教育培训计划，定期举办医德医风建设专题讲座，将《中国共产党纪律处分条例》、《中华人民共和国监察法》、《事业单位人员处分暂行规定》、《九项准则》等法律法规、行业规范作为培训内容的必选项，做到警钟长鸣、心存敬畏。医院纪检部门要做到"凡进必谈"，对新入职的医务人员要开展廉洁谈话，扣好廉洁从医的第一粒扣子，引导"新生力量"强化责任意识，敢担当善作为，知敬畏守底线。

2. 加强对规培生医德医风教育

2013 年，国家卫生计生委颁布《关于建立住院医师规范化培训制度的指导意见》规定，新进医疗岗位的本科及以上学历临床医师均接受为期 3 年住院医师规范化培训，培训基地由三甲有资格的公立医院承担，通过笔试、面试招收临床、口腔、公共卫生、中医四种类别的规培生。但该指导意见没有对招收规培生的考试内容作出明确的规定和要求。目前培训基地（医院）对规培生的录取分为笔试和面试，笔试主要参照执业医师资格考试理论考试内容，包含医学基础知识和专业知识、依法执业、人文关怀等，面试主要考察学生临床思维应变能力、表达能力、个人综合素质。规培生作为医生的后备力量，个人的道德品行、社会认知、金钱观尤为重要，可以改进住院医师规范化培训学员的入学考核选拔机制，以提升医院住院医师规范化培训学员的职业道德基础。培训基地（医院）可以在招收规培生时增设人文素养方面的考试内容，在笔试中适当加强医德医风相关内容，占相应的笔试分值。

2014 年，国家卫生计生委印发《住院医师规范化培训管理办法（试行）》要求，住院医师规范化培训以培育岗位胜任能力为核心，培训内容包括医德医风、政策法规、临床实践能力、专业理论知识、人际沟通交流等，重点提高临床规范诊疗能力，适当兼顾临床教学和科研素养。但在实际教学过程中，培训基地的教学重点主要放在专业课程和临床实践，对医德医风的教育陷入单一、刻板的模式。如某省人民医院（培训基地）规培课程中，除专业课程和临床实践外，也包含了诸如"医学人文精神的实践体现与意义""医师执业法律法规"等培训课程，但与在校医学生课程大同小异，医德医风教育还是以理论学习为主，课程占比较少。要破解这个僵局，必须在临床实践中发挥规培生导师的作用，让其通过言传身教将学生培养成德才兼备的医务工作者。同时，将医生带教规培生情况纳入考核内容，加大与绩效工资挂钩的力度，激励其带教积极性。

3. 加强医德医风考评及结果运用

2007年，国家卫生部、国家中医药管理局出台了《关于建立医务人员医德考评制度的指导意见（试行）》，指出坚持定性考评与量化考核相结合，与医务人员的年度考核、定期考核等工作相结合，纳入医院管理体系，每年进行一次。各医疗机构要为每位医务人员建立医德档案，考评结果要记入医务人员医德档案。文件中虽然明确了对医务人员医德医风的考评，但未明确对考评结果的运用。公立医院应将考评结果与记录规范化、统一化、延续化，加大考核结果与工资福利、评先选优、职务晋升挂钩的比例，对医德医风考评不合格的实行一票否决。同时，《九项准则》对医院医务人员、管理人员、后勤人员不接受商业提成、不接受欺诈骗保等9个方面明确了工作规范，针对该规范性文件，除相关主管部门在开展公立医院巡查、专项检查时加强监督外，医院自身要完善监督体系，如接受社会监督，可以聘请不同层面、不同年龄的社会人士作为社会监督员，对医院职工服务态度、遵守《九项准则》等情况提出合理化建议和意见，将监督情况一并纳入统一记录和管理。

三、打造医院特色廉洁文化，涵养风清气正政治生态

2022年2月，中共中央办公厅印发了《关于加强新时代廉洁文化建设的意见》，强调要靠涵养廉洁文化，夯实思想基础，弘扬和践行忠诚老实、公道正派、实事求是、清正廉洁的价值观，以良好政治文化涵养风清气正的政治生态。在公立医院加强廉洁文化建设，要充分结合医疗行业实际，弘扬中国传统医学中的廉洁文化，传承医疗领域红色基因，并不断创新方式。

（一）弘扬中国传统医学中的廉洁文化

在中华民族医学史的漫长发展过程中，留下了诸如医乃仁术、尊重和珍视生命、清廉正派等宝贵的思想和行医准则，要发扬好这些优秀的廉洁文化，提升公立医院职工克己奉公、清廉自守、尊重患者的精神境界。《黄帝内经》作为我国第一部医学典籍，它标志着我国医学理论体系

的初步形成，书中就提到"天覆地载，万物悉备，莫贵于人"，最早体现了以人为本的思想。孙思邈作为一个被历代医家所推崇的"精诚大医"，提到作为一个医生要做到"若有疾厄来求救者，不得问其贵贱贫富，长幼妍媸，怨亲善友，华夷愚智，普同一等，皆如至亲之想""人命至重，有贵千金，一方济之，德逾于此"，充分体现了古代医者敬重生命、众生平等、大爱无疆的理念。古代医者留下的以人为本和廉洁行医的思想仍然值得当代医生学习借鉴，医疗系统可以提炼升华我国传统医学中古典古籍、名医大家留下的文化思想，用优秀传统文化涵养当代医务工作者。

（二）传承医疗领域红色基因

习近平总书记强调："用好红色资源，传承好红色基因，把红色江山世世代代传下去。"在医疗领域同样有很多弥足珍贵的红色资源和红色基因。要加强革命传统教育，深入挖掘革命先辈的廉洁事迹和高尚品格，从我们党百年历史中汲取力量，从战争时期医务人员排除万难、一心为民的事迹中汲取营养，激励医院工作人员廉以律己、无私奉献，唤醒他们的使命感、责任感。

战争时期，在艰苦的条件下，有的医院克服物资、环境、技术上的困难，为救治群众、伤员发挥了重要的作用，战地医务人员冒着生命危险穿梭于炮火之下运送伤员、开展手术是当时的常态。如1927年，红军在井冈山建起了只有32间房、10名医生的红光医院，医院人手、药品、医疗器械严重缺乏，没有医疗器具，医生就用竹片、木板做成器械使用。没有药，医务人员就团结群众上山采中草药，给伤病员治疗，并开创了"中西医结合"的诊疗方式；1933年8月，红四方面军总医院迁到四川省通江县的鹦哥嘴，时值红四方面军发动"仪南""营渠""宣达"等战役，大量伤员从前线抢运至总医院，加之当时伤寒、痢疾、痘麻流行，常住伤病员在1000人以上，高峰时达3000人左右。为提高救治伤病员的效率，总医院实行军事化管理，将卫生员编成连队，一名卫生员要照顾20余名伤病员，为其送药、打针、输液、处理伤口等，工作量巨大，在当时十分艰苦的条件下救治了大量的伤员；四川省人民医院医生陈树德，1953 年 1 月，随四川抗美援朝志愿外科手术队抵达北京，正式入编命名为"中国人民抗美援朝总会工作委员会国际医防服务队 12 队"，跨过鸭绿江紧随前方作战部队，开展伤员救治工作。战场上，因为敌机疯狂轰炸，伤员一批批地运下来，陈树德和其他医务人员几乎没有休息的间隙，只能冒着炮火在防空洞下持续为他们清洗伤口、消毒、包扎、麻醉、手术，常常一夜要做多台手术，一站就是十几个小时，有时一边做手术，一边还要躲避随时可能到来的敌方空袭轰炸。1954 年，从前线回来后，陈树德回到四川省人民医院开创了麻醉科。医疗系统在革命战争时期、抗日战争时期和抗美援朝时期有大量感人至深的先进事迹，这是医疗行业的宝贵精神财富，要充分发掘好、运用好本地区红色资源。可建立医疗领域的红色文化教育基地，定期组织人员参观，让医务人员在沉浸式参观学习中，了解革命历史，激励医务人员继承并发扬先驱们无私奉献的大爱精神。要用好时代模范人物的红色事迹，通过他们的革命故事，引导医务人员继续发扬吃苦耐劳、不怕困难、甘于奉献的时代精神，激发广大医务人员的责任感、使命感、荣誉感。

（三）创新廉洁教育方式

医务人员工作十分繁忙，做好公立医院廉洁教育要考虑医务人员的工作特点，利用碎片化的时间，采用各种喜闻乐见的方式润物无声地进行。一是与时俱进，用好新媒体宣传平台。新媒体的出现符合大众生活方式转变的需求，为医院廉洁文化建设带来了新的机遇与平台。如四川省人民医院纪委推出"涛哥说纪"短视频栏目，通过微信视频号、微信工作群向医院职工推送，以诙谐幽默的方式，解答医院职工关心的诸如"外出学习期间能否绕道旅游""可不可以私下接受供应商赞助"等问题。二是以人为本，提高医院职工参与度。廉洁文化建设必须有机结合医院文化和职工心理需求，要从以往单一的灌输式宣传转变为多途径有效互动。如四川省人民医院开发的"廉洁成本计算"软件，医院职工只要输入职务、收入、工作年限、相关违纪违法行为等信息，就可以计算出相关违纪违法行为可能为本人及家庭带来的损失。围绕廉洁文化建设，还要调动医务人员的主观能动性，提高职工的参与度、知晓度，可以借助廉洁文化作品征集活动，让医务人员参与到廉洁文化建设，并评选优秀作品进行展播。三是深化"以案促改"，用身边事警醒身边人。定期邀请纪委监委、司法部门等有影响力的专家为医务人员开展专题讲座，以案为例，为医务人员答疑解惑。要警钟长鸣、深化教育，用好典型案例、案件通报、忏悔录等，通过警示教育大会、专题民主生活会和组织生活会深入剖析，做实"后半篇文章"。

四、加大财政投入力度，建立科学薪酬体系

医务人员是健康中国战略的坚定推动者，是人民健康的忠诚守护者，是突发公共卫生事件的最美逆行者，其培养周期长、职业风险高、技术难度大、责任担当重，但据清华大学社科学院中国社会调查与研究中心《2021 医师调查报告》显示，其中有超过一半的医生月收入低于7500 元，医务人员付出与收入不成正比，面临工作和生活的双重压力。因此，要充分发挥薪酬制度的保障功能，使付出和待遇相匹配，进一步激发广大医务人员干事创业的动力。

（一）体现公立医院公益属性，加强经费和编制投入力度

我国大部分公立医院属差额拨款二类事业单位，为维持医院运营，多数医院会大量聘请编制外人员，不少医院编制外人员占比超过五成，这部分人员与医院是合同关系，要靠医院自己创收才能供养，编内职工的绩效工资和津补贴也需要医院自己负责，医院面临着巨大的运营压力。2010 年至 2020 年，对公立医院的财政补助维持在 10% 左右，财政投入不足，导致部分公立医院运营困难。2020 年度，约 40% 二级公立医院出现亏损，43.5% 的三级公立医院医疗盈余为负。据媒体公开报道，辽宁省丹东市振安区医院受新冠肺炎疫情影响，门诊收入、住院收入大幅降低，医院连续 5 个月没有发放工资。因此，建议相关部门要加大对公立医院的投入，统一将编内编外人员工资、绩效纳入财政预算，加强财政

资金扶持力度，维持医院正常运营。

要加快推进公立医院动态核增编制。在我国，公立医院约一半以上医务人员是编外人员，虽然不少医院已实行同工同酬，但与编内人员相比，仍然缺乏安全感、归属感。有的医务人员宁愿放弃私营医院开出的高价年薪，也愿意为了编制到收入较低的公立医院，可见编制对医务人员的重要性。建议相关部门加快研究制定公立医院编制标准，建立合理的动态核增机制，对医疗水平高、科研创新能力强，以及在突发公共卫生事件中表现突出的编外医务人员，所在单位可以按规定考核入编，对暂时难以入编的医务人员，鼓励所在单位与其签订无固定期限劳动合同，为医务人员职业发展提供稳定的保障，让其工作更有安全感、归属感。

（二）优化薪酬分配方式，增加非经济性薪酬投入

相对于国外医疗人员薪酬水平，我国医生的薪酬水平仍相对较低，且现行的薪酬分配制度没有充分体现其技术劳动价值。相关部门要进一步落实习近平总书记提出的"两个允许"要求，允许医疗卫生机构突破现行事业单位工资调控水平，允许医疗服务收入扣除成本，并按规定提取各项基金后，主要用于人员奖励，同时实现同岗同待遇，激发广大医务人员活力。合理确定、动态调整医务人员的薪酬水平，建立主要体现岗位职责和知识价值的薪酬体系。加强一线医务人员薪酬分配改革力度，探索按风险程度和技术复杂程度，如可以将医生、护士岗位分 A、B、C、D 等层次进行动态管理。将工作量大、风险大、技术难度大、危重病人多的科室划为 A 类，进一步将薪酬比例向风险大、工作量大、技术要求高的岗位倾斜。另外，希望公立医院管理者与时俱进、转变观念，除一般经济性薪酬外，要建立爱护医务人员的长效机制，改善工作条件、减轻工作负荷，落实学习、工作、休息和带薪休假制度，切实维护医务人员合法权益，解决医务人员实际困难。

（三）引入科学的评价体系，提高低年资医生收入

与其他职业相比，医生群体具有培养周期长、工作风险大、知识储备高等特点。比如，一名普通大学生的学习时间为 4 年，而临床医学本

科生的学习时间为 5 年，医学生博士毕业后到医院工作的年龄大多在 30 岁左右，还要经过科室轮转、住院总值班培训，具备独立行医资格的年龄大约在 35 岁，而其他行业同龄人员已经是事业发展的黄金期。越是大医院的医生，越是超负荷工作，很多低年资医生基本没有节假日，收入不高仍需养家糊口，据媒体报道，甚至有年轻医生兼职做起了微商、家教。在压力大、收入低的情况下，容易导致其心理失衡，成为供应商"围猎"的对象。国家卫生健康委已关注到低年资医生高强度、低收入的现象，明确要求适当提高低年资医生薪酬水平。医院要引入科学合理的绩效考核机制和内部分配方案，鼓励多劳多得、优绩优酬，综合工作量、质、类多重因素，制定体现低年资医务人员真正工作量的薪酬体系。如福建省三明市各医院实行目标年薪计算工分制，年薪计算工分由基础工分、工作量工分和奖惩工分三个部分组成。基础工分由职务工分、职称工分、工龄工分构成；工作量工分以门（急）诊人次数、出院人次数、疾病诊断相关分组、职能部门和岗位职责要求，计算各科室、各部门不同单元的工分数量。各科室负责内部工分计算，即根据具体的工作项目再细化计算到班组、个人，完成科室、部门的二次分配。奖惩工分包含医疗质量、帮扶基层、救援任务、患者满意度、医疗事故、药占比、门（急）诊和住院次均费用、医疗纠纷等项目。通过上述分配方案，低年资医务人员收入得到保障，解决了后顾之忧，一定程度上减轻了年轻医务人员被"围猎"的风险。

五、加强舆论引导，严打涉医犯罪

社会舆论具有一定的引导作用，积极健康的舆论导向对形成良好的医德观念，建立和谐的医患关系有积极作用。反之亦然。因此，要加强对社会舆论的引导和管控，用积极的舆论营造全社会尊医重医的良好风尚。

（一）强化典型引领，树立尊医重卫良好风尚

近年来，通过媒体宣传报道，一些优秀的医务工作者逐渐让人们熟

识,"糖丸爷爷"顾方舟、扎根边疆 47 年的庄仕华、精于传染病护理的王新华引发数百万网友点赞。但他们只是数百万默默付出的医务人员中被发现的少数优秀代表,还有众多优秀的人物、感人的事迹需要去发掘。相关部门、行业学(协)会要结合"中国医师节""国际护士节"等重要节日,发掘、展现更多医务人员的精神和故事,评选一批"中国好医生""中国好护士""最美医生",组织开展形式多样的表彰活动,加大对先进医务工作者的宣传力度。大力弘扬伟大抗疫精神和医务人员敬佑生命、救死扶伤、甘于奉献、大爱无疆的崇高职业精神,通过先进事迹宣传提高社会各界对医务工作者的职业认同感,激发医务人员对工作极端负责、对人民极端热忱、对技术精益求精的不竭动力,唱响大医精诚、医者仁心主旋律,以充满人文关怀的医疗服务赢得患者、社会的信任和尊重。

(二)做好媒体引导,回归正确认知

多年来,一些媒体为博取公众眼球或出于同情弱者心理,在没有了解医疗纠纷真相或相关部门尚未给出医疗事故鉴定结果的情况下,仅听患者或家属一面之词,就随意报道,误导受众;个别媒体无视客观事实,将医患矛盾放大、渲染,并夸大极个别医生收受红包、回扣现象,如早年引发社会广泛关注的"茶水发炎"事件和"8 毛钱治好 10 万元疾病"事件,这些都无形中激化了医患之间的矛盾。新闻媒体是公众认识世界与社会的一个平台和窗口,媒体所塑造的公众舆论是公众观点、行为形成的重要土壤。虽然医疗行业专业性很强,但是新闻媒体对于医患关系的新闻一定要做到"格物致知""求真务实",科学性应当成为医疗报道最重要、最本质的特征,可以借鉴国外将涉医报道纳入科学报道范畴。媒体在报道涉医事件时,应当好信息"守门人",力求多侧面、多方面地报道,通过对治疗有效性、患者病情的客观描述,在大众的内心形成比较完整的信息结构,引导大众正确认识复杂的医疗世界。

不少患者对医疗行业和医生的认识存在误区,有的将医疗行业当作服务业,把医生当成服务生,觉得付了钱,就应该享受服务,就应该把病治好。电视剧里，病人叫了救护车就有一帮医生带着各种设备迅速赶过来，救护车还没到，医生已经在门口迎接了，患者到了就能直接开始手术，这些在现实中是很难实现的。同时，在医疗传播环境里充斥着"奇迹文化"，无形地抬高了患者及公众的期望值，甚至创造了"医学是万能的""只要进了医院就进了保险箱"的虚幻认知，这种文化违背了医学的本义，非但没有给医学插上一双向上翱翔的翅膀，反而为这双翅膀带上只能成功不能失败的沉重枷锁。各类媒体要客观报道医疗行业和医生职业，引导大众理性对待生与死，让大众认识到医学的有限性，医生也不是万能的，"药到病除""起死回生"对有的疾病是很难办到的，要还原医生真实的形象和工作状态，让大众对医生的期待回归理性。主流媒体要承担起引导和塑造积极舆论、凝聚人心的重任，扛起健康传播的大旗，不断改进健康教育、生命教育，加强健康知识、科学理念的传播，推举医者榜样，传递社会正能量，通过宣传报道，营造尊医、敬医的良好氛围。

（三）打击涉医犯罪，维护医疗秩序

2018年中国医师协会发布的《中国医师执业状况白皮书》显示，有66%的医师曾亲身经历过医患冲突事件，超三成的医生有被患者暴力对待的经历。在医患冲突中，伤人的患者或家属往往被当作弱势群体对待，所以如果医生被打，人们会觉得医生也有问题，警察也通常把殴打医生的案件当作"互殴事件"来处理，而不是按照"寻衅滋事"或是"扰乱公共秩序"来处理，因此对闹事者的处罚很轻。在媒体报道中，行政处罚是最常见的惩戒手段，如10—15天的行政拘留或几千元不等的罚款，对涉医事件的宽松处理让闹事者没有多大顾忌，让医务人员没有安全感，影响了医务人员的工作热情。医院要建立保护关爱医务人员长效机制，加强医院安全防范，强化安保队伍建设，完善必要的安检设施，结合医院入口管理，安装智能安检设备，严防危险人员携带管制刀具、汽油、爆炸物等禁限物品进入医院。相关部门要进一步落实《中华人民共和国医师法》，将医疗纠纷预防和处理工作纳入社会治安综合治理体系，加强医疗卫生机构及周边治安综合治理，维护医疗卫生机构良好的执业环境，形成联动机制，依法严厉打击涉医违法犯罪行为，对医闹、暴力伤医零容忍，对侵犯医务人员人身安全、扰乱医疗秩序行为，依法从重予以治安管理处罚，构成犯罪的依法移送司法机关追究刑事责任，切实营造良好的医疗秩序，让医务人员安心、放心、舒心从事救死扶伤的神圣事业。

第七章　系统施治公立医院腐败的政策建议

治理公立医院腐败问题，需要公立医院党组织切实扛起全面从严治党主体责任，需要各级纪委监委和主管部门切实加强监督管理，也需要从政策、体制、机制方面创新方式方法，系统推进"三不腐"建设。针对本研究发现的一些带有全局性、系统性的问题，现提出解决相关问题的政策建议，供有关部门参考。

第一节　全面推进公立医院纪检监察体制改革

全面推进公立医院纪检监察体制改革是推进党内监督和国家监察在公立医院全覆盖的重要举措，对于推进健康中国战略、持续深化纪检监察体制改革、强化公立医院党风廉政建设和反腐败工作具有重要意义。

一、公立医院纪检监察体制改革的必要性

（一）以人民为中心推进健康中国战略的需要

党的二十大提出推进健康中国建设。习近平总书记强调："深化以公益性为导向的公立医院改革。"公立医院作为医疗卫生服务体系的主体，在全面落实新时代卫生与健康工作方针中发挥着主力军作用。近年来全国一大批公立医院管理者和专家落马，公立医院腐败问题受到社会各界

广泛关注，大量被披露的医疗领域腐败案件中，涉案金额居高不下、腐败利益链条环环相扣，由此带来药品和耗材价格虚高、医疗费用过快增长等问题，不仅破坏了行业风气，而且加重了患者负担，直接侵蚀群众的获得感。因此，加快公立医院纪检监察体制改革，加强公立医院党风廉政建设和反腐败工作对实施健康中国战略意义重大。

（二）持续深化纪检监察体制改革的需要

党的十九大以来，以习近平同志为核心的党中央着眼于构建党统一领导、全面覆盖、权威高效的监督体系，不断深化纪检监察体制改革，切实提高反腐败工作规范化、法治化水平，为全面从严治党和反腐败斗争向纵深发展提供了有力保证。在分层分类推进派驻机构改革方面，党政机关、国企、高校稳步推进，取得显著成效。然而在公立医院派驻机构改革方面，除四川省内江市、江苏省无锡市、贵州省独山县等个别地方实施之外，全国大多数地区尚未纳入日程。公立医院是系统规模大、监督对象多、关系民生的事业单位，全面实施公立医院派驻机构改革，是持续深化纪检监察体制改革，构建全面覆盖监督体系的需要。

（三）公立医院党风廉政建设和反腐败工作的需要

正如本书第五章所述，公立医院内部监督执纪力量薄弱。一是部分公立医院党组织对纪检工作重视不够、领导不力，存在"监督执纪工作口头上支持，内心有抵触"的问题；二是纪检机构不健全。没有机构或者与审计、党办等部门合署办公的情况较为普遍。即使设立了纪检机构的，在人员编制方面与其他综合部门差距较大；三是纪检干部业务能力较弱。公立医院纪委书记往往身兼数职，专职从事纪检工作的较少。纪检工作人员大部分是医护人员或其他部门人员转岗，大多数缺乏纪检工作经验和专业能力，没有机会参加专业的纪检业务培训，有的甚至缺乏最基本的纪法常识；四是"同体监督"难。公立医院纪检干部大多是从医院内部产生，干部管理、考核和供给关系均在医院，在这样的体制下，内设纪检机构监督执纪问责的难度较大；五是履职效果差。尽管医院廉洁风险较高，但多数公立医院纪委从未办理过任何案件，日常监督问责也常常流于形式。如全面实施公立医院纪检监察体制改革，以上问题均能得到有效解决。

二、公立医院纪检监察体制改革的可行性

《中国共产党第十九届中央纪律检查委员会第五次全体会议公报》指出，抓深抓实纪检监察体制改革，有效推进党内监督和国家监察全覆盖。由此可见，实现党内监督和国家监察全覆盖是党和国家的安排部署和既定方针。

2022年6月22日，中共中央办公厅印发《纪检监察机关派驻机构工作规则》，对各级纪委监委机关派驻的范围、工作职责等作出具体规定。《纪检监察机关派驻机构工作规则》第六条规定："中央纪律检查委员会国家监察委员会、地方各级纪律检查委员会监察委员会按照规定向国有企业、普通高等学校等单位派驻纪检监察组；或者依法派驻监察机构，派驻监察专员并设立监察专员办公室，与该单位党的纪律检查机构合署办公。"按照上述规定，公立医院具备实行派驻的条件。

从已实施公立医院派驻改革的地方来看，改革后均取得明显成效。如内江市纪委监委在四川省纪委监委指导下，坚持统筹谋划、坚定稳妥、渐进深化，试点推进市属医疗卫生机构纪检监察体制改革，进一步拓展派驻监督深度，实现了力量"由无到有"突破，工作"由粗到精"转变，素能"由表到里"提升，效能"由弱到强"释放。改革后短时间内，4家试点派驻医疗卫生机构纪检监察组共处置问题线索16件，立案8件，处分8人，改革前长期"零立案"局面得到根本扭转，"第四种形态"案件办理实现"零突破"。

综上所述，实施公立医院纪检监察体制改革，符合党和国家立法精神，符合纪检监察体制改革的相关政策要求，先行先试者有成功经验，具备全面推进的基础条件。

三、公立医院纪检监察体制改革应采取的主要模式

个别地方先行先试，积极推进公立医院纪检监察体制改革，当前主要存在三种模式：第一种模式是设派驻公立医院纪检监察组。例如内江市纪委监委设立驻内江市第一人民医院纪检监察组、驻内江市第二人民医院纪检监察组、驻内江市中医医院纪检监察组[①]。第二种模式是设派驻监察机构或者监察员，同医院纪委合署办公。如无锡市明确市属公立医院的纪委书记由市纪委监委任命为监察专员，设立监察专员办公室，与医院纪委合署办公。监察专员办公室是市监委设在公立医院的常驻机构，履行对其公职人员的监察职责，不是公立医院内设机构。按照《关于深化无锡市纪委监委派驻机构改革的实施意见》，公立医院纪检监察机构将履行监督执纪问责、监督调查处置职责，其权限较之前有拓展和深化。比如在审查调查权限上，市属公立医院纪检监察机构拥有职务违法调查权限，根据市纪委监委授权，依法使用不限制被调查人人身、财产权利的调查措施。值得注意的是，市属公立医院纪检监察机构负责人人选提名和考察，管理、培训、考核由市纪委监委会同市委组织部为主，查办腐败案件以市纪委监委领导为主[②]。2020年1月，无锡市监察委员会派驻无锡市人民医院监察专员办公室正式挂牌。第三种模式是选派专职纪委书记且考核以上级纪委为主。例如深圳市纪委监委联合有关部门印发《关于做好市属公立医院纪委书记选派工作的通知》，明确公立医院纪委书记的提名和选拔由市纪委派驻十二组和市医管中心党组共同商定，2019年机构改革后，此项工作由市纪委监委派驻十二组和市卫健委负责，在选拔、业务、考核上都明确以上级纪委领导为主。并规定新提任的医院纪委书记，原则上不在本院任职；在同一医院任满一届的，必须交流任职。此次选派的7位纪委书记，仅1位由医院系统选拔出来，且

---

① 内江市纪委监委网站.内江市纪委监委派驻纪检监察组［Z/OL］.（2020-12-22）［2022-07-25］.http://www.njdi.gov.cn/news/gzcx?id=245.

② 胡桃.我市推进市属国企、公立医院派驻机构改革［N］.无锡日报,2019-12-31（1、3）.

进行了交流任职，其余6位均来自系统外，具有一定的监督执纪工作经验。被选派的纪委书记接受上级纪委和所在医院党委领导，不分管纪检监察工作以外的其他业务，紧紧围绕医院的业务流程，聚焦监督执纪问责。涉及所在医院的线索处置、立案审查，在向医院党委报告的同时必须向上级纪委报告①。

第三种模式明确医院纪委书记的选拔、业务、考核由上级纪委为主，从一定形式保障其独立性，具有一定的合理性。但是，这种模式下纪委工作的独立性、权威性与派驻模式相比仍有较大差距，也没有解决监察权限的问题。公立医院中，非中共党员的监察对象比例较高，没有监察权限会影响监督执纪效能，该模式存在一定局限性。

因此，建议采取第一种模式或第二种模式，符合《纪检监察机关派驻机构工作规则》规定，即地方各级纪委监委可以按照规定向公立医院派驻纪检监察组；或者依法派驻监察机构，派驻监察专员并设立监察专员办公室，与该医院党的纪律检查机构合署办公。派驻纪检监察机关（监察专员办公室）不属于医院内设部门，其人员结构、监督范围、监督措施等方面，普遍优于原有模式。

公立医院的管理体制较行政机关、国企、高校更为复杂。既有属于卫生行政部门、中医药管理部门管理，也有属于国企、高校管理，还有的隶属相关政府部门管理。派驻公立医院纪检监察机构可按照党组织隶属关系设立，即党组织隶属省级的，由省级纪委监委实行派驻；党组织隶属市级的，由市级纪委监委实行派驻；党组织关系隶属县级及以下的，由县级纪委监委实行派驻。党组织关系隶属高校的公立医院，直接纳入派驻高校纪检监察组织管理范围，但高校管理中体量较大的公立医院应当单独派驻。

具体选择何种派驻模式，需要综合考虑公立医院规模、政治生态、

---

① 广东省纪委监委.深圳：向公立医院选派纪委书记、将监督触角延伸到每一个"风险点"［J/OL］.（2019-06-21）［2022-07-25］.http://www.gdjct.gd.gov.cn/jdjc/content/post_27417.html.

纪检队伍力量等实际情况。参照《纪检监察机关派驻机构工作规则》第六条规定，对于单位规模大、直属单位多、监督对象多的公立医院，可以单独派驻纪检监察组。对于规模小、监督对象少的公立医院，可以派驻监察专员并设立监察专员办公室，与医院纪委工作部门合署办公。如果无法实现单独派驻的，可以设立综合派驻纪检监察组，整合监督力量，同时监督党组织隶属关系相同的多家公立医院。或者将公立医院纳入派驻卫生健康主管部门纪检监察组管辖范围。

第二节　建立全国医务人员依法执业与医德医风信用信息平台

全面推进社会信用体系建设，是增强社会诚信、促进社会互信、减少社会矛盾的有效手段，是加强和创新社会治理、构建社会主义和谐社会的迫切要求。建立全国医务人员依法执业与医德医风信用信息平台，对增强医务人员诚信意识，构建和谐医患关系，营造优良医疗服务环境，全面深入实施健康中国战略具有重要意义。

一、建立信用信息平台的必要性

（一）建立信用信息平台有政策依据

党的十八届三中全会提出"建立健全社会征信体系，褒扬诚信，惩戒失信"。2014年《中共中央关于全面推进依法治国若干重大问题的决定》要求"加强社会诚信建设，健全公民和组织守法信用记录，完善守法诚信褒奖机制和违法失信行为惩戒机制"。2014年国务院《社会信用体系建设规划纲要（2014—2020年）》明确要求"开展医务人员医德综合评价，惩戒收受贿赂、过度诊疗等违法和失信行为，建立诚信医疗服务体系"和"建立医务人员、科研人员等人员信用记录"。2015年国务院办公厅印发《关于促进社会办医加快发展若干政策措施的通知》要求"建立健全医疗机构及其从业人员信用记录，依法推进信息公开并纳入国家统一的信用信息共享交换平台"。国家卫生计生委《2017 年卫生计生工作要点》明确"加快推进信用体系建设，完善行业禁入制度"。《医疗卫生信用信息暂行管理办法》规定，国家卫生计生委卫生和计划生育监督中心负责国家卫生计生委信用信息管理平台建设、维护和日常运行的管理，信用平台提供医疗卫生信用信息的归集、共享和信息查询等服务。

（二）现有信用信息平台不够完善

截至目前，尚未正式建立全国统一的医务人员依法执业与医德医风信息平台。尽管国家卫生健康委员会建有医生执业注册信息查询平台、医师电子化注册信息系统和护士电子化注册信息系统并有效运营，然而平台记录信息有限，主要是基础信息，包括资格信息、电子证照、业务申请、证书补办信息等，缺少依法执业等信息。为了加强医务人员依法执业等信用信息管理，夯实行业信用基础，促进医疗卫生事业健康发展，全国各地正在探索建立医务人员诚信执业信息平台。例如重庆市建立"市卫生健康信用信息系统"，浙江省建立"全省卫生健康行业信用信息管理平台"，南京市建立"南京市卫生健康诚信系统"等。但是，各地信息平台之间缺乏信息交换机制，存在信息壁垒，无法完全适应医务人员跨区域、常态化流动的现状。例如《刑法》第一百条规定有前科报告义务，《劳动合同法》第八条规定有如实说明与劳动合同直接相关的基本情况。如果医师不如实告知违规执业相关信息，医疗机构往往掌握不到真实情况。

（三）信用信息平台具有激励和震慑作用

信用信息平台的合理运用，可以起到正向激励和惩戒震慑的作用。在正向激励方面，医务人员群体受教育程度高，职业教育时间长，社会地位比较高，普遍重视个人名誉、社会声望和行业影响力。平台通过记录医务人员严格遵守有关法律法规、规章，积极践行社会主义核心价值观和弘扬新时代医疗卫生职业精神等守信信息，并向社会公开，可以增强医务人员的荣誉感。进一步建立健全医务人员守信激励机制，宣传学习先进事迹，推动营造依法执业和良好医德医风环境。在惩戒震慑方面，平台记录违规执业信息，曝光违规执业行为，引导社会道德谴责，实施执业禁止措施，形成强大震慑力，约束失信行为。同时，健全失信惩戒配套措施，真正让平台发挥其震慑功能。平台应当及时记录并长期保存医务人员失信信息，提供相应查询功能，打破区域间信息壁垒，使意图通过变更执业地点等方式掩盖其失信行为的医务人员难以实现其做法。例如，根据《医师法》规定，卫生健康主管部门对某医师作出终身禁业的行政处罚决定，并通过全国医务人员依法执业与医德医风信息平台进行记录，可以形成强大震慑。

二、信用信息平台主要内容

（一）记录对象

信用信息平台记录对象是全体医务人员。医疗机构医务人员可以分为四大类。第一类是医师，即依法取得执业医师、执业助理医师资格，经注册在医疗机构从事医疗、预防、保健等工作的人员；第二类是护士，即经执业注册取得护士执业证书，依法在医疗机构从事护理工作的人员；第三类是药学技术人员，即依法经过资格认定，在医疗机构从事药学工作的药师及技术人员；第四类是医技人员，即医疗机构内除医师、护士、药学技术人员之外从事其他技术服务的卫生专业技术人员。

（二）记录内容

全国医务人员依法执业与医德医风信息平台记录内容主要包括基础信息、守信信息和失信信息等。

1. 基础信息

信息主要包括两大类：一是身份信息，即姓名、身份证号码、性别、出生日期、民族、学历、政治面貌等；二是工作信息，即工作单位、工作类别、资格证书、职级职称、信用等级等。

2. 守信信息

医疗机构从业人员严格遵守有关法律、法规、规章，以及弘扬新时代医疗卫生职业精神等而产生的良好行为记录信息。主要包括两类：第一类是表扬类信息，即县级以上党委、政府或者卫生健康等行政部门的表彰、奖励、通报表扬等信息；第二类是履行行业责任和参与社会公益类信息，即参与县级以上人民政府及其部门、法律法规授权组织开展的与卫生健康相关的义诊、对口支援、抢险救灾、卫生应急、志愿服务、慈善捐赠活动等信息。例如参与"5·12"汶川特大地震、"4·14"玉树地震、尼泊尔地震救援，驰援武汉抗击新冠肺炎疫情等信息。

3. 失信信息

医疗机构从业人员违反党纪党规、法律法规、行业规定、管理制度相关信息，特别是受到组织处理、纪律处分、行政处罚、刑事犯罪方面的信息。平台记录信息主要包括以下五种情形。

第一种：违规违法行为涉及医疗卫生方面组织处理、纪律处分、行政处罚、刑事犯罪方面的信息。

第二种：医务人员在执业活动中违反有关法律、法规、规章、标准、管理制度、诊疗规范、医务人员职业道德以及医疗保障政策规定、服务协议等不良执业行为的信息。例如，①未依法履行传染病报告、处理等职责，造成严重后果的；②到非医疗机构开展诊疗服务活动的；③出租、出借、转让执业资质证件的；④拒绝提供反映其执业活动情况的真实材料，妨碍卫生监督执法工作正常开展的；⑤在医疗执业活动中参与倒卖号源、住院床位资源等有关违法活动并谋取其他不正当利益的；⑥利用职务之便，索取、非法收受患者财物或者牟取其他不正当利益的；⑦出具虚假医疗事故技术鉴定书、职业病诊断与鉴定证明、出生医学证明等医学证明文件的；⑧遇有自然灾害等紧急情况时，不服从安排参加医疗救护的；⑨违反诊疗规范加收患者费用的；⑩不按规范书写病历资料的；进行实验性临床医疗、开展干细胞临床研究、胎儿性别鉴定、人工辅助生殖等违反医疗伦理规范的；泄露患者个人隐私信息的；造成医疗事故并承担责任的责任人员；未依法履行传染病报告、处理等职责的；违规开具精、麻药品的；未经亲自诊查、检查签署医学文书、医学检查报告、医学证明文件的；未取得相关技术资格从事相关业务的；未按照注册的执业地点、执业类别、执业范围执业的；不合理用药、不合理检验检查、不合理耗材使用行为的；其他违反《中华人民共和国基本医疗卫生与健康促进法》《中华人民共和国传染病防治法》《中华人民共和国医师法》、《中华人民共和国药品管理法》、《中华人民共和国社会保险法》、《护士条例》、《医疗保障基金使用监督管理条例》、《医疗纠纷预防和处理条例》、《医师定期考核管理办法》、《处方管理办法》、《医疗机构从业人员行为规范》等法律法规以及相关规定的禁止性行为和命令性行为。

第三种：违反《九项准则》禁止行为的信息。例如接受商业提成、违规接受捐赠、牟利转介患者、收受患者红包、收受企业回扣等信息。

第四种：违反信用承诺的相关信息。例如医疗机构内工作人员学术、科研造假等。

第五种：其他失信行为造成医疗行业、医疗机构重大损失的或者造成重大恶劣社会影响的其他信息。

对上述信息进行记录时，如果其行为同时符合两种及两种以上信息要求的，以处理结果较重的记录。例如医务人员收受药品、医疗器械生产经营企业回扣，被卫生健康主管部门给予吊销医师执业证书的行政处罚，同时符合第一种信息和第三种信息，则录入第一种信息，同时简要记录具体违法行为。

三、信用信息平台建设主体及管理运用

（一）信息平台应由国家卫生行政部门主办

根据《国务院办公厅关于加强个人诚信体系建设的指导意见》规定，建立重点领域个人诚信记录，即明确要求以食品药品、医疗卫生等领域为重点，以医师、执业药师等职业人群为主要对象，有关部门要加快建立和完善个人信用记录形成机制，及时归集有关人员在相关活动中形成

的诚信信息，确保信息真实准确，实现及时动态更新。2017年国家卫生计生委《医疗卫生信用信息暂行管理办法》明确规定，国家卫生计生委卫生和计划生育监督中心负责"国家卫生计生委信用信息管理平台"建设、维护和日常运行的管理。实践中，国家相关单位负责建设信用信息平台是常例。例如全国"信用中国"平台由国家公共信用信息中心主办，"个人信用信息平台"由中国人民银行征信中心管理，"国家企业信用信息公示系统"由国家市场监督管理总局主办，"3·15全国行业信用公示系统"由国家发展改革委、人民银行主管。尽管"医师执业信用管理系统"由中国医师协会主办，但时至今日尚未使用。从国家政策、社会公信力、信息风险防控和实践操作来看，全国医务人员依法执业与医德医风信息平台由国家卫生健康主管部门主办更为适宜。

（二）信息平台管理及运用

全国医务人员依法执业与医德医风信息平台的运用应当严格遵守《中华人民共和国个人信息保护法》等法律法规相关规定。一是信用评级。根据平台记录情况进行信用评级，采用扣分制原则，根据法律法规、规章制度具体规定，结合违规违法行为被处理轻重，编制失信行为清单和制定相应扣分标准、规则。综合评定为"信用良好"（A级）、"一般失信"（B级）、"较重失信"（C级）、"严重失信"（D级）四个等级。二是动态管理。统一制定平台管理办法，压实医疗卫生健康主管单位的相关责任部门、医疗机构的信息录入责任和违规人员主动报告责任，全面、客观收集相关信息，实行动态管理。三是查询服务。区分社会公众查询和单位查询权限。其中社会公共查询限于相关人员姓名、性别、注册地、执业单位、执业证号和信用等级、状况（如是否被限制或禁止执业）。用人单位可以查询单位医务人员所有信用信息，作为招聘录用、管理教育的重要参考。四是记录运用。将平台记录信息作为评先选优、职务晋升、执业限制等重要参考。例如，国家卫生健康主管部门可以依据平台记录，根据诚信执业年限，授予相关荣誉称号，作为医疗机构从业人员规范执业、诚信执业的重要荣誉。

第三节　建立全国药品和医疗器械
生产经营企业信用信息平台

习近平总书记指出，对突出的诚信缺失问题，既要抓紧建立覆盖全社会的征信系统，又要完善守法诚信褒奖机制和违法失信惩戒机制，使人不敢失信、不能失信。对见利忘义、制假售假的违法行为，要加大执法力度，让败德违法者受到惩治、付出代价。建立全国药品、医疗器械生产经营企业信用信息平台，实现企业信用信息共享，引导企业增强社会责任感，在生产经营等各环节中强化信用自律，有利于构建亲清医企关系，营造廉洁购销环境。

一、建立企业信用信息平台的意义和作用

根据《国务院办公厅关于进一步改革完善药品生产流通使用政策的若干意见》明确要求，健全有关法律法规，对查实的违法违规行为，记入药品采购不良记录、企事业单位信用记录和个人信用记录并按规定公开。加强信息公开，特别是药品、医疗器械生产经营企业和医药代表违法犯罪信息公开，有利于加强社会监督，特别是群众监督、行业监督、舆论监督和新闻媒体监督，进而提高违法犯罪成本，降低违法犯罪发生率。截至目前，我国没有建立专门的全国药品、医疗器械生产经营企业信用信息平台。随着现代互联网飞速发展，网络信息鱼龙混杂，权威信息发布显得格外重要；网络信息铺天盖地，任何单一信息发布都可能瞬间消失在"信息海洋"里，既大大削弱信息公开的震慑力，又不利于群众监督。建立全国药品、医疗器械生产经营企业信用信息平台统一记录、管理相关信息，可以有效破除信息壁垒，

消除信息安全隐患，实现信息共享，进而推动公立医院腐败问题共同治理。

企业信用信息平台可以实现执法监管信息共享。药品、医疗器械生产经营企业作为市场主体，参与市场经营活动，接受相关行政部门监督管理。实践中，对药品、医疗器械生产经营企业具有监督管理职责的行政部门多，例如卫生、财政、税务、商务、市场监督管理、医保等部门。行政管理部门根据管理权限对药品、医疗器械生产经营企业进行监督，通过建立信息共享平台，实现监督检查信息共享，形成监督合力。特别是违法违规问题线索，如果不能及时共享信息、及时惩戒，其震慑力将会大打折扣。除此之外，没有统一的权威的信用信息平台，社会公众无法从浩如烟海的互联网信息中知晓相关企业的违规违法信息等，民众的监督就无从谈起。充分利用互联网、大数据等现代信息技术，建立全国统一的药品、医疗器械生产经营企业信用信息平台，实现信息共享，打破行政部门之间的监督执法信息壁垒，提高医药领域违法犯罪问题的曝光率，为系统性治理医疗领域商业贿赂奠定基础。

二、企业信用信息平台的主要内容

全国药品、医疗器械生产经营企业信用信息平台的主要内容设置，要围绕系统性治理医疗领域商业贿赂这一目标。建议平台记录基础信息、守信信息和失信信息等。

（一）基础信息

基础信息主要包括主体身份信息、行政许可信息（含公示信息）、监督检查信息。

管理部门直接导入或者将药品、医疗器械企业单独分类即可；医药代表类信息主要包括医药代表、医疗器械代表等从事医用产品学术推广的专业人员，该部分人员信息由相关企业负责录入，并上传相关授权委托书，药品监督管理部门负责抽查复核。

（2）行政许可信息（含公示信息），指的是公司取得由政府发放的许可证照信息，例如药品上市许可证、医疗器械经营许可证等。行政许可信息，由颁发行政许可证的行政部门负责信息导入。公示信息，是将待批准新药品、耗材信息、已上市药品、耗材信息向社会公布，接受异议，该信息药品监督管理部门予以发布。

（3）监督检查信息，即各行政部门对企业日常监督检查情况，例如检查日期、检查内容、处理情况等信息。这部分信息由具体实施监督检查的单位负责录入，以药品监督管理部门为主。

（二）守信信息

守信信息主要包括对企业的产品、服务、管理体系的认证情况。例如取得中国质量认证中心的合规管理体系认证；依照法律法规规章规定或者经省人民政府以上批准，对企业进行考核、评比、评优、升级、排序、表彰等情况；企业主动履行社会责任，从事社会公益活动，积极参与应急救灾等情况。该部分信息由企业自行上传，并提供相关佐证资料。

（三）失信信息

失信信息可以分为行政强制类信息、行政处罚类信息、失信被执行人名单信息、刑事判决信息。

（1）行政强制类信息包括行政强制措施情况（即是指行政机关在行政管理过程中，为制止违法行为、防止证据损毁、避免危害发生、控制危险扩大等情形，依法对公民的人身自由实施暂时性限制，或者对公民、法人或者其他组织的财物实施暂时性控制的行为）和行政强制执行情况（即是指行政机关或者行政机关申请人民法院，对不履行行政决定的公民、法人或者其他组织，依法强制履行义务的行为）。

（2）行政处罚类信息，即行政机关依法对违反行政管理秩序的公民、法人或者其他组织，以减损权益或者增加义务的方式予以惩戒的行为的信息。例如，市场监督管理部门依法对企业商业贿赂问题作出的行政处罚决定。此外，医保部门对执行集中带量采购协议不到位的中标企业进行处理的情况，也应归于录入处罚类信息。

（3）失信被执行人名单信息，根据人民法院依法认定的失信被执行人为准。如果药品、医疗器械生产经营企业的法定代表人、实际控制人被列入失信被执行人名单情况，应当在药品、医疗器械生产经营企业信息中予以体现。

（4）刑事判决信息，主要录入商业贿赂构成犯罪的信息，包括企业及其工作人员（含医药代表）因产品审批、销售等实行商业贿赂的行为信息，以及经销企业销售人员实施商业贿赂的行为。

上述相关信息，国家企业信用信息公示系统以及各地大数据中心均有现成的数据，按照授权直接导入即可。

三、企业信用信息平台的管理与运用

全国药品、医疗器械生产经营企业信用信息平台有效运用，才能充分发挥平台功能。一是制定平台管理办法。进一步明确平台日常管理主体、维护主体、录入主体、录入要求和责任落实等内容。如多部门数据汇集难度较大，则以市场监督管理（药品监督管理）、医保、卫生部门的相关数据为主。后根据国家信用体系建设推进情况，逐步导入其他信用信息。二是分类设置查询功能。可以分行政部门查询功能，医疗机构查询功能，药品、医疗器械生产经营企业查询功能和社会公众查询功能。根据不同需求，设置相应的查询权限。三是信息记录运用。根据失信信息记录情况，及时调整监管部门监督检查频率和力度。如果符合联合执法条件的，开展联合执法。四是信息公示公开。对药品、医疗器械生产经营企业违法、犯罪问题等信息，及时在平台予以公示，接受行业、社会公众和新闻媒体监督。五是平台建设主体。建议由国家市场监督管理总局（国家药品监督管理局）牵头建设，主要理由是药品、医疗器械的审批和监督管理是其重要职责，且国家企业信用信息公示系统是由国家市场监督管理总局建立并运行，具有良好的平台建设数据基础。

第四节　挤干价格"水分"，让"围猎"没有空间

医药销售环节围猎凶狠，源于利益巨大。一些企业为争夺市场份额，长期以来采取"高定价、高回扣"的销售策略。据《中国经济周刊》报道，长期以来，我国药品价格虚高问题严重，常用药价格高达国际主要国家平均价格的 2 至 3 倍[1]。国家组织的药品、高值耗材集中采购大幅度降价，亦能印证医药销售环节惊人的利润空间。只要让价格回归合理区间，围猎自然就没有空间。要挤干价格"水分"，需要国家相关部门和公立医院创新举措、多措并举、同向发力。

一、持续加大药品耗材集中带量采购力度

2022 年 7 月 22 日上午，国家医保局医药管理司副司长李淑春在国家卫健委召开的新闻发布会上，介绍了近年来医保部门推进药品集中带量采购的情况。李淑春谈到，2018 年以来，国家医保局推进了 7 批国家组织药品集采，共覆盖了 294 个药品，大部分是常见病、慢性病的用药，涉及金额占公立医疗机构化学药和生物药年采购金额的 35%。"从改革的成效看，集采有力地促进了药品和耗材价格回归合理水平。国家组织药品的集采平均降价超过 50%，心脏支架、人工关节的集采平均降价超过 80%，累计节约费用在 3000 亿元左右。"集采通过量价挂钩，以量换价，从机制上破解了医药价格虚高问题，净化了医药流通渠道，改善了行业生态，为医药产业的高质量发展提供了良好的生态环境。

---

① 郭志强.药企带量集采扩容背后　药价回归平民化，但有企业"大胆"断供集采［J］.中国经济周刊.2021（17）：65-67.

2021 年 9 月，国务院办公厅印发的《"十四五"全民医疗保障规划》提出，2025 年各省（自治区、直辖市）国家和省级药品集中带量采购品种达 500 个以上；2025 年各省（自治区、直辖市）国家和省级高值医用耗材集中带量采购品种达 5 类以上。除了"国采"外，各省医保局也在全力推进"省采"。四川省医保局相关负责人表示，至"十四五"规划末，四川集采药品品种将达到 500 个以上，医用耗材种类达到 5 类以上；《上海市医疗保障"十四五"规划》提出，在 2025 年前，国家和上海集中带量采购药品 500 个品种以上，国家和上海集中带量采购高值医用耗材 5 类以上。我国药品、耗材总品规至少在 30 万个以上，"国采""省采"用尽"洪荒之力"也只能抓主要矛盾、抓重点品种，绝大部分品种在相当长的时间内也不可能实现集采。因此，一方面，要持续加大集中带量采购力度，包括增加药品、耗材品类，逐步将试剂纳入，允许条件成熟的副省级城市、地级市开展带量采购等；另一方面，还要多措并举降低医院非集采品规的药品、耗材、试剂价格，这需要加强制度设计，深化改革，加大执法力度。

二、加强药品、医疗器械市场定价的监管

医药价格的直接控制以及药品的集中采购是控制医药价格的两种新模式，这两种模式均以政策经济学和卫生经济学作为理论基础。过度市场化的后果就是药价虚高、药品市场的反价格竞争以及低价药的退出。全国政协委员、解放军某医院原院长高春芳在接受新华社记者采访时谈道："只要换一个名字，一些厂商就敢把药卖出成本价几十倍甚至几百倍的虚高价格。"高春芳接连举了几个例子：一种核心成分为青霉素的感冒药针剂，成本仅 6 毛钱，加入一点无关紧要的成分后，价格狂升到 150 元到 600 元一支；几元钱的氟哌酸成分不变，换个包装就变成了 100 多元一盒的新药。

新药价格越来越高，而廉价药却一药难求。《健康时报》记者孔天骄调查发现，近年来，廉价药一药难求现象时有发生，廉价药短缺更是

基层医生烦恼的问题，村医唐德在采访中谈道，"对于一些乡村基层人来说，一些小病小痛都需要到村卫生室治疗用药，但是现在只能购买到价格很贵的药物，那些廉价常用药已经几乎买不到了。"唐德称，如治疗跌打损伤的正骨水、治疗腰痛的复方氯唑沙宗胶囊、用于外伤止血的云南白药粉等这些廉价常用药，现在特别难买到，经过辗转多次才能进来一点。

当前，我国除特殊品类药物由政府定价外，绝大多数药品价格由企业自主定价，耗材、试剂、医疗设备则几乎完全由企业定价、市场定价。1989年，德国颁布了《药物参考价格体系法案》，这是世界上第一个关于参考定价的法律。在药品、耗材集中带量采购需要稳步推进，短时间内无法实现全覆盖的状况下，加强药品、医疗器械市场定价的监管，对降低药品、耗材价格，挤破价格虚高泡沫有立竿见影之效。

三、全面推行医疗设备集中带量采购

医院药品、耗材采购的价格直接关系医保支出，近年来医保部门在推动药品、耗材集中带量采购方面做了大量卓有成效的工作。而医疗设备采购价格与医保支出并无直接关联，医保部门对推动医疗设备集中采购并无积极性。大型设备的采购占据公立医院支出的比例较大，在公立医院普遍运营压力巨大的情况下，如大型医疗设备能够常态化实行集中采购，必将大幅降低采购价格、降低医院运营成本，并能大幅降低公立医院在大型设备采购中的风险。国内外均有大型设备集中带量采购的经验，值得学习借鉴。

20世纪早期，随着美国医院成本压力增大等问题日益凸显，美国的集团采购组织（Group Purchasing Organization，GPO）开始出现，其采取的是通过市场化竞争，让中介组织或电子商务服务商将订单集成，再竞争进行采购的模式。在医疗行业，这类组织通过整合医疗机构的药品和医疗设备的需求，形成具有号召力的订单，从而使医疗机构能够从制药企业或分销商那里获得更为优厚的价格和产品服务交易条款。

在国内，也有部分省、市（州）开始探索医疗设备集中带量采购。如四川省阿坝藏族羌族自治州从 2020 年起对采购金额 100 万元以上的医疗设备进行集中带量采购，2020 年第一批集中带量采购的平均价格仅为同期市场价格的 38%。阿坝州某县人民医院采购的某国际一线品牌的最新型号的磁共振成像系统价格为 872 万元，四川省内另一家公立医院采购同一品牌、同一型号的磁共振成像系统的价格接近 2700 万元。除此之外，阿坝州在带量采购中还把质保和售后作为重要谈判内容，CT、DR、MRI 等大型设备的质保增加到 10 年，CT 和 DR 在 10 年内免费更换 2 个球管（球管是 CT 和 DR 的核心部件，价格高达数 10 万元一个，需要定期更换），每一台设备增加的质保期限和免费赠送的核心部件价值上百万元。2022 年 5 月 26 日，阿坝州卫生健康委在其官方网站发布了《阿坝州2022 年度公立医疗机构大型医疗设备采购市场调查公告》，表明阿坝州医疗设备集中带量采购牵头部门为阿坝州卫生健康委。

安徽省医保局、安徽省卫健委等四部门 2021 年 5 月下发《完善全省乙类大型医疗设备集中采购工作实施方案》的通知，明确提出坚持带量采购、以量换价的原则。通知对实施范围作出详细说明，全省公立医疗机构使用非财政预算安排资金采购 200 万元以上的乙类大型设备，须取得省级卫生健康主管部门医用设备配置许可（有效期内），由省医保局组织，省医药集中采购服务中心承担集中采购工作。据查询，2021 年度安徽省公立医疗机构医用设备集中采购（第三批 -MR）谈判评审结果公示公告，招标人为安徽省立医院等 14 家公立医院。

福建省卫生健康委党组书记、主任黄如欣在 2021 年 7 月国务院医改领导小组秘书处、国家卫生健康委就推广三明医改经验举行的发布会上介绍，福建省在 CT、MRI 等大型设备省级集采成功破题，平均降价均50% 以上。据查询福建省部分乙类大型医用设备（2021 年第一批次）集中采购项目中标公告，采购人信息为福建省卫生健康委员会。

深圳市财政局 2021 年 7 月 28 日发布《2021 年度市属公立医疗卫生机构八类医疗设备批量采购项目竞争性谈判采购审批前公示》，采购人为深圳市卫生健康委员会，拟代 22 家市属医疗卫生机构，统一通过公开征集供应商竞争性谈判方式实施批量采购，采购项目包括 MRI、CT 等八类医疗设备。

根据上述公开报道的信息，国内已有个别省、市开始探索大型医疗设备集中带量采购，福建省、深圳市、阿坝州由卫生健康主管部门牵头，安徽省则由在医保、卫生行政部门指导下，由各公立医院组成采购联合体。医疗设备带量采购应由地级市及以上的卫生健康主管部门牵头，以区域内龙头公立医院医疗设备专家为主、兼顾各等级公立医院组成专家委员会，在统筹、兼顾各方需求的基础上提出采购需求。由于不同规模、等级的医院在临床、科研、教学等方面的需求差异较大，在"统"的基础上，也要兼顾特殊需要，比如可以考虑在一定阶段，将采购金额预算 80% 的大型医疗设备实行集中采购，20% 的大型医疗设备由医院自行采购。规模较大的公立医院在卫生健康主管部门尚未启动集中带量采购之前，也可联合其医联体医院或其他医院进行联合集中带量采购。

四、建立全国统一的医疗器械采购价格查询系统

前文所述，同一型号医疗设备在同一地区的不同医院的销售价格差距如此之大，令人触目惊心，其中一个重要原因就是销售价格不透明。各医院在进行产品价格市场调研时，了解的价格信息往往不够准确，同一个设备搭配不同的配件、不同的操作软件、不同的维保条件，设备本身的价格就不好评估。设备厂家和供应商为维护其高额利润空间，还会通过各种手段"保护"市场价格，甚至与采购价格较低的医院签订价格保密协定。医疗设备销售价格的混乱，增添了医院负担、增加了廉洁风险。为此，国家相关主管部门可建立全国统一的医疗器械（包括医疗设备、试剂、高值耗材）采购价格公示查询系统，内容包括：采集各公立医院采购价值 100 万元以上设备的详细信息，包括品牌、型号、价格、配套或单独购买的软件、维保政策等；采集各公立医院年度单品规使用金额超过 100 万元的试剂信息和年度单品规使用金额超过 500 万元的高值

耗材信息（国家集中带量采购的不再填报）。由二级以上公立医院负责填报（附采购合同），主管部门通过信息系统采集各地数据后定期公布、适时更新，供各公立医院内部查询、参考，对采购价格高于平均价格一定比例的采购项目，抄送所在地区省级卫生健康主管部门和医保部门，采购价格高于平均价格两倍以上的，同时抄送相关纪检监察机关。

五、加大对销售医疗产品牟取暴利的行政执法力度

1995 年国务院批准出台《制止牟取暴利的暂行规定》，适用于对国民经济和社会发展有重大影响的和与居民生活有密切关系的商品和服务。《中华人民共和国价格法》第十四条明确规定不得违反法律、法规的规定牟取暴利。法律法规对制止牟取暴利的违法行为有明确规定，但此领域的执法力度因为种种原因一直较弱甚至多年来没有相关案例。相关执法部门和卫生行政部门、公立医院需要加强协作，定期摸排违法线索，加大行政处罚力度，严厉打击在药品、医疗器械等方面谋取暴利的违法行为，解决药品和医疗器械价格虚高的问题。

后　记

公立医院是我国医疗服务体系的主体，近年来特别是党的十八大以来，公立医院改革发展作为深化医药卫生体制改革的重要内容，取得重大阶段性成效，为持续改善基本医疗卫生服务公平性可及性、防控新冠肺炎等重大疫情、保障人民群众生命安全和身体健康发挥了重要作用。

风清气正的政治生态和优良的行业作风，是公立医院高质量发展的基础，是人民群众看病就医的保障。为深入贯彻习近平总书记关于公立医院改革发展的重要论述和对卫生与健康工作的重要指示批示精神，持续强化公立医院全面从严治党、一体推进"三不腐"机制建设，我们组织编写了本书。

全书各部分主要完成人员及负责章节分别为：四川省人民医院政策研究所副研究员、电子科技大学医学院副教授胡锦梁编写了本书第一章；四川省人民医院纪检监察室副主任巫竹君、四川省人民医院纪检监察室干部薛红嫣编写了本书第二章；四川省社会科学院政治学所副研究员、四川廉政建设研究中心副秘书长周冬，四川省人民医院纪检监察室干部吴磊编写了本书第三章；四川省人民医院纪检监察室干部罗江山、四川省人民医院政策研究所干部赵汗青、成都铁路卫生学校纪委干部李超编写了本书第四章；四川省人民医院纪检监察室副主任李俊涛、四川省人民医院纪检监察室干部熊晋谊编写了本书第五章；四川省人民医院纪委副书记任格、四川省人民医院纪检监察室干部许芸嘉、四川省精神医学中心纪检监察室干部孙占且编写了本书第六章和第七章。

四川省人民医院党委书记欧力生，中科院院士、四川省人民医院院长杨正林，四川省人民医院党委副书记周陵，四川省人民医院纪委书记黄凤兴对本书的编写和出版给予大力的指导与帮助！四川省纪检监察学会、四川省纪检监察研究中心、四川省高级人民法院、四川省市场监督管理局、内江市纪委监委、阿坝州纪委监委、自贡市人民检察院和被访谈医院等有关领导和同志，以及石毅、俞林、谢雪、邓泽玲、温贤秀、龚永、谭德国等给予了支持和帮助。在此，我们一并表示衷心感谢！

由于水平有限、时间仓促，书稿可能还有不足之处，敬请同仁、读者批评指正。

编　者

2022 年 11 月 25 日